著

黄连

秦皮

羌活

带您读懂《神农本草经》文字背后潜藏的智慧

陰乾暴乾，采造時月，生熟，土地所出，真偽陳新，并各有法。

藥性有宜丸者，宜散者，宜水煮者，宜酒漬者，宜膏煎者；亦有一物兼宜者，亦有不可入湯酒者。并隨藥性，不得違越。

欲療病，先察其源，先候病機。五藏未虛，六府未竭，血脉未亂，精神未散，服藥必活；若病已成，可得半愈，病勢已過，命將難全。

若用毒藥療病，先起如黍粟，病去即止。若不去倍之，不去十之，取去爲度。

療寒以熱藥，療熱以寒藥；飲食不消以吐下藥；鬼疰蠱毒以毒藥；癰腫瘡瘤以瘡藥；風濕以風濕藥。各隨其所宜。

上藥一百二十種為君，主養命以應天。無毒，多服久服不傷人。欲輕身益氣，不老延年者，本上經。

中藥一百二十種為臣，主養性以應人。無毒有毒，斟酌其宜。欲遏病，補虛羸者，本中經。

下藥一百二十五種為佐使，主治病以應地。多毒，不可久服。欲除寒熱邪氣，破積聚，愈疾者，本下經。

三品合三百六十五種，法三百六十五度，一度應一日，以成一歲。倍其數合七百三十名也。

藥有君臣佐使，以相宣攝合和。宜一君二臣三佐五使，又可一君三臣九佐使也。

藥有陰陽配合，子母兄弟，根莖花實，草石骨肉。有單行者，有相須者，有相使者，有相畏者，有相惡者，有相反者，有相殺者。凡此七情，合和視之。當用相須陰乾暴乾，采造時月，生熟，土地所出，真偽陳新，并各有法。

藥性有宜丸者，宜散者，宜水煮者，宜酒漬者，宜膏煎者；亦有一物兼宜者，亦有不可入湯酒者。并隨藥性，不得違越。

欲療病，先察其源，先候病機。五藏未虛，六府未竭，血脉未亂，精神未散，服藥必活；若病已成，可得半愈；病勢已過，命將難全。

若用毒藥療病，先起如黍粟，病去即止。若不去倍之，不去十之，取去為度。

療寒以熱藥，療熱以寒藥；飲食不消以吐下藥；鬼疰蠱毒以毒藥；癰腫瘡瘤以瘡藥；風濕以風濕藥。各隨其所宜。

探秘
神农本草经

王德群 著

人民卫生出版社
·北京·

图书在版编目（CIP）数据

探秘神农本草经 / 王德群著 . —北京：人民卫生出版社，2023.1

ISBN 978-7-117-33462-4

Ⅰ.①探… Ⅱ.①王… Ⅲ.①《神农本草经》–普及读物 Ⅳ.①R281.2-49

中国版本图书馆 CIP 数据核字（2022）第 150980 号

人卫智网	www.ipmph.com	医学教育、学术、考试、健康，购书智慧智能综合服务平台
人卫官网	www.pmph.com	人卫官方资讯发布平台

探秘神农本草经

Tanmi Shennong Bencaojing

著　　者：王德群

出版发行：人民卫生出版社（中继线 010-59780011）

地　　址：北京市朝阳区潘家园南里 19 号

邮　　编：100021

E - mail：pmph @ pmph.com

购书热线：010-59787592　010-59787584　010-65264830

印　　刷：北京盛通印刷股份有限公司

经　　销：新华书店

开　　本：889×1194　1/32　印张：13　插页：20

字　　数：303 千字

版　　次：2023 年 1 月第 1 版

印　　次：2023 年 1 月第 1 次印刷

标准书号：ISBN 978-7-117-33462-4

定　　价：58.00 元

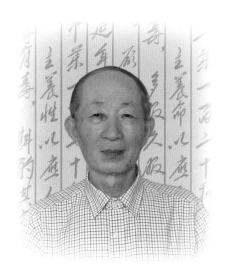

作者简介

    王德群,男,1951 年 1 月出生,安徽中医药大学教授,被中国中医科学院聘为神农学者。从 20 世纪 60 年代开始研究《神农本草经》,先有本草实践,传统文化打牢基础,再跟名师学中医,做到医药结合;随之全方位学习中、西药学,为探药性而涉生态、地理、生物学习性;踏遍祖国山山水水,掌握全国中药分类、资源、生态,进入《神农本草经》探索渐趋游刃有余之境。主编了《神农本草经图考》《神农本草经点评》,以及《神农本草经导读》等创新教材,担任第四次全国中药资源普查安徽省技术总负责人。2014 年,学校为他成立了"王德群教授工作室"。

    王德群教授在工作过程中跋山涉水,足迹遍及全国大部分省份及欧洲、北美洲、大洋洲,发现和发表了 10 多种药用植物新分类群,担任《安徽中药志》(1—3 卷)执行主编,曾经参加《安徽植物志》和《中华本草》的编写。

王德群教授在学习过程中，走过一条不平坦的道路。1965年，14岁时初中毕业即失学了，回乡务农。他不甘沉沦，劳动之余，在祖父（国文教师）指导下学习古代文化、写作和书法。1966年，"文革"爆发，学习文化的路暂时中断，但农村出现了大量赤脚医生，中草药书籍如雨后春笋般地冒了出来，祖父就用范仲淹的话鼓励他："不为良相，便为良医。"并帮助他抄录了一些医学书籍。从此，小小年纪的他下定决心学习中草药、针灸和中医知识，利用劳动之余，刻苦钻研，带点儿干粮，漫山遍野采认中草药，并挖回家栽在庭院中和菜地里。他用这些草药替乡亲们义务治病，针药合用，效果明显，无师自通地治愈了不少乡亲们的坐骨神经痛、三叉神经痛、小儿重症肌无力（用耳针疗法）、胃病、毒蛇、蜈蚣咬伤，疮疖肿毒等，成了当地颇有名气的无"赤脚医生"之名的赤脚医生。1974年，被原来的初中老师看中，聘请到县城中学担任中草药辅导员，学校办了农场，他带领学生在农场种植了500多种中草药，给初中学生讲授中草药知识，带领高中学生到山区"开门办学"，采、用中草药，并编写《安徽省全椒县中草药手册》发给学生学习。县卫生局聘请他培训全县的赤脚医生，跋山涉水，在野外教他们认识中草药，并了解中草药的功效。

　　1976年，县卫生局又推荐他到滁县地区（现滁州市）参加了"西医学习中医培训班"，在班上年龄最小，学习最刻苦，受到了边正方先生的器重，边老讲授《伤寒论》，他如饥似渴地学习，似有所悟，所以，后来能与边老后人一道将边老的遗著整理出版。

　　当时省城的部队医院栽培中草药需要专业技术人员，去函到全椒中学商量聘请他前去。正在这时,恢复了高考,他成了安徽中医学院(现在的安徽中医药大学)"文革"后的 77 级学生。

进校后,他得到了当时的校长王世杰和专业老师的赏识,在他们的帮助和鼓励下,他这时已能认识 1 000 多种中草药。有了专门时间,他如饥似渴地学习,并利用假期到大别山、黄山、九华山、庐山等地考察和采集中草药标本,得到了庐山植物园标本馆赖书绅老师的帮助,晚上睡在标本馆的垫子上,白天在庐山植物园和山上采、认药用植物。

刚进大学,他在《中国青年报》上看到一篇名为《登攀》的文章,报道福建建宁县知识青年李振宇酷爱植物分类,在福建师范大学的植物分类学老师指导下,采集了很多有价值的标本,在植物分类学领域打下了扎实的基础。此消息传至中国科学院北京植物所,植物分类大师王文采先生非常重视,向中国科学院推荐了李振宇,并破格录取李振宇为研究生。王德群看了此消息非常兴奋,给王文采先生发去一封信,表示对老科学家的尊重,羡慕李振宇能获得王文采先生的培养,另外,提出在大学学习中的困惑。王文采先生一一给他作了解答。从此他们建立了忘年交的亦师亦友关系。他毕业留校后,1982 年出差到北京拜见了王文采先生,在王先生指导下很快就进入了植物分类领域,大学毕业 2 年就发表了金粟兰属植物分类的经典文章,指出以前多位分类学家凭标本鉴定出现的错误。进入了分类领域,他很快发现了多个药用植物分类新类群。

但他一直没有忘记自己的使命是"救民的范仲淹"之语。植物分类为探索本草打下了坚实的基础，考虑到要探索本草还要懂得生态学知识，工作两年后他就选择到生态学大师张宏达所在的中山大学进修，系统学习了植物生态学，还在中山大学、华南植物所及海南岛、黑石顶、乳源等地考察药用植物，并采集了大量的热带和岭南药用植物，为创立安徽中医药大学的中药标本中心奠定了基础。后来在黄山药用植物学课程野外见习过程中，他尝试用分类、形态、生态、习性来探索野外见到的药用植物功能，结果还真的很吻合，学生用这种方法学习药用植物和中药功效尝到了甜头，十分高兴！从此他开展了运用植物分类、生态、形态、分布、习性来探索中药功效的工作。

现在他已退休多年，但仍不忘使命，想趁着夕阳再赶一程，把自己对神农汤液医学的体悟传递给有志于传统医学者，以助力提高现代医学的学术水平，为中国乃至全人类服务。

《神农本草经》是中国医药的源头之作，被尊为中医药四大经典之首，但翻开《神农本草经》之后，有很多障碍让人无法进入，中医药学子们也无法得到《神农本草经》的营养滋补，原因是现代人由于语言、医学思想、认识事物思维均不相同，导致人们对《神农本草经》一片茫然。王德群教授以60余年中医药实践探索为基础，加上对自然的观察体悟，跨越中药、本草、中医和生物四大领域，采用不同的思维方法、角度、例证，对许多读者在《神农本草经》学习中难以明白的地方、经常遇到的问题做了深入阐述，可以很好地帮助读者体悟神农经典的伟大。本书分为源头经典智慧高、失传本草易寻回、文字简约特色显、破除障碍学经典、神农本草选良药、本草配伍非霸道、大病之主有深蕴、神农命名藏智慧、本草正名避混乱、十探药性明源流、优质本草自然成等十一章，并附有《神农本草经》原文全文，图文并茂，附加索引，适合中医药专业人员及爱好者阅读，以利《神农本草经》的传播和弘扬。《神农本草经》的大门就此向您敞开！

1. 本书药物名称遵《神农本草经》原文。

2. 个别繁体字予以保留,因所表达的含义与现代简化字意思不同,如"乾归"不宜改为"干归";"黄耆"不宜改为"黄芪";"木蘭"不宜改为"木兰"。部分繁体字在括号内标注,以备读者知其来龙去脉,帮助理解《神农本草经》,如干姜(薑),水芹(蘄)。

3.《神农本草经》本草条文和《伤寒论》《金匮要略》原文中涉及的古字予以保留,现代阐述直接用简体字替代,比如"欬",在上述三本书原文引用时仍使用。大病之主中的"贲独"不宜改为"奔豚"和"贲豚"。

2019 年，新型冠状病毒肺炎大流行，至今仍在世界上猖獗，人们再度发现《神农本草经》和《伤寒杂病论》的奇特疗效。近年来，中医药在世界各地广泛传播，人们对中国传统的中医药刮目相看！

大家知道，中医药四大经典为《神农本草经》《黄帝内经》（包括《素问》和《灵枢》）、《难经》《伤寒杂病论》（包括《伤寒论》和《金匮要略》）。

奇怪的是，学医者十分重视《黄帝内经》和《伤寒杂病论》，却忽略了《神农本草经》。晋·皇甫谧序《针灸甲乙经》云："伊尹以元圣之才，撰用神农本草，以为汤液；汉·张仲景论广汤液，为十数卷，用之多验；近世太医令王叔和，撰次仲景遗论甚精，皆可施用。是仲景本伊尹之法，伊尹本神农之经，得不谓祖述大圣人之意乎！"中医治病多用汤液，仲景、伊尹皆本炎帝神农《神农本草经》，其实，神农不仅是本草智者，更是大医家，《神农本草经》是中医药源头经典，与后世之经典合之可称为"神农汤液医学"。当大家阅览《探秘神农本草经》一书后，可能就会同意我的观点。

自 1949 年以来，我国中医药院校已培育了大批的中医药继承者，但是在他们的知识仓库中，难以找到《神农本草经》的内容。原因众多，最主要原因有三。首先，《神农本草经》语言精炼，重点突出，运用中国传统文化，关注人、本草与自然的相互关系，运用智慧创立了"神农汤液医学"。几千年过去了，人们已无法理解那时人类生活的背景和医学形成的源头。其次，近代由于西方医药对我国医药界的影响，人们的观念发生了巨大变化，怀疑几千年前的源头医学，赞同西方医学的还原论方法，以化学、药理解释本草，这种观念与中医学是不相符的。再次，从事中医临床工作者，满足于继承经验的方法，忽略了本草与临床结合是造就大医之路。

《探秘神农本草经》一书，为了方便大家阅读，我们改进了一些编写方法，如：正文之前介绍了作者，并有十一章的内容提要，使读者在阅读正文之前就可以整体把握全书的内容；正文十一章循序渐进地引导大家理解《神农本草经》，并列了三级标题，一、二级标题多为七字一句，有一定的趣味性；书后列了附篇，首先附了《神农本草经》原文，并接受了出版社的建议，经文全部转化为简体字，并且将经文中的重点内容"正名、味（包括气）、主"三项用加粗楷体或下划线以示突出。若本草正名与现在习惯用名不同时，则标出其基原，包括科属及药用部位。

书后还精选了 200 多幅与正文内容有关的彩色图片，方便读者获取更多的本草信息！

安徽中医药大学新安书院为我成立了传承团队，庆兆、王星星老师协助文字录入、校对等事宜。谨表诚挚谢意！

王德群

2022 年 9 月

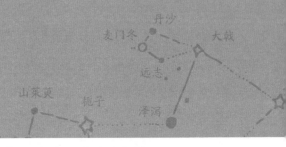

带您读懂《神农本草经》文字背后潜藏的智慧

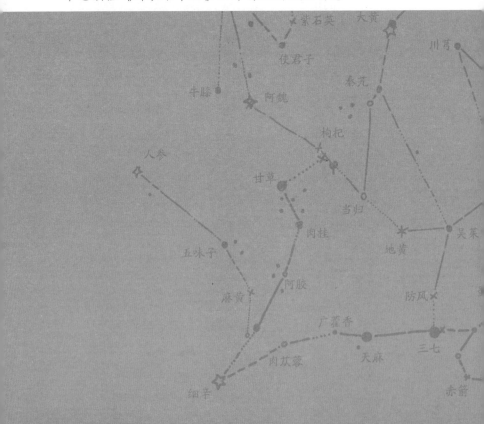

源头
经典
智 慧 高

1.《神农本草经》是我国医学源头经典,因神农是三皇之一。燧人、伏羲至今未见留下医学典籍,黄帝有《黄帝内经》传世,他是五帝之首,在神农之后。

2.《神农本草经》每味本草不是现代生物分类的分类群概念,而是功效相同的一类生物或矿物,所以,我们称其为"本草分类不分种"。多原替代使《神农本草经》传承了 5 000 年仍不衰减,仍然有源源不断的资源供应,如本草大黄,至少优选了唐古特大黄、掌叶大黄、药用大黄;贝母优选了浙贝母、川贝母(现包括了 5 个分类群)、湖北贝母、平贝母、伊贝母(包括 2 个分类群);动物本草如水蛭、鹿茸等,矿物本草石膏与理石、长石功效相近,石钟乳与孔公孽、殷孽功效相近,龙骨、龙齿则为古代多种脊椎动物的化石等。

3. 设岗替换更方便。影响人类和生物最明显的是一年四季的气候变化,生物都得适应,否则就会产生疾病。神农顺应天时,优选了 365 味本草,以供临床运用,每个岗位上常用的种类,由于各种原因出现了短缺,就可寻找功效相同的本草替代,若原来的种经过若干年资源恢复了,还可以重新上岗。如霍山石斛,历史上只有几个很短的时期在运用,而其他时间都缺少资源,所以,铁皮石斛栽培竞争上岗了,待到近年来霍山石斛大面积栽培成功,霍山石斛又上岗了。紫草历史上一直用的是硬紫草,但近年来资源匮乏,软紫草竞争上岗了,若干年后,硬紫草再度繁衍成功,则硬紫草会再度上岗运用。这样的事例举不胜举。

4. 数量适中利传承。一位中医师运用精通的本草多者 200 味,少者只有几十味,再多的数目他们也无法选择运用了!历史上供医生选用的如清代汪昂的《本草备要》、现在大学教材《中药学》、国家标准《中华人民共和国药典》一部(中药卷),都只选了 500 味左右。再多,临床也用不了了。但历史上的本草著作所列的本草味数由数百种到 1 000 多种,甚至近年出版的《中华本草》已达万种,只能作为专业工作者的参考书了。

5. 神农命名重源头。几千年的名称相当稳定,并且不混乱。神农掌握这些植物、动物、矿物自身的特色,如特殊形态的人参、卷柏、白头翁、虎掌、鸡头实等;特殊颜色,如丹参、茜根、地黄、大黄、紫草等;特殊嗅味,如辛夷、细辛、黄连、五味子、败酱草、甘草等;特殊生态,如石斛、络石、水萍、海藻等;特殊季节生长,如款冬、积雪草、夏枯草等。这样命名的结果是 5 000 多年不混乱,真是非常难得!

失传
本草
易 寻 回

失传本草再度寻回与神农命名有很大关系,神农命名重视的是药用生物、矿物的特征,而不是药材特征。药材特征是采收加工之后的形态,与原来在特定环境中的形态、习性相差甚大。历史上的白头翁、关木通等出现很大混乱,甚至使很多人中毒失去生命,均是由于误把药材特征当作本草特征,这是惨痛教训! 神农命名的特征主要藏在基原中,所以传承不产生混乱,运用神农所命名的本草之名,能解开历史上很多谜团,因为神农的本草之名有两种,首先,是每味本草的名称,那是"正名";其次,有的本草还附有"一名",一名是帮助后人识别的。一名不是随便乱称的"异名",有正名和一名,很多谜团可以顺利解开!

如:"蓂草"不是现代分类学者认为的禾本科蓂草,而是百部科的百部,因为其名是告诉读者,此味本草的功能:主久欬上气喘逆,久寒惊悸,痂疥白秃,疡气。杀皮肤小虫。另外,石长生乃凤尾草,药实根是骨碎补。

从名称还可掌握药用部位,如玉泉是产玉处的泉水,而不是后来误认为的"玉屑";石钟乳是溶洞中滴下的"乳",而非将"石"字换至名称之后变成的"钟乳石"。

神农之正名,由于年代久远,传承过程中,有的笔画模糊不清,导致名称误认,如"白棘"乃是"百棘"之误,"石斛"乃是"石觯"之误，"马先蒿"乃是"马矢蒿"之误。

《神农本草经》记载有六芝，仔细阅之，只有紫芝与全书写作体例一致，而其他五芝均是编造出来的，也许是后世炼丹士们杜撰混入。

以上情况均可由名称并辅之功效而纠正历史上的错误认识。

文字
简约
特色显

　　《神农本草经》是古代让学医药者诵读之书，越精炼简约、特色明显，才越有利于记忆、传承！《神农本草经》既有医药总论（序录），又有各论（365味本草），序录638字，全书13 000余字。每味本草仅20~40字，365味本草各具特色，没有两者面目相同，互相之间分辨得清清楚楚。每味本草仅几十个文字，但重点突出，特色显明！

　　每味本草描述层次分明，有主（大病之主），有辅，上品本草还有久服，但后世《神农本草经》辑本忽视了神农的大病之主，这样就导致句读模糊，重点不明。后世无主失去序度，不利于准确继承"神农汤液医学"。

　　还有君、臣、佐、使，君药是上品本草，后人认识完全颠倒了，把冲锋陷阵的兵勇当作君药。

　　神农重效质优，并且所选者资源丰富，普适人类，便于推广。

破除
障碍
学 经 典

　　《神农本草经》虽被列为中医学习的四大经典之首,但奇怪的是全国各所中医药院校久久开不了这门课,能顺利读通者也是凤毛麟角! 为什么会出现这种情况呢?

　　首先要纠正一些偏移的认识。如《神农本草经》有寒热两个相反意思之字并列介绍,如滑石的"荡胃中积聚寒热",茯苓的"心下结痛寒热烦满",白英的"主寒热八疸",酸枣的"主心腹寒热邪结气聚"等,如不明白神农"寒热"之义,无法句读和读通《神农本草经》原文。

　　《神农本草经》药性描述抓住关键,所以几千年来一直有效地指导临床。

　　《神农本草经》传承断代使人增加疑惑,如果不是陶弘景从齐朝和梁朝皇宫中抄录出来,至今人们可能还看不到完整的《神农本草经》,因而可知,陶弘景乃《神农本草经》的功臣也!

神农
本草
选 良 药

民间说法"认识的是宝，不认识的是草"，这句话容易造成误解。效用不佳的虽可称药，但它治疗作用不明显，耽误了疾病治疗也不合适。后世将所有的"药"全收入囊中，造成良莠不分滚雪球，以致《中华本草》已录万种以上，太庞大了！

"是药三分毒"也是误传。《神农本草经》优选的365味，上品120味无毒，中品120味有毒或无毒，下品125味多有毒，但均能方便控制。这样算起来，神农所选者只有近半数有毒，而半数是无毒的。

《神农本草经》把本草与食品分开，本草治病有良效，食品多常食用，治疗疾病往往不是常用的良药。

若改变环境栽培的本草，肥力加大，就像种庄稼一样，这样的本草渐渐向粮食或营养品靠近，已非真正有效的本草。

《神农本草经》所优选的365味本草，无论上、中、下三品，均是有德之本草，它们治病有效，但若有毒性则可控制。民间误传的一些药物，属于无德之品，毒害病人往往难以挽救，如何首乌、黄药子、关木通等，这些不能不留心！

有些药材经过一些药材经营者，他们多从产量和利润来考虑，很多称之为"道地药材"，却失去了地道！

本草配伍
非霸道

1. "神农汤液医学"若没有正确的配伍,则形不成伟大的医学。神农重视配伍,开篇序录就将 365 味本草分成三类,上药为君,中药为臣,下药为佐使。在《神农本草经》之后才会有商代的《伊尹汤液经》及东汉末年的《伤寒杂病论》。

2. 中医临床上药为君,治愈疾病非硬打硬拼,霸道是难于长久的。只有君药"主养命以应天,使人轻身益气,不老延年",才是正道。所以,张仲景的《伤寒杂病论》君药多用"味甘,平。主五藏六府寒热邪气"且"坚筋骨,长肌肉,倍力,金创䐴 [(zhǒng)足肿病],解毒"的甘草,用这样的上品药作为君药,则是内稳外安的一位贤君。

3. 正是由于自然界的生物多样性,才会形成一个良好的生态系统,有利于互惠互存体系。在人体中,也需要一个良好的、内环境优良的生态系统,拼杀会使内环境破坏很厉害,而安内攘外,才会形成一个国泰民安的好世道。

大病之主

有深蕴

1. 《神农本草经》非常重视大病之主,在序录638字中就用了122字来介绍,各论的上、中、下三篇365味本草,绝大多数均有所主。就连后世张仲景的经方也有某方"主之"等叙述。

2. 大病所主在历代并未受到重视,尤其是一直没有准确的句读,使后人只是把它当作一般的叙述。《神农本草经》原文见下。

> "夫大病之主有:中风伤寒寒热,温疟,中恶,霍乱,大腹水肿,肠澼下利,大小便不通,贲独上气,欬逆呕吐,黄疸,消渴,留饮癖食,坚积癥瘕,惊邪,癫痫,鬼疰,喉痹齿痛,耳聋目盲,金疮,踒折,痈肿恶疮,痔瘘,瘿瘤,男子五劳七伤,虚乏羸瘦,女子带下崩中,血闭,阴蚀,虫蛇蛊毒所伤。此大略宗兆,其间变动枝叶,各宜依端绪以取之。"

这一段文字连排,按逗号一标到底,无法理解重点、类别,也理解不了神农为何只选这部分疾病进行叙述,以前《神农本草经》相关书籍的句读往往是以上形式。

若"句读"清晰,分项清楚,"大病之主"又会以一种新的状态出现在读者面前。我们采取以下句读与排列方式,使读者容易理解。

> "夫大病之主有:
> 中风伤寒寒热。

温疟,中恶,霍乱。

大腹水肿,肠澼下利,大、小便不通。

贲独上气,欬逆呕吐。

黄疸,消渴。

留饮癖食,坚积癥瘕。

惊邪,癫痫,鬼疰。

喉痹齿痛,耳聋目盲。

金疮踒折。

痈肿恶疮,痔瘘瘿瘤。

男子五劳七伤,虚乏羸瘦;女子带下崩中,血闭阴蚀。

虫蛇蛊毒所伤。

此大略宗兆,其间变动枝叶,各宜依端绪以取之。"

读者观之,一目了然。

3. 运用"大病之主"思维,再读全书 365 味本草,就能抓住要点了。每味本草重点突出,特色显明。

术:主风寒湿痹,死肌,痉疸。

天门冬:主诸暴风湿偏痹。

玄参:主腹中寒热积聚,女子产乳余疾。

旋复花:主结气胁下满,惊悸。

附子:主风寒欬逆邪气。

漫疏:主身皮肤中热。

甘草:主五藏六府寒热邪气。

枸杞:主五内邪气,热中消渴,周痹。

磁石:主周痹,风湿肢节中痛,不可持物。

茜根:主寒湿风痹,黄疸。

4. 大病之主与《伤寒杂病论》互为呼应。

《伤寒论》记载:"太阳病,发热,汗出,恶风,脉缓者,名为中风。""太阳病,或已发热,或未发热,必恶寒,体痛,呕逆,脉阴阳俱紧者,名为伤寒。""阳明中风,口苦咽干,腹满微喘,发热恶寒,脉浮而紧。"这均符合大病之主的"中风伤寒寒热"。

《金匮要略》记载如下。

疟病脉证并治第四

血痹虚劳病脉证并治第六

肺痿肺痈欬嗽上气病脉证并治第七

奔豚气病脉证并治第八

腹满寒疝宿食病脉证并治第十

痰饮欬嗽病脉证并治十二

《金匮要略》乃《伤寒杂病论》之杂病部分，其中16条与大病之主相关。

神农命名藏智慧

1. 第一章中"命名重源千年稳"是谈命名重视本草来源,则可以使本草传承稳定,但这一章是谈神农命名中藏有丰富的智慧。

2. 首先介绍了神农命名的原则;继之告诉人们形、色、质地最易观察;随后又介绍命名与生物的器官(如营养器官的根、茎、叶,生殖器官的花、果实、种子)相联系;还与生态、功效相关,与习性、形态相关,与嗅、味、功能相关,并通过大量的例证,让人不得不信。

第九章

本草
正名
避混乱

1.《神农本草经》本草名称中标题正名，我们称之为"正名"，每味本草正名仅此一个！有的本草还有"一名"，"一名"不是别名，不是异名，别名和异名有时仅是民间随便的称谓，不一定能抓住特征，而"一名"与"正名"一样，具备该本草的重要特征，只是"正名"仅一个。神农将"一名"附在每味本草之后，若后世读者对"正名"不明白时，参考"一名"，会受到启发。神农命名正名和一名时使用生物和矿物的特征、生态、形态、习性较多，但不用已形成药材的特征。

2. 本草用于临床，若源头正确，然后采集、加工、炮制，最后进入配方的饮片，均会准确。但本草名称若选择后面的某个阶段名称，就容易出现混乱情况，如生物分类学家也给本草基原命名，但是他们视角不同，针对某一个分类群，而本草是同种功效的群体名。

根据采集和栽培的产地，本草还有地方名，这些名称各地会有不同。

加工成药材，药材已看不到基原所具备的特征，若仅用药材特征，容易产生错误，如白头翁根据药材根的顶端出现毛茸而认为就是白头翁，导致很多来源不同、功效不同的种类混在一起，成了大杂烩，造成历史上最混乱的一类本草。

药材进入临床还要经过炮制制成饮片，这样才适合煎煮服用，经过这一道程序，又增加了一些名称。

医生在处方过程中,根据自己的习惯,不同地域又有一些习惯,又是一套名称。

从以上看,一味本草的名称有很多,所以一定要抓住主要的,即正名和一名,其他名称仅作参考,这样才能保证用药准确和安全。

3. 本草的名称等级,可以通过以下例子系统了解一下。

(1) 矿物本草石膏

正名:石膏。

异名:细石(《名医别录》)、软石膏(《本草衍义补遗》)、寒水石(《本草纲目》)、白虎(《药品化义》)、玉大石(甘肃)、水石(甘肃)。

基原名:硫酸盐类石膏族矿物石膏。

饮片名:生石膏、煅石膏。

(2) 植物本草麻黄

正名:麻黄。

一名:龙沙(《神农本草经》)。

异名:狗骨(《广雅》),卑相、卑盐(《名医别录》)。

基原名:《中华人民共和国药典》(简称《中国药典》)规定的三个种,草麻黄、木贼麻黄、中麻黄。不同地区还有一些习用种,如山岭麻黄、丽江麻黄、矮麻黄、单子麻黄、藏麻黄。

饮片名：麻黄、蜜麻黄、麻黄绒、蜜麻黄绒、炒麻黄、生姜甘草制麻黄。

处方名：麻黄（炙）、麻黄（去节）、麻黄（烧灰）。

（3）植物本草大黄

正名：大黄。

异名：将军（李当之《药录》），黄良、火参、肤如（《吴普本草》），蜀大黄（《药性论》），锦纹大黄（《备急千金要方》），牛舌大黄、锦纹（《本草纲目》），川军（《中药材手册》），香大黄、马蹄大黄、生军（《全国中草药汇编》）。

基原名：掌叶大黄，又名葵叶大黄、北大黄、天水大黄；唐古特大黄，又名鸡爪大黄、北大黄；药用大黄，又名南大黄、马蹄大黄、雅黄。

药材名：现代对应于基原分为掌叶大黄、唐古特大黄和药用大黄，商品规格又分为西大黄、雅黄和南大黄；古代根据产地或集散地、加工方法，分为西宁大黄、铨水大黄和马蹄大黄（又分为雅黄与南川大黄）。

饮片名：大黄、酒大黄、酒熟大黄、大黄炭、醋大黄、蜜大黄、制大黄（车前草、侧柏叶制）。

（4）植物本草人参

正名：人参。

一名：人衔、鬼盖（《神农本草经》）。

异名：黄参、玉精、血参、土精（《吴普本草》），地精（《广雅》），金井玉兰、孩儿参（《本草纲目》），棒锤（《辽宁主要药材》）。

基原名：人参，又名神草、百尺杆。

饮片名：栽培参（园参）加工后分为生晒参、红参、糖参（白参）；移山参；山参（野生品）。

商品名：野山参，移山参，园参（边条鲜参、普通鲜参、边条红参、普通红参、全须生晒参、生晒参、白干参、白糖参）。

处方名：生晒参、红参。

（5）动物本草地龙

正名：白颈蚯蚓（《神农本草经》）。

通用名：地龙（《圣惠方》）。

异名：蚯蚓（《礼记·月令》），蜸蚓、螼蚕（《尔雅》），丘螾（《淮南子》），蜷端（《淮南子》高诱注），蜿蟺、引无（《广雅》），附蚓、寒蚓（《吴普本草》），曲蟺（崔豹《古今注》），曲蟮（《小品方》），土龙（《名医别录》），地龙子（《药性论》），朐胭、土蟺（《本草纲目》），虫蟮（《贵州民间方药集》）。

基原名：参环毛蚓、威廉环毛蚓、通俗环毛蚓、栉盲环毛蚓、湖北环毛蚓、秉风环毛蚓、直隶环毛蚓、背暗异唇蚓、赤子爱胜蚓、红色爱胜蚓。

药材名：广地龙、沪地龙。

饮片名：地龙、酒地龙、炒地龙、制地龙、甘草水制地龙。

处方名：蚯蚓、大蚯蚓、白颈蚯蚓、生地龙、干地龙、蛐蟮。

十探药性

明源流

1. 探本草药性需在自然界中寻找线索,尤其是与本草交成知心朋友,知其所喜所恶,它的一举一动、某个习性均可能与药性相关。我们考虑到神农当时并没有现代的科学技术,不具备物理、化学、药理诸方面知识,他所著述完全是从自然中读"天书"所获取的,这一套方法所获取的结果却非常有用、有效,传承5 000年不衰!我们也采用今为古用,现代可利用的知识和技术(如生物分类、生物形态、生态、习性等知识),按神农思维去探索,总结出十探法,用此十探还真的有效,很快解决了很多历史留下之谜。

2. 十探——总结为三个字,即类、态、功。

类:可利用生物分类的等级进行分辨。

态:包括生态,生物适应生态而产生形态,适应环境形成不同的状态(如物候、习性、性味与分布)。

功:《神农本草经》关于主、辅的功效描述,每味本草均有特色。

本草十探有三个境界。①类(类别):本草之根。②态(生态、形态、状态):生态——本草之魂(生态造就本草药性);形态——

本草之形(选择形色);状态——本草之性(选择时间——物候;选择空间——分布;造就禀性——习性、气味)。③功(功效):本草之能(本草最终价值的体现,也是本草自身能力在人体中的转换)。

优质
本草
自然成

1. 优选的本草必须是自然之品,这是人类与本草共同的环境,互相适应已是与生俱来的。这些本草一旦经人工改造以后,往往功效降低,甚至产生对人的毒性。

2. 神农优选本草首先重品,有品才能治病,无品很容易导致新的疾病。在历史上重视三品直至明代的《本草品汇精要》,后因滚雪球式增加数目,导致按照纲目分类不再用三品分类了。

3. 实地考察读"天书",天书乃自然之书,读了天书才能了解什么是自然,自然是动态的、活的生命体。本草之秘藏于自然。

4. 神农探本草之药性,必然要亲口尝之,所谓"神农尝百草"也,这是考察药性的一种诀窍! 因为尝本草可以深入本草之质! 有毒的或刺激性强烈的本草口尝宜谨慎!

5. 本草优选原则:一方水土养一方人,尤其是特殊的生境,如高原、天空、深海,这些生境产生的本草适应范围有限。广适的本草产于中国,因为中国生态的多样性,有高原、大海、草原、沙漠,还有大量适宜耕种的平原、丘陵、低山区域,尤其是从温带至亚热带是人类最适居住之区,中国这样的环境最宽广,所产的本草种类最多。经过优选德才兼备的本草,使用放心,药效明显。

6. 观察自然,与本草交朋友,人类就可以体悟这些本草想什么,怎么去适应自然,以及由此而产生的可以纠正人类不健康状态的物质。

7. 本草地理优选法:在探本草药性的过程中,发现了本草分布端域优选的新方法,总结出通过端域优选本草的方法,如同本草单向优选、同本草双向优选、同本草多向选择、异本草双向选择、异本草多向选择、同本草多域选择及随机选择、人为选择多种方法。

第三章 文字
简约
特色显

第五章 神农本草选良药

第八章 —— 神农命名藏智慧

第九章　本草正名避混乱

第十章　探药性明源流

第十一章
优质
本草
自然成

不傷人。欲輕身益氣，不老延年者，本上經。

中藥一百二十種爲臣，主養性以應人。無毒有毒，斟酌

其宜。欲遏病，補虛羸者，本中經。

下藥一百二十五種爲佐使，主治病以應地。多毒，不可

久服。欲除寒熱邪氣，破積聚，愈疾者，本下經。

三品合三百六十五種，法三百六十五度，一度應一日，

以成一歲。倍其數合七百三十名也。

藥有君臣佐使，以相宣攝合和。宜一君二臣三佐五使

又可一君三臣九佐使也。

藥有陰陽配合，子母兄弟，根莖花實，草石骨肉。

有單行者，有相須者，有相使者，有相畏者，有相惡者，

有相反者，有相殺者。凡此七情，合和視之。當用相須

相使者良，勿用相惡相反者。若有毒宜制，可用相畏相

第一章

源头
经典
智 慧 高

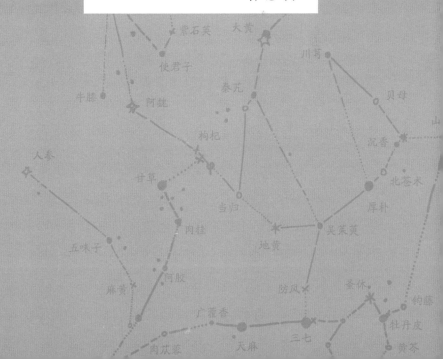

炎帝号神农氏，与燧人氏、伏羲氏一起被尊为"三皇"，与"五帝"之首的黄帝一起被称为华夏民族的始祖。炎帝神农留下的《神农本草经》，不读不知道，一旦读进去，会发现里面的智慧很高！全书仅 13 000 字，却记录了 365 味常见的、有效的、安全的救人良药，这些药物用了几千年持续不衰。人类随后还在不断发现新的本草和化学、生物学药物，但能传承几千年不衰的太少，甚至有的只是人为的渲染，几十年一过就销声匿迹了。而《神农本草经》所选的药物大多数至今仍是中医使用的良药，并被推广到全世界，对不同民族均有效。

《神农本草经》开篇为"序录"，相当于本草的总论，短短的 630 多字，涵盖本草的分品、上、中、下三品的作用，毒性，君、臣、佐、使，选药为何是 365 种，君、臣、佐、使如何宣摄合和，药物之间的配合原理，如何利用药物互相关系的七情合和来提高药效、避免不良反应，药物内在的五味、四气和毒性；介绍了采造时月、干燥方法、产地、新陈真伪；还有药物服用剂型的不同：丸、散、水煮、酒渍、膏煎等；疗病从源、机开始，才能了解病势；有毒药物的使用法度，不同疾病药物的使用特点，不同部位疾病服药的时间如何掌握；最后，还将人类的主要疾病进行分类，共 12 类，互相之间有同类者，有病程发展变化所致者，囊括了人类绝大多数疾病。试想：这是在 630 多字的序录中展现出来的，几乎涵盖了中医药的整个理论体系，字字闪光，请问历史上有几人能做到？难怪本草学家赵中振先生对《神农本草经》评论："此书逻辑清晰，用词严谨，行云流水，一气呵成。执笔者很可能是位医药汇通的大家……"。那么这位大家是谁呢，能写出第一本传世医药经典？！

炎帝伴随着华夏民族的丰功伟业而出现，而传承。华夏民族居住神州，神州之上有一位智慧的祖先炎帝，被尊称为神农氏。神农教会子民从事农业，从此人民安居乐业；他又选择自然之物调整人失衡之体，发明了医药，传下了金光闪闪的《神农本草经》。

炎帝神农氏从哪里来，又到了哪里去？神农氏继承伏羲帝，从天水而下，沿着傍秦岭而流的渭河至宝鸡，留下了第一个炎帝陵，他们从青藏高原的东部边缘而下，神农族进入黄土高原，在山西高平又留下了遗址。后来黄帝部落兵强马壮，炎帝部落只得沿着山脉向南，在湖北襄阳附近的随州定居了一段时间，留下了又一个炎帝陵，神农后世部落再沿着山脉向南，在湖南的炎陵县传播农耕和医药。另外，神农部落的蚩尤又往湖南西部的怀化直至云贵，留下了炎帝部落的诸多遗址，他们到了哪里，就把福音带到哪里，农耕的传播和医药的救度使广大华夏子孙过上安稳的生活，这是智者播福于整个华夏民族。在炎帝神农氏经过的地方，后来出现了经方《伤寒杂病论》，这是神农医学的延续，是神农从黄土高原南下经过南阳地区留给人类最高贵的财富。不管后人是否能够找到所谓的实据，《神农本草经》与《伤寒杂病论》是一个系统，后代的有志者，如能在这两部经典上下功夫，一定会成为救民疾苦的高手、大师！

下面还是先从《神农本草经》这一本经书谈起。

一、多原替代永不衰

《神农本草经》选择的365味本草，绝大多数至今仍在广泛使用，几千年而不衰。其中有一个窍门，多选用多来源本草，只有少数种类同科、同属或相类似的种只有此种，找不到可以互代的，才"单门独户"，如杜仲(彩图1)、茯苓、人参、女贞、知母(彩图2)等。多原替代使之易于传承，因而能够几千年应用，如黄连(彩图3)的原植物(括号内为药材名)有黄连(川连)、短萼黄连(宣黄连)、三角叶黄连(雅连)、云南黄连(云连)等，它们都是本草"黄连"。贝母因为可用之种太多，现分几类：一类为川贝母，植物来源有暗紫贝母、甘肃贝母、梭砂贝母、瓦布贝母、太白贝母等；另一类是浙贝母，植物来源为浙贝母；还有湖北贝母、平贝母、伊贝母、皖贝母等。这些贝母主要功能相近，只有少许区别而已，如川贝母类润性强，而浙贝母类清火力大。本草大黄来源植物有三，即药用大黄、掌叶大黄和唐古特大黄。

同一味本草有两种基原(植物、动物或矿物)或更多，这样当一种基原减少，人们就会转而用另外同类基原替代；资源丰富时，不同地区选取方便采集的种类来利用；另外，如果需求量增大，人们还可以根据不同条件选择不同的种类栽培，以增加药材的供应。

本草这种多基原作为同种本草应用的现象，我们称其为"本草分类不分种"，即本草的分类与生物学的分类本质上不同，本草的分类是以功效为准则，只要功效一致或相近，就可以作为同一种本草，不必细分；而生物学分类，纯粹以形态特征为准则，只要找出差异，就可以作为一个分类群再加以命名，这就是在生物分类学上常说的"小种派"和"大种派"。如果把生物学上这种小种观点拿到本草中来，足以搞乱整个本草系统。

在中药教学中,要想认识本草,就必须学习现代生物分类方法。现代普遍开设药用植物学,由于中药专业毕业的教师担任这门课有一定的困难,目前该课程教师多是生物专业毕业,他们在传授分类知识时,多以生物分类的原则,非常注意很多细微的形态分类特征而不能很好结合本草"分类不分种"的"大种"观点,往往导致学生在学习中掌握很好,但到实践中过细地辨识而难以正确把握本草类别。

二、设岗适中常用数

《神农本草经》共选择了365种本草,分为三品:"上药一百二十种为君,主养命以应天""中药一百二十种为臣,主养性以应人""下药一百二十五种为佐使,主治病以应地"。"三品合三百六十五种,法三百六十五度,一度应一日,以成一岁。"

(一) 顺应天时三六五

因为1年有365天,1日为1度,合365度,三品共选365种与其对应。这种相应有道理吗?自然界有那么多的植物、动物与矿物,为什么仅是合1岁的365度,不多不少正好用这个数呢?人类在自然界中生存,受自然变化影响最大的就是一年四季阴晴寒热、风霜雨雪,这些变化浓缩在365个日夜中,每岁一循环,本草用1岁的365度也许正是一种很好的对应。

(二) 设岗替换也方便

神农说:"三品合三百六十五种,法三百六十五度,一度应一日,以成一岁"。我们不妨换一种思维,把神农的"度",变成现在的"工作岗位"。本草从自然界中优选出来,根据功效设立岗位,针对四季变化导致人体不能很好地适应而产生的疾病,设立365个岗位,负责对应于人类的各种疾病的证候调整,也许是一个很好的思路! 在同一个岗位上,不是某味本草基原可以一直高高在上地坐在那里,它干得好,从古至今几千年可以不变动,如果发现它有不合适之处,可以更换,若是资源匮乏了而若干年后又恢复了,它还可以重新坐到自己原来的位置上,我们举几例古今本草使用的情况。

1. 半夏 这是一味常用本草(彩图4),多与庄稼生长在同一环境,是一种典型的农田杂草。20世纪以来,农田普遍施用农药、除草剂、化肥,庄稼地里再也见不到半夏了。半夏生长环境被破坏后,资源匮乏,药材紧缺。此"岗"空缺,当时找到在两广一带的替代品——水半夏,水半夏有类似半夏的功效,但不及半夏效果好。后来半夏开始人工栽培,渐渐又恢复了主导地位。

2. 紫草 几千年来一直用的是硬紫草(彩图5),随着广泛使用,加上生长所需的阳生生态环境被破坏(人工造林所致),药材随之缺乏。后来在内蒙古、新疆一带地区,甚至邻国发现了大量的同科软紫草资源,现在使用的都是软紫草(彩图6)。也许若干年后软紫草资源少了,硬紫草栽培成功后或自然生态恢复,可满足本草的需要,又可回来了。

3. 石斛 原名石斛,并非石斛,是因为生于石上,营养缺乏,肉质茎细短,似生病的小山羊角(斛),又小又不直,故称为"斛"。在南北朝时期,这种石斛尚较多,陶弘景的《本草经集注》中记载当时"石斛"生于六安(即现在的大别山区,主产地是霍山、金寨等县),但后来随着大量使用,资源减少,人们渐渐向南寻找替代品种,金钗石斛、铁皮石斛被使用,这些石斛,有的已是木斛,长在树上,生长环境完全变化了。到了明朝,与大别山相邻的湖北蕲春李时珍著《本草纲目》时,也未写一笔关于"霍山石斛"的内容。到了清代,大别山区的霍山石斛经过休养生息,又恢复了,人们蜂拥来采,未过多少年,资源又被破坏,以致近代,石斛资源极度紧张,热带的很多长在树上的"木斛"均被拿来替代"石斛"。之后,霍山石斛产地的人民通过近50年的努力,现已栽培成功,可以提供充足的药材,2020年版的《中华人民共和国药典》首次将霍山石斛录入"石斛"条,使久已失传的名贵药材再放异彩。

4. 鲅鱼甲　在《神农本草经》中记载了一味动物本草"鲅鱼甲",以扬子鳄(彩图7)的背和尾甲入药,但在后来的本草书籍中鲜有记载,而是出现了另一种满身披甲的动物本草——"穿山甲"。从此以后,穿山甲遭遇厄运,到处被捕杀,资源濒危。穿山甲养殖又特别困难,至今尚未成功。野生资源捕杀成本低,人们又不断从东南亚进口,国外的穿山甲也遭到了不幸。因此,2020年的《中华人民共和国药典》剔除了"穿山甲",再用穿山甲就违法了。那用什么替代呢?有说用猪蹄甲替代,但猪蹄甲的应用资料还没有发布。鲅鱼——扬子鳄资源也曾濒危,后在产地养殖,繁殖很快,如果再度经过养殖,重新启用鲅鱼甲,可能是最好的选择。

以上举了植物和动物类本草的几味替换岗位的例子,这种设岗,可代、可替,还可重新回归最佳的资源。这种措施是智慧的安排。

(三)数量适中利传承

本草用于治病,本草文献主要是让临床医生阅读掌握本草的作用、配伍知识。一部临床医生使用的书籍本草数量多少为适宜呢？

首先，《神农本草经》只选365味本草，但所涉及的基原却远不止365个，如大黄的基原有3个，川贝母的基原至少有5个以上，细辛的基原有3个，厚朴的基原有2个，黄连的基原有4个，甘草的基原有3个，肉苁蓉的基原有2个，麻黄的基原有3个……

经过几千年的考验、筛选，《神农本草经》365种中目前仍有200多种是临床常用本草，还有约1/4的种类在传承过程中出现了一些故障，导致后世辨识有难度。我们在整理时通过追根溯源，已把这些故障撤除，这样将会再增加一些至今仍常用之种类。也就是《神农本草经》所选本草，至少有300多种现在仍是临床常用的有效本草，很受历代医家欢迎。

再看后世本草，作为临床医生使用的本草，清代新安医家汪昂所著的《本草备要》最受欢迎。这本本草书籍是历史上本草文献印刷次数最多的，共600多次。为什么会有这样的结果呢？因为汪昂掌握了一个很重要的原则，常用本草只有400味左右，因此他的初刊本只选了400多味，后来有的读者嫌少了，他又加了几十味。

但本草传承过程中，有一类滚雪球式的增加过程，由《神农本草经》的365味到《本草经集注》的730味，再到唐朝《新修本草》、宋朝《经史证类备急本草》、明朝《本草品汇精要》《本草纲目》，收载药物越来越多，清朝《本草纲目拾遗》逐渐增加至2 000多种。虽然本草的数量增多了，但里面缺少去粗存精的过程，并不一定适合临床医生去应用。

最齐全的本草专著非《中华本草》莫属，我们专业人员很喜欢这部书,它收集资料比较齐全,共录入了 8 980 种本草! 但考虑到一般临床医生用不到这么多,从中选择常用的 500 多种,编成精选本,方便临床医生使用。

从临床医生的需求来看,《神农本草经》选择的本草数目是非常适合的,利于临床应用和传承,明清以来本草选择的数目仍然与这个数目接近,如汪昂的《本草备要》400 味左右,高等院校使用的《中药学》教材,录入本草数目多为 400 种,历版《中华人民共和国药典》录入的中药也为 500 种左右。因此,从《神农本草经》至今,几千年来证实 400 多味的本草数量最适合中医临床运用。

三、命名重源千年稳

神农所选的本草来源于大自然中植物、动物与矿物,这些基原,它有哪些特色? 特殊的形态,如卷柏、人参、牛膝、白头翁、鸢尾、虎掌、鸡头实、厚朴等;特殊的颜色,如丹参、茜根、地黄、大黄、赤箭(彩图 8)、紫草等;特殊的气味,如辛夷、细辛、苦瓠、龙胆、黄连、五味子、败酱草、甘草、腐婢等;特定的生态,如石韦、石斛、车前子、蛇床子、地肤子、络石、水萍、海藻等;与季节节律相关,如款冬、积雪草、半夏、夏枯草、女贞实等;与附、寄生的宿主有关,如桑上寄生、菟丝子、桑螵蛸、松萝等;与特定的生长节律相关,如茵陈蒿(彩图 9)、黄耆等;与特有的禀性相关,如萤火、羊蹄、大戟、狼毒、巴戟天、猪苓、茯苓、滑石、石膏、磁石、石钟乳、龙骨、牡蛎、水蛭、龟甲、鳖甲、麝香、牛黄、鹿茸、白僵蚕、石龙子、蛇蜕、石蜜、露蜂房等。

神农应用了这些来源于基原的、特征显明的名称,经过几千年传承,仍然一看即明。这些名称是这些本草使用的唯一正名,保证了本草几千年的正确传承,只有"名正才能言顺",名称起得好,也是为本草增添光彩!

下面让我们来欣赏一下这些有特色的本草名称。

(一) 形态独特易记忆

1. 卷柏　是一种蕨类植物,一般生长在裸露的岩石上,枝、叶像柏科的侧柏之枝、叶。裸露的岩石在阳光的暴晒之下,卷柏容易失水。它有一个最特殊的习性,失水后,四散的枝叶拳卷起来,神农将这种本草命名为"卷柏"(彩图10)。当它再度获得水分,枝叶又张开,鲜绿如初。民间有一名"九死还魂草",神农还给它一个"一名"——万岁。这样一味"死而复生"之本草可以治疗女子阴中寒热病、癥瘕血闭,使其再度恢复生育能力。

2. 人参与五加皮　这是两种五加科的本草,它们的叶子是掌状复叶,人参地上一茎,轮生3~5枚掌状复叶,中间突出一花枝,果实红色似粒粒红珍珠,这种形态特征在自然界已是绝无仅有的类别,更奇的是地下有似人形的根,头、颈、身、手、足往往齐备,可以生长多年。药用根,"补五藏,安精神,定魂魄,止惊悸,除邪气,明目,开心益智。久服轻身延年。"这样特殊的植物,独特的功效,再加上神农给它起了"人参"(彩图11)这样的好名称,怎么不会传承久远呢?!五加科植物五加的叶也是掌状复叶,小叶五枚,灌木,精华物质藏于根皮之中,神农命名五加皮(彩图12),既有基原五加,又有药用部位根皮,并且枝条上多刺。五加皮与人参同科,自然也具有益气之功,因是木本有刺,还"主心腹疝气腹痛""疗躄、小儿不能行,疽疮、阴蚀",是一味攻补兼备的本草。后来虽有"香五加"(又称北五加)冒充,但人们多能识别,不被蒙混。记住了人参,再看到五加皮,同样是神农命名的很有特色的名称。

3. 奇特的地下器官 在特有形态的命名中,有一部分特色集中在地下器官,如百合、贝母、鬼臼、虎掌、乌头、附子、茅根等。

百合(彩图 13)与贝母(彩图 14):均为百合科植物,它们地下药用部位为鳞茎之中肉质的鳞叶和鳞芽。百合的鳞茎上鳞叶多层,层层相抱,被命之"百合",可以主治"百合病"(见《金匮要略》);贝母的鳞茎中鳞叶肥厚,一至数片,在鳞叶里面还有小的鳞芽,鳞芽数目多为 1~2 枚,少数多枚,这种鳞芽似生于大海之中的小宝贝,它们藏于外面肉质的大鳞片之内,被很好地保护,因此称为"贝母"。

鬼臼(彩图 15):为小檗科植物,基原为八角莲,叶很奇特,往往只有一枚大叶,大叶光滑,边缘有"角",地下根状茎有粗大的圆形深陷茎痕(地上茎脱落留下),这种粗大茎痕在植物界少见,因此以鬼臼来命名。这种独特的形态,具有"杀蛊毒鬼疰精物,辟恶气不祥,逐邪,解百毒"之功。

虎掌(彩图 16):指的也是地下药用部位,它是天南星科半夏属植物,块茎较大,块茎周边附有小的块茎,好像野兽的脚掌,加上它的药性猛烈,"主心痛寒热结气,积聚伏梁,伤筋痿拘缓。利水道。"所以,称之为"虎掌"。

乌头与附子:来自同一种植物,即毛莨科乌头属植物乌头,因为它的根部短粗,两端均尖,通体黑色,似乌鸦之头,主根作为本草,与植物同称为"乌头",其侧根(翌年成为主根)就被称为"附子"。这是一对用途特别大的常用本草。

茅根：是禾本科植物，神农命名时既考虑到禾本科植物，又考虑到药用部位的特征。茅草，本是禾本科植物，但神农为何把"根"带上呢？因为它的根（根状茎）最具特征，平卧地下二尺左右生长，那里容易吸取地下水，便于根状茎的伸展而进行营养繁殖；根状茎白色，均匀细长，但顶端特别尖锐，犹如兵器之矛，在地下可以穿透树根、布鞋底，这种根是"草之根"，在"矛"字上加草字头。茅根味甜，现在有栽培茅根作为蔬菜，嫩甜可口。《神农本草经》中介绍茅根："味甘，寒。主劳伤虚羸。补中益气，除瘀血血闭寒热，利小便。"茅草作为极普遍的杂草，因其与水的关系，并有尖利通透之性，还有甘甜之味，补虚，利水除瘀，真是难得的良药。

4. 茎叶花果也神奇

蓬蘽(彩图 17)：名称两字皆有草字头，则是草类，非木本。"蓬"乃蓬勃旺盛的生长状态，"蘽"为该本草基原植物的形态，它的叶似草本，但基部有木质的细茎，结实多，甘甜可口。"蘽"字下木，上草，中有累累硕果。这是蔷薇科悬钩子属植物，神农将其列为上品，"味咸，平。安五藏，益精气，长阴令坚，强志倍力，有子。久服轻身不老。"多好的一味本草，并且就生在家前屋后，疏林之中，成片生长，是一种资源丰富的滋补良药。

肉苁蓉(彩图 18)：从名称可见体为肉质，生长过程从容不迫。为什么呢？这是一种寄生植物，平时寄生于沙漠之中抗旱灌木梭梭的根部，吃穿不愁，养得胖胖的身体，只是到了需要传宗接代时才钻出地面，开花结实，等散播了种子后，从从容容完成自己的使命。当它长出地面，虽在沙漠严酷条件下，也能长到 1 米或更高，药用时，是以藏在地下未出土的肉质茎干燥入药。这种特殊形态和生活环境及习性,导致它的药用特点也会与众不同,神农描述为:"味甘,微温。主五劳七伤。补中,除茎中寒热痛,养五藏,强阴,益精气,多子、妇人癥瘕。久服轻身。"人服之后也从容不迫了!

厚朴:是木兰科植物,一种大乔木,它的皮既厚又有香气,"主中风伤寒头痛寒热"。

牛膝(彩图19):茎上的节膨大,以牛的膝喻之,牛的力在膝部,故而本草牛膝"主寒湿痿痹,四肢拘挛,膝痛不可屈伸"。

卫矛(彩图20):来自卫矛科灌木卫矛,最大的特征是在枝条上长出薄片状翅,有此物可以防御矛之伤害。神农记载其功为:"主女子崩中下血,腹满汗出。除邪,杀鬼毒蛊疰。"

鸢尾(彩图21):来自鸢尾科植物,叶子生于茎的两侧,扁平,犹如"鸢"的尾羽,而称之"鸢尾"。"鸢"是一种猛禽,神农告诉我们,它的功能是"主蛊毒邪气,鬼疰诸毒。破癥瘕积聚,去水,下三虫"。近年来,四川用其替代本草射干,射干(彩图22)神农记载为:"主欬逆上气,喉痹,咽痛不得消息。散结气,腹中邪逆,食饮大热。"射干之主在人体之中上部,散结气为主;而鸢尾之主在人体中下部,破癥瘕积聚。两者均是《神农本草经》中已用几千年的常用药,功效完全不同,怎么能这样乱来? 要尽快归正!

鸡头实(彩图23):来自睡莲科植物,生于水中,叶圆大有刺,果也有刺,结实时露出水面,正如一只鸡头状,以此为名,天下几乎没有能混淆的本草,因而几千年稳定。现代有把其名改为"芡实",宜谨慎从事。

龙眼(彩图 24)：是无患子科植物，药用果肉，神农命名喻其果肉和种子组合起来像龙的眼睛，是著名的滋补本草，神农记载其功能："味甘，平。主五藏邪气。安志、厌食。久服强魂魄聪明，轻身不老，通神明。"

蒺藜(彩图 25)：是蒺藜科铺地本草，它的果实似古代战争时撒在道路上阻碍人马前进的障碍物，它四面是尖锐的刺，非常厉害。本草往往将这种有刺的形态与祛风联系起来，神农记载其功能："主恶血。破癥瘕积聚、喉痹、乳难。久服长肌肉，明目轻身。"

白头翁：是毛茛科植物，一朵花开过后，结的果实成熟后成为一个球形的果序，带有白色毛须，像一位白发老翁，因而神农用此特征命名，几千年不混。但历史上有的药材人员认为白头翁是药材根的顶端有白色毛绒，这种张冠李戴曾造成白头翁药材大混乱，先后曾有数十种植物混入白头翁的药材之中，造成了药材鉴定史上一个最大的"冤假错案"。

（二）明显颜色易分辨

神农在命名本草时，常以来源矿物、植物和动物突出而稳定的颜色特征命名，尤其是那些已被利用作为染料的并确认没有毒性的，更是珍视之。如本草中的紫草、茜根本身就是可以用于染色的无毒植物。神农甚至在很多的矿物中寻找出颜色鲜艳的丹沙(彩图 26)作为良药，丹沙是硫化汞，这种硫化汞是天然矿物，在加工时采用水飞方式去除游离的汞，这样毒性明显降低，可保药用安全。源于植物的本草颜色较为鲜艳，常见以颜色命名的有黄连、大黄、黄芩、地黄(植物新鲜时根茎黄色)、丹参(植物根新鲜时为红色，药材往往称为紫丹参,因干燥后色变紫)、赤箭、白芷、白敛、白及。还有动物的牛黄。

(三)嗅味功能紧相连

本草有鼻闻之嗅味及口尝之味道。嗅味不稳定,会逐渐散失,但有的嗅味很浓,可以保持较长的时间,这在辨认和使用时均是特征,神农命名时也会应用,如败酱草、辛夷、白鲜皮、腐婢等。口尝之味在药材之中存在时间长,是本草起效的主要物质,与临床功效密切相关,神农命名时也常加以利用,最有特色的是甘草、苦瓠、苦参、龙胆、五味子、细辛等。

1. 具有嗅味的本草

败酱:是以嗅味来命名的本草,它是败酱科植物,全株有较浓烈的腐败酱味,新鲜时,甚至放置一段时间的药材仍可闻到。神农介绍其功能:"主暴热火疮赤气,疥瘙,疽痔,马鞍热气。"后用来治肠痛,体内的腐臭之物也用它来排除。

辛夷(彩图27):是木兰科木兰属的白玉兰、望春玉兰或武当玉兰的花蕾,花蕾被带有毛绒的厚厚花被片层层包被,只有剥开这些包被,才能嗅到浓浓的香味! 有了花被片保护,它的药材能保持很长时间仍有香气,功效也保持较长时间,神农谓其:"味辛,温。主五藏身体寒热,风头脑痛,面默。"

白鲜(彩图28):是芸香科草本植物,药用根皮。从神农命名的名称表面看不到有嗅味的踪迹,但我们把其中关键的一个"鲜"字分析一下,就能明白神农的用意深蕴了! "鲜"由"鱼"与"羊"组成,当我们在渔船上时,到处都能闻到鱼腥气;当我们进入牧区的羊群中时,会嗅到很浓的膻气。"鲜"字原来是"腥""膻"合味而成,白鲜正是这样,它的根皮又腥又膻,非常难闻!但"鲜"字的另一层意思可从一些词组"新鲜""鲜艳""鲜味儿"中晓得,若从字面来看,鱼、羊之肉经过厨师加工,那就是非常鲜美可口的佳肴了!这也寓意着白鲜植物有着难闻气味,但治疗疾病,又是神奇的本草!神农这样描述:"主头风,黄疸,欬逆,淋沥,女子阴中肿痛,湿痹死肌不可屈伸起止行步。"

腐婢: 贫穷的婢女,瘦小,劳作后散发出汗腐之气。作为本草之名(彩图 29),则为马鞭草科一种细瘦灌木,它的茎叶入药,"味辛,平。主痎疟寒热邪气,泄利,阴不起,病酒头痛。"另外,在产腐婢的山区,成为民间一味佳肴,它含有果胶,可制作一种特殊风味的"观音豆腐",暑天食用,有清凉、解暑之功。

2. 五味本草与功效

甘 草: 是一味价值很大的本草,神农命名抓住了一个甜味,一个草本,最普通的两字组成的名称"甘草",竟成为千古名药!功效为:"味甘,平。主五藏六府寒热邪气。坚筋骨,长肌肉,倍力,金创尰,解毒。久服轻身延年。"甘草在张仲景的《伤寒杂病论》经方中出现的次数最多,其中《伤寒论》中出现 70 次,《金匮要略》中出现 54 次,合计 124 次,是人参(35 次)出现次数的 3 倍多。甘草在经方中为什么出现这么高的使用频率?如果大家尝过甘草就会知道,它有一种特别的甘味,是生长在干旱贫瘠的沙漠和黄土高原上的豆科植物,根很深长。人们后来尊称甘草为本草中之"国老","甘"能补能和。说甘草是国老,主要是突出甘草能"和"的优势特点,但国老仍是臣,从这点来说这个名称不够准确,甘草是上品君药。按《神农本草经》所定的三品原则,甘草应该是君:"上药一百二十种为君,主养命以应天。无毒。多服久服不伤人。欲轻身益气,不老延年者,本上经。"甘草担当君的职责,在经方中掌控全局,因此,出现频率最高。

龙胆:字面意思为龙的胆,自然界看不到龙,哪来的龙胆?其实神农命名的"龙胆"(彩图30)是一种草本,属于龙胆科植物。龙胆科植物全株往往都很苦,苦味似胆汁,所以名称中带"胆"字。龙胆这种植物还有一种习性,喜欢生于潮湿的地方,正是传说中"龙"的栖息地,"龙胆"之名恰合其形其性。神农云:"龙胆,味苦,寒。主骨间寒热,惊痫邪气。续绝伤,定五藏,杀蛊毒。久服益智不忘,轻身耐老。"另外,苦参、苦瓠均与苦味直接相关。

细辛:根细而辛。它是马兜铃科细辛属植物,该属植物只有生长于温带和寒冷的山上,才可能具有这种内涵的辛味,它的辛味,辛、凉、麻感明显,尝一次,一生都能记住。同属其他在南方生长的植物如杜衡,其根茎则具有散发出来的香味,再往亚热带、南亚热带延伸,一些种类不辛、不香,而是苦味。该属植物只有温带或高山的一些种类——细辛、汉城细辛、辽细辛可以作为"细辛"(彩图31)药用,神农叙述其功能:"细辛,味辛,温。主欬逆,头痛脑动,百节拘挛,风湿痹痛,死肌。久服明目,利九窍,轻身长年。"

五味子:神农将一种藤本植物的果实命名为"五味子"(彩图32),尝起来五味俱全。当使用这味本草时,则重在酸味上,神农记曰:"五味子,味酸,温。益气、欬逆上气、劳伤羸瘦,补不足,强阴,益男子精。"

（四）特定生态特定功

生物生长与水关系最为明显,神农命名本草时,多有用水、泽命名的,如泽泻、泽漆、泽兰、水蛭、水萍、海藻等。本草与环境中基质石的关系也密切,神农命名有石龙芮、石龙刍、石韦、石长生、石斛、石龙子等。还有一些特殊生态环境,如车前草、蛇床子。

1. 与水相关的生态 生长的本草多与利水活血有关。

泽兰:是唇形科植物,多生活于沼泽之中,神农描述其功能:"主乳妇内衄,中风余疾,大腹水肿,身面四肢浮肿,骨节中水,金创,痈肿疮脓。"

泽泻:生于水中,是泽泻科植物,神农描述其功能:"主风寒湿痹,乳难。消水,养五藏,益气力,肥健。"

泽漆(彩图 33):生于低下湿地,大戟科大戟属植物,神农描述其功能:"主皮肤热,大腹水气,四肢面目浮肿,丈夫阴气不足。"

水蛭:是动物本草,生于水中,以吮吸动物血为生。神农描述其功能:"逐恶血瘀血月闭,破血瘕积聚无子,利水道。"

水萍(彩图 34):漂浮于池塘、沟渠、水田之中,浮萍科植物,神农描述其功能:"主暴热身痒。下水气,胜酒,长须发,止消渴。久服轻身。"

海藻:生于海水之中,源于褐藻门的马尾藻科植物羊栖菜和海蒿子。神农描述其功能:"主瘿瘤气,颈下核。破散结气、痈肿、癥瘕坚气、腹中上下鸣,下十二水肿。"因生于海水之中,海水咸,其功增了破散结气。

2. 与石相关的生态 生长的本草,多与水湿有关,还与石质相关,因此,多能除寒热,祛风湿,利关节,破结气,通淋闭。

石龙芮:生于水中石上。属于毛茛科毛茛属植物。神农描述其功能:"主风寒湿痹,心腹邪气。利关节,止烦满。"

石龙刍:生于沼泽溪流之中石旁。属于灯心草科植物。神农描述其功能:"主心腹邪气,小便不利,淋闭,风湿,鬼疰恶毒。"

石韦(彩图35):生于山间林缘沟旁岩石上。属于蕨类植物水龙骨科石韦属。神农描述其功能:"主劳热邪气,五癃闭不通。利小便水道。"

石长生:生于阴湿低下的石缝之中。属于蕨类凤尾草科植物。神农描述其功能:"主寒热恶疮,大热。辟鬼气不祥。"

络石(彩图36):生于阴湿林中,攀附于岩石和大树上。属于夹竹桃科植物。神农描述其功能:"主风热死肌痈疡,口干舌焦,痈肿不消,喉舌肿水浆不下。"

石斛:生于半阴环境的悬崖绝壁之上。属于兰科植物,生于石上者多分布于亚热带北缘,而附生树上者则分布于热带或中、南亚热带地区。神农赞其功:"味甘、平。主伤中。除痹,下气,补五藏虚劳羸,强阴。久服厚肠胃,轻身延年。"

石龙子:一名蜥蜴,活动于石山之上的石龙子科动物。神农介绍其功能:"主五癃邪结气。破石淋下血,利小便水道。"

3. 特殊生态环境

车前子：属于车前科植物车前的种子，"车前"多有积水，无遮挡因而光照强烈，并常遭踩踏。神农描述其功能："主气癃。止痛，利水道小便，除湿痹。"

蛇床子（彩图37）：为伞形科植物蛇床的干燥成熟果实。蛇床生于蛇出没之处，潮湿的水沟边最易生长，属于伞形科植物。神农描述其功能："主妇人阴中肿痛，男子阴痿湿痒。除痹气，利关节、癫痫恶疮。"蛇床生长季节短，夏天结实后枯萎，属于夏眠植物，治疗疾病有收敛之效。

（五）命名季节也相关

神农命名很注意本草与季节的关系，最明显地体现在冬天和夏天，这是一年四季中最冷和最热的两个季节，很能体现本草的季节适应性，而春、秋季节对本草的生长考验不明显。神农以冬、夏季节命名的本草有积雪草、款冬花、女贞实、夏枯草、半夏等。

1. 款冬花（彩图38） 生于中等海拔的山区，耐寒畏热，冬季现蕾开花，属于菊科植物。神农描述其功能："味辛，温。主欬逆上气，善喘，喉痹，诸惊痫寒热邪气。"

2. 积雪草（彩图39） 冬季积雪时还能生长，不畏严寒。属于唇形科植物。神农描述其功能："味苦，寒。主大热恶疮痈疽，浸淫赤熛，皮肤赤身热。"

3. 夏枯草 生长至盛夏时植株枯萎，果实成熟，喜生于潮湿阳性之草地,果序被作为清热之本草。属于唇形科植物。神农描述其功能:"味苦,辛,寒。主寒热瘰疬,鼠瘘头疮。破癥,散瘿结气,脚肿湿痹、轻身。"

4. 半夏 夏天温度升高,它的地上部分枯萎,当连阴雨或有几天凉爽下来,它又冒出地面。整个夏天,在平原丘陵、低山环境,它只能生长于半个夏季,神农命名半夏。现代半夏引栽至陕西、甘肃高海拔地区,夏季凉爽则可以不再因高温倒苗。半夏属于天南星科植物。神农描述其功能:"半夏,味辛,平。主伤寒寒热,心下坚。下气、喉咽肿痛、头眩、胸胀、欬逆、肠鸣,止汗。"

5. 女贞实 常绿小乔木,果成熟于冬季,黑色,凌冬青翠,有贞守之操,在绿叶之中,雪掩之下,正是饥饿觅食之鸟的最佳食粮。鸟食其实,帮助传播种子。女贞是木犀科女贞属植物。神农将其列入上品:"味苦,平。补中,安五藏,养精神,除百疾。久服肥健,轻身不老。"多好的养命以应天的上品本草!

6. 茵陈蒿 神农用"茵陈蒿"(彩图9)命名的这味本草很有特色。名称的前后两个字都有草字头,知其为草本植物;最后有"蒿"字,"蒿"乃生长高大的草本植物;"茵陈"是生长的节律,今年的幼苗长在去年的老根上,因陈而生而长。春天,茵陈蒿的幼苗从老根上萌发出来,带着白色毛绒,非常柔软可爱。它幼苗发出时,上一年的开花结果老枝(蒿)仍耸立未倒。在采集植物本草标本时,季节不合适就无法采集齐全,春天生长的幼苗是需要采集的重要特征,但分类鉴别往往又需要带有花果的枝条,这得等到秋天,一次无法采全,是件遗憾之事。而茵陈蒿的特点解决了这一大麻烦。有一年春天,我寻到那尚保留着上一年耸立蒿杆的幼嫩茵陈,并挖出老根。这样的标本既有多年的老根，又有基生带绒毛的嫩叶（药材），还有上一年的带果序的蒿状茎，特征非常齐全。"茵陈蒿"一名也是该本草特征的完整表达，"茵"描述药用部位——带着绒毛的幼嫩之苗，非常适宜，"蒿"字的加入进一步避免与其他植物混淆。后来有人误认为"茵陈"是幼苗，"茵陈蒿"则是花期之枝条，甚至药材市场上也有这种分法，这是不明白神农命名原则而造成的错误认识。神农介绍茵陈蒿的功能："味苦，平。主风湿寒热邪气，热结黄疸。久服轻身益气，耐老。"

7. 黄耆 耆者，老也，年长也。我曾在内蒙古自治区赤峰市见到硕大的黄耆，粗达20厘米左右。黄耆，生长年限越长，质量越好，所以神农用"耆"来命名。它是豆科植物，神农描述："黄耆，味甘，微温。主痈疽，久败疮。排脓止痛、大风癞疾、五痔鼠瘘，补虚、小儿百病。"黄耆的特色在生长年久，黄色。后来有人改"耆"为"芪"，音同，义不同，再后来人们不问对错，只因笔画少了，蜂拥而从。在本草界要注意自己需认识清楚，不能盲从。

通过以上七味命名与季节相关的本草，冬、夏是考验生物的季节，往往本草的营养器官根、茎、叶、全草类药用，它的药性顺应采收季节的特点，而生殖器官花、果实、种子在收获季节采收，则本草的药性与季节相反。这在以上几味本草中已很明显。

（六）本草还有附寄生

在神农命名的本草中，也注意到了有些本草有寄主或附生的宿主。如寄生在桑上为好；菟丝子以丝缠住寄主；螳螂产卵于桑枝上，其质轻飘，称为桑螵蛸；松萝生长环境是在高寒的海拔，以松科大树为主的树干树枝上,随风飘摇。这些本草,功能与寄主也有一定关联。

1. 桑上寄生 寄生于乔木的树枝上。寄主被寄生后,有一部分营养物质被分走,会影响自己的生长,但在营养肥沃的地方,寄主仍可生长得很旺盛。桑上寄生是桑寄生科植物,虽然它会吸取寄主的营养,但它枝叶是绿色的,自己也能制造一些生活必需的物质,所以对寄主不是毁灭性的。桑在桑蚕年代是一种常见栽培植物,可以饲养蚕宝宝,既有丰富营养,又无毒性,生长在这样的寄主上是最有福气的了。神农记载桑上寄生功能为:"味苦,平。主腰痛,小儿背强,痈肿。安胎,充肌肤,坚发齿,长须眉。"从功能看,一是强筋骨,如主腰痛,小儿背强;二是固着力强,如安胎,充肌肤,坚发齿,长须眉。

2. 菟丝子 自己没有绿叶,完全寄生,丝状植物体,缠到草木就长出吸盘,吸取寄主的营养,如在庄稼地上发现有其寄生,对庄稼将是毁灭性的,但若能收获菟丝子,也是一笔可喜的收入。菟丝子是旋花科一年生草质藤本。神农将它列为上品:"菟丝子,味辛,平。续绝伤,补不足,益气力,肥健人。久服明目,轻身延年。"它是一味养命应天的良药。

3. 桑螵蛸 是螳螂的卵鞘,螳螂产卵时选择了桑树,只把卵鞘黏附在桑枝上,不损伤桑树,螳螂在桑树上活动,还能捕捉害虫,这是一种附生互惠的关系。螳螂的卵鞘质轻,似螵蛸,神农命名为"桑螵蛸",作为本草,更是一味良药,神农描述其功能:"味咸,平。主伤中,疝瘕,阴痿。益精生子、女子血闭腰痛,通五淋,利小便水道。"

4. 松萝 生于寒风凛冽的高山松杉林中,属于地衣门植物,附生树上,丝状随风飘荡。它自己制造营养,松杉等树只是它附着之所。神农记载其功能:"味苦,平。主瞋怒,邪气。止虚汗、头风、女子阴寒肿痛。"

(七) 特有禀性更有趣

神农对本草命名,重视与自然界中矿物、植物、动物自身的禀性结合。如矿物本草的滑石、石膏、龙骨、石钟乳;植物本草猪苓、茯苓、羊蹄、大戟、狼毒、巴戟天、合欢、防风与续断;动物本草则更多,如萤火、水蛭、石蜜、白僵蚕、露蜂房、牡蛎、龟甲、鳖甲、蛇蜕、牛黄、麝香、鹿茸等。

1. 矿物

滑石:硅酸盐类矿物,其质滑腻,性滑利窍。性质均滑,神农命为滑石,描述其功能:"味甘,寒。主身热泄澼,女子乳难,癃闭。利小便,荡胃中积聚寒热,益精气。"

石膏:用石膏命名,可看出它既是石质的矿物,又可成膏。石膏主含 $CaSO_4·2H_2O$,可黏合,可塑,是艺术家理想的雕塑材料,可建筑批灰,还可以修复骨折,食用方面可以点浆制作豆腐。作为本草更是具有不可替代的功效。神农描述其功能:"石膏,味辛,微寒。主中风寒热,心中逆气,惊喘,口干舌焦,不能息,腹中坚痛。除邪鬼,产乳,金创。"医家用之,经方中有白虎汤,张锡纯盛赞石膏:"其性凉而能散,有透表解肌之力,为清阳明腑实热之圣药。"

磁石:来自磁铁矿,曾有吸铁石、吸针石、活磁石等名。陈藏器曰:"磁石取铁,如慈母之招子,故名。"神农命之为磁石,并描述其功能:"味辛,寒。主周痹,风湿肢节中痛,不可持物,洗洗酸消。除大热烦满及耳聋。"

龙骨:远古时代,有很多巨型哺乳动物骨骼变成化石,被看作"龙"的遗骨,神农命名为"龙骨"。这种生物之骨由有机物再向矿物转变,质沉而吸水,舐之吸舌。在描述其功能时,神农曰:"味甘,平。主心腹鬼疰,精物老魅,欬逆,泄利脓血,女子漏下,癥瘕坚结,小儿热气惊痫。久服轻身,通神明,延年。"

石钟乳:源于石灰岩溶洞中滴下白色含碳酸钙的半透明液汁,味甘甜,此液长期滴下,凝结部分如倒挂之钟,神农用"石钟乳"命名。并描述其功能:"味甘,温。主欬逆上气。明目,益精,安五藏,通百节,利九窍,下乳汁。"这是神农使用不多的几种液态本草,后人不知为什么偏偏把"石"字调到名称之后,称为"钟乳石",完全颠覆了神农原意。

2. 植物 神农在命名这批本草时,有的以兵器之凶利相喻,有的以其特殊作用命之,还有的介绍本草植物的特殊动态变化,启发后人去思考其中真谛。

羊蹄:按表面意思,这个名称会让人以为是羊的蹄入药,其实它是蓼科酸模属植物,那为什么竟然把植物类本草直接用动物一部分命名呢?真是百思不得其解!有一年,一位在新疆工作的安徽同乡找到我的办公室,咨询中药栽培之事。交谈投机,他突然话锋一转,问我可知羊蹄之名的来历,我笑而答道:"这个,还真不知道。"他热情地给我介绍了新疆人都知道的故事。在新疆,羊是牧民们的命根子,最担心羊会得上最可怕的疾病——"羊蹄疫",患上这个疾病的羊会被夺去生命,看着羊群中不断倒在牧场中的羊只,牧民们悲伤不已。后来发现用"羊蹄"这种植物的根泡水可以防治羊蹄疫,就在羊圈门前挖一水池,灌水后浸泡羊蹄,每天羊出入圈均从此水蹚一次,就可免受羊蹄疫之灾。因而"羊蹄"之名在牧民中广为流传。神农巧妙用了"羊蹄"命名这种本草,真是千古流芳!因为羊蹄这种植物不怕污染,在污水中仍可茁壮生长,这样练就了它的抗病能力,神农描述羊蹄之功能:"味苦,寒。主头秃疥瘙。除热、女子阴蚀。"

大戟、狼毒、巴戟天:这3味本草神农用了古代的兵器和野兽命名,至少有这样的一些特点。或者药力强悍、毒性猛烈,极易伤人,药物和名称有相似之处,告诫使用者要谨慎小心,千万不要形成药害,误伤病人;或者本草的自身形态奇特,似某种兵器而被直称其名。大戟、狼毒是大戟科植物或瑞香科植物,这些植物有的毒性较强,如大戟"味苦,寒。主蛊毒,十二水,肿满急痛积聚,中风皮肤疼痛,吐逆",药性峻猛,毒性较强;狼毒"味辛,平。主欬逆上气。破积聚、饮食寒热、水气、恶疮鼠瘘疽蚀、鬼精蛊毒。杀飞鸟走兽"。同样药性峻猛,大毒之药——巴戟天呢?神农记载其功能:"味辛,微温。主大风邪气,阴痿不起。强筋骨,安五藏,补中,增志,益气。"从其功能来看,还能补益,不是有毒本草,那为什么有这么古怪的名称?神农命其名称一定与该本草的形态相适应,巴是产地,戟是一种厉害的兵器,在战争中,向前可刺杀,往后可拉割,再加上柄长,向上可戟天。现代将巴戟天用茜草科的植物替代是不合适的,应该是菝葜科的菝葜,它的根状茎刺大而尖,坚硬如铁,真似一种特殊的兵器,但它无毒,祛风湿、强筋骨之功明显。

猪苓、茯苓:"苓"有"零落"义,"猪苓",形似猪之粪便,神农用此形象之名冠在本草猪苓头上,形象逼真;而茯苓,也是地下真菌,它与松树相关,菌块硕大球形,称之"茯苓"。神农描述这两味本草:"猪苓,味甘,平。主痎疟。解毒、蛊疰不祥,利水道。久服轻身不老。""茯苓,味甘,平。主胸胁逆气,忧恚,惊邪恐悸,心下结痛寒热烦满,欬逆,口焦舌干。利小便。久服安魂养神,不饥延年。"两者均是大型真菌,均是神农列为上经之本草。

防风、续断与合欢:这三种本草的命名,与治疗之功相关。防风为伞形科植物,根长直,生于东北,耐寒。神农描述其功能:"味甘,温。主大风头眩痛,恶风,风邪目盲无所见,风行周身骨节疼痹,烦满。久服轻身。"治疗之功均与风邪相关。而神农命名之"续断",其功能:"味苦,微温。主伤寒。补不足、金创、痈伤、折跌,续筋骨、妇人乳难。久服益气力。""合欢",神农根据该本草小叶朝开暮合,而命名"合欢",其功能:"味甘,平。安五藏,利心志,令人欢乐无忧。久服轻身明目,得所欲。"人若能按自然节律朝起暮息,则安五藏,利心志,令人欢乐无忧也。

3. 动物

萤火、水蛭:有些动物本草,它们本身就有的特性可能与功效关系密切,如萤火,它夜晚发出荧光,神农以"萤火"命之,其功能:"味辛,微温。明目,小儿火疮伤热气,蛊毒,鬼疰,通神精。"水蛭,生于水中,以吸盘吮吸动物之血养活自己,为利于吸血,在唾液中分泌溶血物质,所以,有活血化瘀、利水之功,"味咸,平。逐恶血瘀血月闭,破血瘕积聚无子,利水道。"

牡蛎、龟甲、鳖甲:神农选择了生于海洋和池泽之中的动物甲壳作为本草。如牡蛎,生在海岸边,吸附于石上,甲壳很厚,其功能:"味咸,平。主伤寒寒热,温疟洒洒,惊恚怒气。除拘缓、鼠瘘、女子带下赤白。久服强骨节,杀邪鬼,延年。"而生于淡水中的龟、鳖,它们的甲壳与之也有相似之功。如龟甲:"味咸,平。主漏下赤白。破癥瘕、痎疟、五痔、阴蚀、湿痹、四肢重弱、小儿囟不合。久服轻身不饥。"鳖甲:"味咸,平。主心腹癥瘕坚积寒热。去痞、息肉、阴蚀、痔、恶肉。"

麝香、鹿茸:鹿科动物有一些特有的习性,如雄麝可在脐部的香囊内分泌麝香,吸引雌麝,这样奇特的物质被神农发现、利用,命名为"麝香",记载其功能:"味辛,温。辟恶气,杀鬼精物、温疟蛊毒、痫痉,去三虫。久服除邪,不梦寤魇寐。"雄性之鹿,头顶两侧长角,一年一换,当角幼嫩时是价值很高的本草,神农称之鹿茸,其功能:"味甘,温。主漏下恶血,寒热惊痫。益气强志,生齿不老。"

牛黄、白僵蚕:神农利用动物本草,还智慧地采用动物病理产物,如牛的结石及被真菌感染而死后僵化的蚕体。神农命名牛的结石为"牛黄",并记载了这味神奇本草的功效,其功能:"味苦,平。主惊痫寒热,热盛狂痉。除邪逐鬼。"而僵死之蚕,白色,神农命名为"白僵蚕",叙其功能:"味咸,平。主小儿惊痫,夜啼。去三虫,灭黑皯,令人面色好,男子阴疡病。"

石蜜、蜜蜡、露蜂房:蜂类产品也是本草选择的重要来源,如石蜜、蜜蜡、露蜂房等,它们功各不同。蜜蜂采花酿的蜜藏于石壁之下,神农称之为"石蜜",其功能:"味甘,平。主心腹邪气,诸惊痫痉。安五藏诸不足,益气补中,止痛解毒,除众病,和百药。久服强志轻身,不饥不老。"列为上品之本草。蜜蜡是蜜蜂分泌之物,取去蜂蜜的蜂巢,入水锅中加热融化,除去上层泡沫杂质,趁热过滤,放冷,蜂蜡即凝结成块。神农列在中经,记载其功能:"味甘,微温。主下利脓血。

续绝伤,金创,益气,不饥耐老。"而野外的蜂房,神农命名为"露蜂房",列为下品,描述其功能:"味苦,平。主惊痫瘈疭,寒热邪气,癫疾鬼精,蛊毒肠痔。"

蛇蜕:神农很善于利用动物的废弃之物,如蛇类每生长一段时间而蜕去一层皮,神农命之为"蛇蜕",蛇蜕虽是下品本草,其功亦著,神农述其:"味咸,平。主小儿百二十种惊痫、瘈疭、癫疾寒热,肠痔虫毒蛇痫。"

第二章

失传本草
易寻回

在我们全面整理《神农本草经》之前,约有60味本草名实不清或有错误,还有28味本草的器官有误或药性有误,传承有误者有近90味,如此庞大的数目,导致阅读起来非常困难。2 000年来,人们也想尽量把这些名实不清的本草考证清楚,可是对历代增加的基原无法理清的种类,直接采用文字训诂的方法考证却很困难,为什么呢?《神农本草经》在传承过程中似乎经历了一个断代过程,前后难以联系,导致一些失传。而考证是用后来的语言原则去解决,钥匙使用错了,因而非常困难。我们在探索神农本草命名的过程中,发现了神农以使用的基原为主命名,使75%的本草传承给后人还十分明确,而25%的种类因时间割裂,后人已看不懂了。我们针对本草的基原探索,并与后代出现的常用本草功效比较,竟然很快解决了困惑本草界的大多数老大难问题。

一、特征明显传承久

(一)特征藏于基原中

神农命名的本草,首先重视基原特征,因此365味本草,有3/4通过名称很容易与自然界的本草对应起来。明确了基原,它的形态、味、分布、生长习性等很多信息均能很快联系起来,并且通过这些信息进一步推测一些药性,虽然经过几千年,这200多味得到了正确的传承。譬如《神农本草经》上经120味中,丹沙、朴消、空青、禹余粮、白石英、紫石英(彩图 40)、赤石脂、云母、矾石、滑石、菖蒲、菊花、人参、天门冬、甘草、地黄、术、菟丝子、牛膝、麦门冬、车前子、薯蓣、薏苡仁、茺蔚子、女菱、泽泻、远志、龙胆、细辛、石斛、蒺藜子、赤箭、紫芝、卷柏、蓝实、黄连、络石、蒺藜子、黄耆、肉苁蓉、防风、蒲黄、天名精、决明子、丹参、飞廉、五味子、旋花、蛇床子、地肤子、景天、茵陈蒿、沙参、徐长卿、云实、王不留行(彩图 41)、牡桂、菌桂、松脂、槐实、枸杞、橘柚、柏实、茯苓、榆皮、蔓荆实、辛夷、杜仲、桑上寄生、女贞实、蕤核、大枣、葡萄、蓬藟、鸡头实、胡麻、冬葵子、苋实、白瓜子、龙骨、麝香、熊脂、阿胶、石蜜、蜜蜡、牡蛎、龟甲、桑螵蛸等都传承准确,占 3/4。

(二)正确传承不混乱

陶弘景整理的《名医别录》记载的本草 365 味,是两汉直至南北朝时期刘宋时代的本草。传承至宋朝《经史证类备急本草》,仅 500 年左右,就有 187 种有名未用,也就是说有 50% 以上的本草因名称与实物无法对应而失去价值,无人可以应用。究其原因,《名医别录》的本草名称是不同作者去命名,他们没有遵守共同的规则,没有抓住特色,尤其是基原的特色,一旦失传,就再也无法寻找回来了。

我们看看《名医别录》部分失传的本草名称(玉石类 26 种,草木类 132 种,虫类 15 种,唐本退 14 种,合计 187 种)。

玉石类:玉英、合玉石、紫石华、白石华、黑石华、黄石华、石肺、石肝、石脾、石肾、白肌石、五羽石、石耆等。

草木类:玉伯、文石、石芸、石剧、夏台、鬼盖、马颠、羊实、鹿良、相乌、龙常草、神护草、木甘草、九熟草、异草、白背、白并、徐黄、黄白支、王明、对庐、知杖、白辛、白女肠、封华、满阴实、可聚实等。

虫类:行夜、天社虫、石蠹虫、扁前、蚖类、地防、益符等。

唐代失传14种(《新修本草》中记载为"有名无实"):麋舌、练石草、弋共、五色符、襄草、船虹、占斯等。

以上本草的命名,大多数只有特征,但并非独有或特有的特色,具有相同或相似特征的对象很多,不知所指也就无法使用。也有的命名随便,或来源不明,如神护草、弋共、王明、对庐等就更不知所指。与《神农本草经》命名的特色一比,就明白《神农本草经》传承了几千年,名称还是那么专指,大家一看就明白。后世本草命名不懂规则,过分随意,无法传承下去。

二、本草、药材两等级

本草,是指可作为同一种中药应用的原料集合,尤其是从它们的来源开始,一直到临床应用。本草的名称,若能抓住基原的特色,命名之后就不至于产生混乱。除了本草名称,还有基原的名称、药材的名称、饮片(炮制品)的名称,最后还有医生的处方名称,不同地区不同的人还给它们起了很多异名、怪名、土名、俗名、别名。各种名称中,只有本草名称才能保证正确传承,才能保证本草不乱。

(一) 本草命名围基原

这是神农,即开创本草的先祖制定的原则,为了传承不混乱,必须以本草的源头——基原作为命名特色的重点和关键。基原包括它的形态、生态、分布、习性、禀性等,基原特有的特征被用于本草命名的依据,就会是唯一的,具有互不混淆的特点,因而按此寻找,就很容易准确辨识本草。

（二）药材命名易走形

药材，首先经过了民俗命名的基原名，再到药农、药商采集加工成药材，这些药材不同产地、不同加工方法、不同株龄、不同器官均会有不同，不同的药农、药商，他们凭自己的认知起了一个名，很难具有指导人们准确辨识的特征，所以凭借药材名去判断本草，历史上曾发生过很多混乱，甚至草菅人命，这方面的教训很深。

1. 白头翁（彩图 42） 神农以原植物特征来命名，它的果序最有特色，长长的白毛组成一个小儿拳头大小的白球，俨然似一满头白发的老翁，在山坡草地上，随着微风吹拂，轻轻摇曳，一旦成熟，白毛带着种子就飘了起来，随风飘荡去找新的家了！这种形态特征，在植物界还真的找不出相同的种类。神农抓住本质，永远不会混乱。直至今天，这个名称仍然是那么吸引人。当原来习惯用的质量最佳的植物"白头翁"资源不足时，人们又在内蒙古、东北地区找到同属的多种植物，即使它们花的形状不同，花色有别，但果序都呈白头老翁状。这一类植物有一些被采来替代植物白头翁，不管它是植物细叶白头翁、蒙古白头翁还是兴安白头翁，哪怕朝鲜白头翁、钟萼白头翁，它们的根与根状茎作本草"白头翁"，功效基本一致！这就是"本草分类不分种"的一个典型的例子。

尽管神农为后人考虑得这么周到，但是仍有一些未弄明白的人偏偏认为"白头翁"指的是药材特征，药用根的根头部若有白毛就是"白头翁"，这么一来就把本草"白头翁"的市场混乱得一团糟。崔宽民调查了白头翁药材情况，并参考徐国钧、谢宗万《全国中草药汇编》《中药志》等资料,发现市场上"白头翁"药材来源有毛茛科白头翁属、银莲花属,蔷薇科委陵菜属,菊科祁州漏芦属、大丁草属、鼠曲草属、香青属、火绒草属、木香属、羊耳菊属、泥胡菜属、泽兰属、苣荬菜属,石竹科白鼓钉属,唇形科筋骨草属,玄参科鹿茸草属,共6科16属约37种植物,除白头翁属后来有些替代品外,其他6科15属均是伪品。这些伪品均是以根头部有白毛为标准混入,其实多年生草本植物根部多有毛茸,与白头翁果序上的白毛完全是两回事。甚至还有人把茎叶有白毛的植物也混称白头翁了。最可怕的是药工不懂药性,他们只以药材形状混入,有毒之物也分辨不出。在白头翁的药材中,混有毛茛科的银莲花属植物,其中野棉花、大火草、秋牡丹、打破碗花花、草玉梅等都是有毒之品,治病不成反杀人,真是草菅人命。

2. **通草** 再举一例,《神农本草经》的通草(彩图43),"味辛,平。去恶虫,除脾胃寒热,通利九窍、血脉关节,令人不忘。一名附支。生山谷。"神农命名"通草"乃言其功,通草可"通利九窍、血脉关节",还可"去恶虫、除脾胃寒热、令人不忘",这些均是"通"之功。"一名附支",告诉人们,它是藤本,附在其他植物或物体上生长。后来有些人的理解发生了偏差,认为"通草"的茎是通的,有孔,就改名为"木通"。改成"木通"之后,后人再进一步顺着这种偏离正道的思路,则很容易寻找到一些木质藤本,再比较这些藤子哪种"通"得最好,按图索骥想找到有细细孔、两头皆通就好了!最后找了很多,譬如,毛茛科铁线莲属的一些种类的木质藤本,藤有细细孔,四川产量较大,就被作为"木通"药材了,但它与原来的不同,就加上一个地方名吧,"川木通"这个药材名就出来了。好在川木通药材没有明显毒性,也有一些效果,就被传下来,甚至被认为是道地药材!

后来又出现了一个新的"道地药材",因为它的藤更粗,孔更大,从一端吹气,另一端出气,真是"太好"了!资源丰富,产量很大,采集又容易,起名为"关木通"(彩图44),还一度上了《中华人民共和国药典》,它来自马兜铃科植物"东北马兜铃",主产于东北地区吉林省、辽宁省、黑龙江省。随着使用时间延长,不断出现中毒病例的报道,病人服用含有关木通的方剂后,出现了肾毒性。我曾参加一次省里的医疗事故鉴定,一民间中医的处方中含有关木通,病人服后出现中毒,医者当时还没有认识到关木通毒性的可怕,只是减少了一点儿药量,让病人继续服用,结果该病人出现了肾衰竭。关木通使用了几十年,使多少可怜的病人雪上加霜!这是极严重的医疗事故,责任在于中药专业人员失职,不应该把如此重要的药材基原选择权交给药商与药农,他们大多没有经过专业训练!神农在几千年前的命名就正确指导了我们,子孙后代没有做好,愧对了祖先!惨痛的教训永远要牢记在心,随时警惕,勿再出现此类人间悲剧!

三、仲景未见神农经吗

现代本草大家尚志钧先生在辑校《名医别录》一书后记中谈到:"汉代以前用的药物,基本上都收录在《神农本草经》中,两汉以后,到南北朝刘宋以前的药物,收录在《名医别录》中。"本草著作,在陶弘景时期之前,只有两本传承下来,一本是最早的《神农本草经》,另一本则是陶弘景整理出来的《名医别录》。张仲景在东汉末年,当时使用的本草主要应该是《神农本草经》,辅以《名医别录》。从《伤寒杂病论》中可见,经方所用本草绝大多数存在于《神农本草经》之中,治病也遵《神农本草经》之法。

但张仲景在全书中,乃至序言中也未提及《神农本草经》,只有序中出现："上古有神农、黄帝、岐伯、伯高、雷公、少俞、少师、仲文，中世有长桑、扁鹊，汉有公孙乘阳及仓公，下此以往，未有闻也。""乃勤求古训，博采众方，撰用《素问》《九卷》《八十一难》《阴阳大论》《胎胪药录》，并平脉辨证，为《伤寒杂病论》，合十六卷。"

（一）经方遵循神农经

张仲景的经方所用药物的功效，完全遵循《神农本草经》。

1. 芍药（**彩图45**）《神农本草经》记载："味苦，平。主邪气腹痛。除血痹，破坚积寒热疝瘕，止痛，利小便，益气。"

《伤寒论》中芍药入方 34 次，《金匮要略》中芍药入方 35 次。黄煌先生分析了这些方的组成特点。

最简方（2 味）：枳实芍药散治"产后腹痛，烦满不得卧"，符合《神农本草经》的"主邪气腹痛"；芍药甘草汤治"脚挛急"，符合《神农本草经》的"止痛"。

最大量方（6 两）：小建中汤治"腹中急痛""腹中痛""妇人腹中痛"；桂枝加芍药汤治"腹满时痛"；桂枝加大黄汤，主治"大实痛者"。这与芍药"主邪气腹痛"相合。

加味方：小柴胡汤条下"若腹中痛者，去黄芩，加芍药三两"；通脉四逆汤条下"腹中痛者，去葱，加芍药二两"；白散方条下"假令汗出已，腹中痛，与芍药三两如上法"；防己黄芪汤条下"胃中不和者加芍药三分"；桂枝加芍药汤为桂枝汤加芍药，治"腹满时痛"。这些均与芍药"主邪气腹痛"一致。

2. 茯苓 《神农本草经》记载："味甘，平。主胸胁逆气，忧恚，惊邪恐悸，心下结痛寒热烦满，欬逆，口焦舌干。利小便。"

张仲景的《伤寒杂病论》中茯苓共入方 45 次。

最大量方(半斤)有茯苓桂枝甘草大枣汤、茯苓泽泻汤、茯苓戎盐汤。茯苓桂枝甘草大枣汤治"发汗后，其人脐下悸者，欲作奔豚"。茯苓泽泻汤治"胃反，吐而渴，欲饮水者"。茯苓戎盐汤治"小便不利"。

最简方(2味)：葵子茯苓散治"妊娠有水气，身重，小便不利，洒淅恶寒，起即头眩"。次简方(3味)：有四方，其中小半夏加茯苓汤治"卒呕吐，心下痞，膈间有水，眩悸者"及"先渴后呕"；茯苓杏仁甘草汤治"胸痹，胸中气塞，短气"；茯苓戎盐汤治"小便不利"；猪苓散治"呕吐而病在膈上……思水者"。

加减方：小柴胡汤条下有"若心下悸，小便不利者，去黄芩，加茯苓四两"；小青龙汤条下有"若小便不利，少腹满者，去麻黄，加茯苓四两"；四逆散条下有"小便不利者，加茯苓五分"；理中丸条下有"悸者，加茯苓二两"；黄芪建中汤条下有"腹满者去枣，加茯苓一两半"；真武汤条下有"若小便利者，去茯苓"。

从以上经方及加减中，可以看出仲景所用均遵《神农本草经》。

3. 薤白 薤(彩图 46)，《神农本草经》记载："主金创，疮败"，仲景共入方 4 次。栝楼薤白白酒汤、栝楼薤白半夏汤、枳实薤白桂枝汤三方均为薤白与栝楼同用，主治胸痹病，其症状为胸背痛。四逆散加减法："泄利下重者，先以水五升，煮薤白三升，煮取三升，去滓,以散三方寸匕内汤中,煮取一升半。"四逆散本可治疗胸腹痛,胸腹痛剧烈而且伴有里急后重者,当加薤白。

仲景应用薤白与《神农本草经》相吻合。

(二)《胎胪药录》是何书

"胎"有根源、事情开始之义,而"胪"本指人的皮肤,转为陈列、陈述之义,后加"药录",则为本草原始典籍。东汉时期,之前未见本草文献。当然,医学当时已发展到《伤寒杂病论》这样的高度,不可能没有成熟本草理论的支撑!但张仲景所见的本草文献,他称之为《胎胪药录》,即最早展现的本草。事后来分析,所指只有《神农本草经》了。

但仲景为何不知?其实道理十分简单。

商周已有文字传承,甲骨文、钟鼎文,到了秦朝,文字统一成秦篆,汉代又有汉隶。在这漫长的上千年文字相当发达的古文明时期,医学上出现了《伤寒杂病论》这样的高峰之作,却没有本草著作,岂非咄咄怪事!这也于理不合。

有人说,《神农本草经》是东汉时期的著作,难道这部本草经典是突然冒出来的?没有本草经典,怎么会突然建起医学的时代大厦《伤寒杂病论》?试想,这座大厦很多原材料均是由本草构成的,没有本草参与,如何出得了《伤寒杂病论》?

尚志钧通过对历史上本草与文献的深入探索,下了这样一个惊人的判断:《名医别录》所记载的是汉代到南北朝刘宋时期的本草,

《神农本草经》记载的是汉代之前的本草！试想，假设有人在东汉时着手来写汉代之前的本草，他无论怎么挖空心思也是写不出来的。只有当代的人才能写出当代的本草著作。

那为什么张仲景未看到《神农本草经》，只看到《胎胪药录》呢？张仲景若无《神农本草经》这样高水平经典的指导，绝对无法写出《伤寒杂病论》，那么不管张仲景看到的书名叫什么，内容的高度一定与《神农本草经》是不相上下的。也就是说，内容不能变，书名或有特殊原因，这不是本质问题。

我们回顾历史，汉代江山400多年，秦代及之前历史也有数百年，加上周朝的800年江山，怎么就看不到一部本草或医学书籍呢？秦始皇焚书坑儒，不是没有焚医药书籍吗？春秋战国时期也没有，大汉400多年更未听说破坏过医学，为何只听说几位民间医生，而无名著留世？

其实在周、秦、汉代一直重视的是修道成仙，权贵们享受荣华富贵，最想的是不能失去这种生活，最好是永远活下去，只要能找到仙丹，服后成仙一切都解决了，而视那些医术、本草为一些医病的雕虫小技，任医学和本草文献流落民间自生自灭。这样弃之者不屑一顾，珍之者自当秘藏之宝物，官府不宣，百姓在民间流传。民间会遇到天灾人祸、战争，传承会间断，会"隐姓埋名"，"神农"说不定就成了"胎胪"，"本草经"也就成了"药录"也。

我们可以从经方的流传看出这个过程。晋·皇甫谧序《针灸甲乙经》云：伊尹以元圣之才，撰用神农本草，以为汤液；汉·张仲景论广汤液，为十数卷，用之多验；近世太医令王叔和，撰次仲景遗论甚精,皆可施用。是仲景本伊尹之法,伊尹本神农之经,得不谓祖述大圣人之意乎!

张仲景是东汉人,正好遇到兵荒马乱,战争频繁,瘟疫猖獗,民不聊生,官府自顾不暇,根本无法再来考虑求道成仙之事,只有在这时,张仲景从民间秘传的《胎胪药录》《伊尹汤液经》扩而成《伤寒杂病论》,救民于水火!但后来,这些内容仍在民间秘传,两晋南北朝时期、隋、唐、五代十国,直至宋代才被太子右赞善大夫高保衡、尚书屯田员外郎孙奇、尚书司封郎中秘阁校理林亿校定呈皇帝,才出现宋刻《伤寒论》。此时,离张仲景著《伤寒杂病论》又800年之后事了。

而《神农本草经》的传承,在张仲景之后300年,南朝时陶弘景收集到《神农本草经》,并整理了汉代至南北朝刘宋期间的本草《名医别录》,两者相合成《本草经集注》,才使历史上的最初两本本草名著由隐到显而面世,后来唐朝《新修本草》完整地收录了这两部本草,使历史曾秘传很久的最早本草文献重见了光明。

在《神农本草经》及由此而发展起来的神农医学的传承历史上,张仲景与陶弘景真乃两大功臣也。

(三)地下秘传致割裂

在《神农本草经》中,有不少种类出现了由于秘传导致传承割裂以致后世无法解决的一些问题。

1. 直接命名取自然 很多本草及其名称,神农直接取自民间,当时的人都很熟悉,但隔了几百年后,时过境迁,原来非常直接的名称,后人却只能拐弯抹角去猜测,绕来绕去,说东说西,莫衷一是,有的甚至1 000多年也无法说清。

蔬菜类在神农时期,这是生活常识,如"乌韭"是"颜色乌的韭菜",长势好,后人绕了多少年也说不清。"苦菜",山区作为蔬菜和充饥之物,非常普通,直至今天仍很常用,但《神农本草经》传承断代,后人说不清了,把原属苦菜的植物"白花败酱"变成了败酱的基原,只因它属于败酱属。若到产地调查,败酱的药材是"黄花败酱","白花败酱"并不作败酱收购药用。"苦瓠"就是葫芦科常食蔬菜"瓠子",在今天仍经常见到,因它是草质藤本,民间知道它的藤子若被人或兽践踏受伤,它结出的瓠子就苦了,后人不知,反复在葫芦、苦葫芦上来回考证。我们食用的蔬菜莲藕,是地下沉实的茎(根状茎),被称为"藕",可食可药,而顶着圆盖状叶片长出水面的叶柄,易被人们认为是茎,但它内里空虚,不是"实茎",这样神农用"藕实茎"(彩图47)命名常用蔬菜"藕"。

羊蹄之名在牧区源于它可以防治羊易患的"羊蹄疫",牧民们用其功而呼之羊蹄,多平常的知识,神农就这样命名了。

矿物类在人们心目中一直被认定是固态,因为这种固执的思维导致了几千年矿物本草应用的错误。如神农命名的"玉泉",就是产玉之处的泉水。我们曾带学生到黄山产玉的山谷,发现刚采伐玉石的地方正在淌着清澈的泉水,神农之名"玉泉"已然清楚,但神农时代的后人就是看不懂,弄来弄去将其改成"玉屑",把好端端的玉石砸碎成屑煎水来服,哪如神农所言,从玉泉中直接取来水就是良药了!再如石灰岩的溶洞中倒挂似冰锥的钟乳石,在其顶端不断有水滴下,神农根据这种形态直接命名为"石钟乳"(彩图48)!很显然,神农的石钟乳是用"石钟"两字修饰"乳"的。此本草乃是液体,即溶洞中的下滴之"乳",民间也很清楚,眼睛视力不好,从洞中取此下滴之"乳"擦擦,眼睛就会舒服不少。

天文知识在神农时代是普遍皆知的,因此神农命名本草也会随手拈来,如人参、丹参、玄参、紫参、苦参、沙参,都用了"参"字,后人想不出"参"字是什么意思,几千年对这一串在本草上大名鼎鼎的名药却不知名称的由来,实在惭愧!直到有一天,我面对"商陆"释名时,突然发现"商"是天上的一个星座,接着想到"参"也是天上的一个星座。历史上人们都很熟悉这两个星座,参星在天穹之西,商星在天穹之东,两者此出彼没,从没有机会相见,所以杜甫赠诗中有两句"人生不相见,动如参与商",用此喻与友人没有机会见面也。《神农本草经》以"参"命名的本草,均被认为是有滋补之功,而"商"陆呢?它是峻下逐水药。滋补之功岂能与峻下逐水之功置于一起?所以,神农就用了天文知识的两个互不相见的星座来命名参类本草和商陆。

常见的本草,人们非常容易识别,但事隔数百年后,人们所处的环境、知识结构均有变化,神农命名的一些本草就会被后世误解。如庵䕡子,在房前屋后常见的一种蒿草类的草本,有较好的药用价值,神农时代采其实药用。过了数百年之后,到了东汉时期,《黄帝内经灵枢》的针灸理论兴起,庵䕡开始用叶,这就是后世的"艾叶",而不再称为"庵䕡",药用器官也改果实为叶了。这是医疗技术发展而导致本草认识的变化。再如《神农本草经》中"蓍实"(彩图49),人们认为是占卜用的"蓍草"的果实,但这样的认识,后来并没有应用的记载。因为蓍草的果实质轻而少,不仅采集难度大,也没有明显的治疗作用,后代试用无效谁还传承它?!追根溯源,问题出在"蓍"字上,在传承断代期间,人们将"蓍"判断为一种草本本草,因而加上草字头,这样就由"耆"(qí)字变为"蓍"(shī),意思全改了。为什么会发生这样的错误?"耆",老者也,六十岁以上的人。本草"黄耆"以年久为优,但后来,人们为了书写方便,竟将"耆"改为"芪",这两个风马牛不相及的字互换了,因而人们也就无法理解"耆实"了。其实很简单,"黄耆"用的是根,而"耆实"用的是黄耆类植物的种子——"耆实"。后代出现的"沙苑子"乃黄耆属植物种子,这就是神农的"耆实"。"黄耆"可滋补,沙苑子即"耆实",也是滋补之本草,有补肾固精、养肝明目之功!

另外,"酸酱"(彩图 50)不是后世所用的茄科植物锦灯笼,而是房前屋后常见的酢浆草科"酢浆草",味道酸酸的,小儿都愿意嚼食它的叶子,后来又称其为"酸草"。仔细对照功效,锦灯笼与酸酱根本不同,而酸酱与酸草倒很相似。

"虾蟆"(彩图 51),神农命名是当时民间习称之名,是一种体型小、个体多、雨后叫声响亮的"泽蛙"。这种泽蛙无毒,资源丰富,容易捕捉,是一味取用很方便的本草。而后世不知,误用了有毒的"蟾蜍",那可是很危险的动物,稍不注意就会中毒!

2. 常用本草也失传 有一次在滁州琅琊山野外考察本草资源,山村中有一位民间医生用中药给病人治病时,煎出药汁让病人带走,药渣倒在山间道旁,我正好经过那里,看到一摊摊的药渣,用树枝拨开看看,有一服药中竟有很多虫类,仔细一看原来是幼蜂。我不由得吃了一惊,难道民间还有医生知道《神农本草经》的一味"蜂子"(彩图 52)吗?后来见到那位民间医生,一问,他还真的知道用蜂子去治疗癥瘕积聚类疾患。

《神农本草经》中有许多当时很常见、常用、功效很好的本草，后来由于传承间断，而不再使用或者被另外不一定很理想的基原替代了。

榆皮（*彩图 53*）：是一味很有特色的本草，神农记载其："味甘，平。主大小便不通。利水道，除邪气。久服轻身不饥。"它在民间还有一种价值，是不错的荒年救命植物！分布广，采集容易，但神农之后，很少见到应用了。

蓬蘽：乃蔷薇科悬钩子属植物，此属只有蓬蘽资源量大，分布广，对环境要求不严格，在村前、房后到处易见。果实成熟后，味道鲜美，真乃是一味"安五藏，益精气，长阴令坚，强志倍力，有子。久服轻身不老"的良药！但奇怪的是，后世人视而不见，偏要以它"一名覆盆"而更名为"覆盆子"，寻找那些分布窄且稀少的种类来作为"覆盆子"正品，现代应用的是"华东覆盆子"，只分布于安徽、浙江、江西少数省份，资源量有限，经常出现货源紧缺、价格上涨的情况，导致混淆品众多，如山莓及一些地方的悬钩子属果实混了进去。其实，神农选用的基原是最优良的，功效也是很有特色的。

另外，神农应用蔷薇属的野蔷薇果实命名为"营实"（*彩图 54*），资源广，到处有分布，但后来以山上一种开着大花朵、结着大果实的蔷薇属常绿种类金樱子来替代，两者之功不同，神农传的本草"营实"消失了，而"金樱子"作为新的本草出现了。

爵床（*彩图 55*）：来自爵床科，是神农选的一味很好的本草，从福建到安徽，各地民间及部分中医应用普遍，但后来的《中药学》不收录，市场也没有药材供应。

石龙刍（彩图 56）：生于水边，资源丰富，功效奇特，神农记载为："味苦，微寒。主心腹邪气，小便不利，淋闭，风湿，鬼疰恶毒。久服补虚羸，轻身，耳目聪明，延年。"后世则演变为资源量少的加工要取其茎髓的同科植物灯心草。灯心草只有"利尿通淋，清心降火"之功，哪有神农选的"石龙刍"好呢！

蛇鱼甲：是扬子鳄的甲片，在我国宋、明时期及之前，资源量都很丰富，近年因生态环境破坏而减少，但安徽宣城进行了人工养殖，繁殖速度很快。神农选此本草，资源量大，功效也强，但后世却演变成了"穿山甲"，近年捕捉几乎绝迹，并对热带地区的邻国也产生影响，2020 年版《中华人民共和国药典》，穿山甲已被取缔！不考虑资源，人类终究是自毁前途。

其他还有陆英、豚卵、黄环、王孙均是《神农本草经》时代人们熟悉的本草，但后来均发生了变化。

四、本草之名能破迷

《神农本草经》的命名中留下了很多珍贵的信息，从神农命名的特色可发现，其中有基原的形态、生态、习性，甚至还有针对人体疾病的治疗功效。另外，每味本草一开始就是"味"的记载，这是千年万年不变的特征！有的还有"一名"，这是神农在正名中意犹未尽的表白，或者为防止后代误认误用而再选一个或几个名称以便帮助准确识别。

我们对 90 味名实不清或不符，药用部位不明，传承过程字迹不清发生的误写，还有少数混入的文字进行了订正。神农命名中的信息起了非常大的作用，少数辅以功效等，就可以比较有把握地解决千年未解的谜团了。

（一）名称有助判来源

1. 茛草 神农命名的"茛草"，历史上一直是个谜。很长的时间，有人把"茛草"之冠戴在禾本科的一种常见杂草身上，这种植物生于林下，植物体松泡状，作为炊草燃烧会产生噼噼啪啪的爆鸣声，民间称"泡泡炸"，不耐燃。这种被戴上"茛草"之名的"泡泡炸"一直没有人采用作为治病之药，或许有人试用无功就不再提了。神农言茛草之功："味苦，平。主久欬上气喘逆，久寒惊悸，痂疥白秃，疡气。杀皮肤小虫。"我们通过仔细阅读这段叙述可知，茛草之功有四，一平咳喘，还是久咳；二安惊悸，还是久寒所致；三治痂疥白秃等皮肤病，均是难愈之疾；四杀皮肤小虫，人身最多乃虱子。能有如此之奇功，还不是"茛草"是什么！草字头，是本草的草也，能如此杀灭人体皮肤小虫，疗皮肤疾患，还能治咳喘、惊悸，功效如此奇特，若失传太可惜了！实然转而一想，有此功的现代本草一定会被发现，核对之后与现代一种常用中药的功效相似，"味甘、苦，微温。润肺下气止咳，杀虫灭虱。"这是《名医别录》所录之"百部根"。原来，《神农本草经》已发现了茛草（彩图57），并列入365岗位之中，味、气、功效也描述得相当完整。由于传承的间断，《神农本草经》与后世本草被割裂，后来竟然不知"茛草"为何物，直至东汉期间才有名医们收集"百部根"，再到后来不断补充才使功效完整。

2. 石长生（彩图58） 这也是《神农本草经》记载的一味本草，但历史上一直不知道是什么。神农描述得较简单："石长生，味咸，微寒。主寒热恶疮，大热。辟鬼气不祥。一名丹草。生山谷。"共26字，它究竟是何物？

从生态看,生山谷,在石头上生长;一名丹草,也提示生长在荫蔽环境之中。这样看来,是一种生长在山谷、溪沟边或岩石上的草本植物。味咸,微寒,这种味气产生与石生阴暗的环境也有关系。从习性上看,长生,即一年四季常绿,岁岁生长,日日可见。在以上环境中,常绿的草本是考虑的对象。

再回到神农命名原则:所选本草多数是人们常见、资源丰富的植物。

在居住环境周围的石墙上、溪边石缝中、井口下是否长有一种四季常绿的草本植物?它有没有主寒热恶疮、大热和辟鬼气不祥之功?

还真的有!蕨类植物凤尾草四季常绿,生于阴湿石壁或石缝之中,清代吴其濬的《植物名实图考》已认识到凤尾草"或谓之石长生"。它分布于华东、中南、西南及山西、陕西等地,分布十分广泛,资源也相当丰富。

再回观一下"凤尾草"的功效:"味淡,微苦,性寒",性寒与微寒较一致,古人往往把味与生态相联系,所以神农称之为"咸"。

凤尾草清热消肿解毒,治疗疮肿毒、喉痹乳蛾、乳腺炎、高热抽搐。这与神农描述的石长生"主寒热恶疮大热"十分一致。另外一些原因不明的疾病,古人称为"鬼气不祥"。凤尾草可治五淋白浊、乳糜尿、黄疸性肝炎等,与古人认识也有相似之处。通过这种综合考证,把已失传的神农"石长生"与凤尾草对应起来,相应的凤尾草应该由民间药提升到常用中药,历史久,作用强,资源足,安全性好。这是《神农本草经》留下的珍贵信息,使几千年后还能被准确地考证出来。

3. 药实根（彩图59） 神农的"药实根"确为一味良药！神农描述为："药实根，味辛，温。主邪气诸痹疼酸。续绝伤，补骨髓。一名连木。生山谷。"字虽不多，但功效卓著。诸痹，绝伤，这非一般本草可治，补骨髓的本草更难找，而"药实根"全具备了，真乃一味好本草！但在哪儿呢？《神农本草经》虽有著录，但后人一直没有用过！有一天，我的学生付利方从"一名"与功效相连，悟出与现代本草"骨碎补"的一致性。药实根"一名连木"，由此可知，它的生态可以附生在树木之上，这是一个非常重要的信息！现代何种本草可附生于树木？蕨类植物的"骨碎补"可以！再比较功效，竟然完全吻合现代描述的骨碎补："味苦，性温。补肾强骨，活血止痛。主治肾虚腰痛，足膝痿弱，耳鸣耳聋，牙痛，久泄，遗尿，跌打骨折及斑秃。"多好的一味本草！把它的历史推进 2 000 年，对这味本草是一件有意义的大事！

别慌下定论，还有两个问题未解决，为什么神农将它的正名定为"药实根"呢？这是因为骨碎补的基原为槲蕨的根状茎，它肉质肥厚，所以神农命名为"药实根"。另外，"一名连木"，是介绍它可附生树木之干上，但槲蕨在岩壁上更多，往往成片生长，为何不叫"连石"呢？这是因为在石上生长的本草非常多，神农若用"连石"作为一名，就没有特指性了。说到这里，疑虑消失，我们可以大胆承认"骨碎补"就是神农的"药实根"了。

（二）名称器官相联系

我们对神农命名的名称稍微留心一下，就不会出现数千年《神农本草经》两味矿物本草的药用部位错误。

1. 玉泉（彩图 60） 《神农本草经》记载为："味甘，平。主五藏百病。柔筋强骨，安魂魄，长肌肉，益气。久服耐寒暑，不饥渴，不老。"对"玉泉"两字直接理解，"泉"是名词，"玉"乃定语以形容"泉"，此泉是产玉的泉，而不是其他的温泉、矿泉等。对于泉中可利用之物作为本草，乃知泉水，而不会是石头或玉。后人一直胶着于固态的矿物本草，因此忽略"泉"字，只见"玉"字，最后弄成了"玉"，但"玉"如何服呢？没办法，只有砸碎成细屑煎水服之，因此后来有不少本草文献就将神农的"玉泉"改为"玉屑"。黄山产玉，我们在黄山考察时见到藏玉之处有涓涓泉水渗出，饮之清醇可口，神农之"主五藏百病"还真可能体现出来。改成了玉屑，就无法体现出"玉泉"本来的功效。

2. 石钟乳（彩图 48） 是神农命名的一味本草，神农记载为："石钟乳，味甘，温。主欬逆上气。明目，益精，安五藏，通百节，利九窍，下乳汁。一名留公乳。出山谷。"从字面上看，仍然最后一字是名词——"乳"，而前面"石钟"乃"乳"的形容词，此"乳"从何而来？石钟上滴下来。这就是人们都知道的石灰岩溶洞中倒挂的钟乳石往下滴之水滴，神农巧妙命名为"石钟乳"，但仍不放心后人能准确领会，又用"留公乳"作为"一名"，意即一定要重视这个"乳"字，不是"石钟"，也不是"留公"。但后人仍胶着在矿物类必然是固态，甚至也可能有人认为神农粗心，把名称之字放置错了，就把"石"字移至名称之后成为"钟乳石"，岂不方便？由液态改为固态，由补益而改为破结通利，药性也完全变了！所以，我们在阅读经典时，头脑不要执着于一点，要运用自己的智慧和敏锐的思维去洞察一切。

（三）字迹不清名称错

在《神农本草经》中也发现了几个传承中由于字迹模糊而导致误读、误写的名称。前人误了，后人也照葫芦画瓢留了下来，传了很多代，以讹传讹地去理解，也没想到从源头上理一理，去做一点儿正本清源的事。

1. 白棘 从字面上看，就是白色的刺。植物的"刺"以褐色居多，或带一点红色，白色的刺真的很难见到。作为本草，不是摘取一根两根就完事，还要有足够的量满足病人服用的需求，有效才能流传开。而神农命名的白棘，始终无法传开，因为名实未明白。神农曰："白棘，味辛，寒。主心腹痛，痈肿。溃脓，止痛。一名棘针。生川谷。"后人仅在"棘"字上下功夫。酸枣树，灌木状，刺细长而尖锐；而枣树成乔木，刺也尖少而弯短。酸枣刺多，植株矮小，两个"朿"字并排而成"棘"，枣树高大，两"朿"竖排而成"棗"，简写则成"枣"。神农还有"一名棘针"，注意力引至酸枣上，莫不就是酸枣之刺了？但人们这样思考，怪在后来近千年也无人用酸枣的刺治病，原因在哪呢？其一，酸枣之刺尖锐细长，特别难采，很难形成药材，这是一个很重要的原因；其二，即使少数病人能有机会用上它，效果如何也很难说清，最主要的原因还是酸枣之刺是红褐色，而不是白色的，这与神农命名不符！几千年的谜团使得神农名药久久不能发挥作用，真是很遗憾！

一天，我对着白棘之功效发愣，它之功与现在的皂荚刺之功不是相同吗？皂荚刺名为"天丁"，是植物当中刺又大又粗，分支又多的枝状体，莫不就是皂荚刺？名称为何称作"白棘"呢？换一思维想一想，豁然开朗！"百"字上面一横丢了，不就成了白棘了吗？"白棘",人们又怎能想到是皂荚刺呢？原来就是《神农本草经》传承过程中发生了小故障导致。明白了其中隐情,改"白棘"为"百棘"(彩图61),使得棘刺之王的枝枝丫丫皂荚刺与神农之名形成一个整体,原来神农这么精心设计、考虑的好名称,后人还会弄错,甚至遗失!

2. 马矢蒿(彩图62) 是一味人们未重视的本草,在牧区高山草甸上,有很多马矢蒿,很简单,它就长在牧场上,路边草地有马粪之处,土壤肥沃,最适于它的生长,它的花很漂亮,功效也明显,神农记录为:"马矢蒿,味苦,平。主寒热鬼疰,中风,湿痹,女子带下病,无子。一名马屎蒿。生川泽。"这么好的本草,后世并未重视,太可惜了!该本草名称的错乱,更是不可原谅!因神农不仅给了正名,还给了一名"马屎蒿",已经告诉后代,"马屎蒿"名称虽然很形象,但不雅,因而正名就变成了"马矢蒿","矢"字比"屎"字更适合书面表达。不想后世竟把"矢"字误认为"先"字,一直称为"马先蒿"。因为《神农本草经》是本草经典,其中的命名对后世本草及生物学的命名也产生着很大影响。由于这个"矢"变成了"先",植物分类学的玄参科马矢蒿属及各种马矢蒿,统统给带上一个错误的名称,如马先蒿属、返顾马先蒿、亨氏马先蒿等。将一个自己不小心弄错的名称传遍全世界,岂不家丑向外传扬了吗?其实不怪谁,怪我们后代在应用本草名称时,连神农"马矢蒿"这味本草的短短三十个字都无耐心看完,就草率地使用了自己认为正确的"马先蒿",乱了整个本草界和植物界!这也告诫我们,做任何事不能不慎!汉语作为联合国六种工作语言之一,如发生失误,将会传播更远、更广,告诫我们要慎之!慎之!

3. 石斛 现在称为"石斛"的本草来自《神农本草经》,是一味非常有价值的治病强身的本草。神农曰:"味甘,平。主伤中。除痹,下气,补五藏虚劳羸瘦,强阴。久服厚肠胃,轻身延年。一名林蘭。生山谷。"味甘,滋补之性强;平,寒热体质均可用;主伤中,即人体五藏六府虚劳羸瘦均可调整;还有除痹,下气,强阴,厚肠胃,轻身延年,多好的本草! "石斛"之名是何义,后代有很多解释,均使人感到比较勉强。在最优石斛产地的大别山霍山县,见到了药农们采到的野生霍山石斛,其肉质茎短而扭曲不直,查了《古代汉语字典》发现离"斛"字不远处有一字很相似,"觓"字,只是右侧一为"斗",一为三笔相连而成"丩",这个后人不留意的笔画差异,正与揭开石斛真名之谜有重要的联系。

"霍山石斛"分布于大别山北坡为主的地区,已属于蘭科石斛属植物分布的北界。这样的地区,冬天气候寒冷,降水量少,林中湿度低,所以它只能艰难地生长在裸露的岩石上,寒冷,时而干燥,营养不足,要活下去只有抱团在一起,每枝肉质茎又细又不直,只有很短的数厘米长。"觓"字指生病的小山羊角的形状,山羊之角是动物中角小的类型,当然小山羊的角更小,生病的小山羊角也呈病态,又小又不直,用此与植物界具肉质茎的石斛相比较,非常贴切。原来,石斛原名"石觓"(彩图63),于石上生长瘦小扭曲之状,在同属植物中形状独特,用"石觓"命之,可见神农用心良苦也。也许在《神农本草经》传承过程中,"丩"字的一短竖出现了断痕,而被误写成了"斗"字,合而成为"石斛"这个怪异的名称。

神农在"石觓"的"一名"中加上"林蘭"二字,以便知其联系。石觓生于石上,味甘,平,它们分布于亚热带北缘的中、低海拔山区,成为最优质的石觓。到了中亚热带和南亚热带,石斛属植物就不在石头上生活,而是爬到林中的树木之上,花色鲜艳,被称为林蘭。由此可知,神农为防后世误写误用,而想得很周到。《神农本草经》还收载了木蘭,以前被误认为是木蘭科植物,但看到它的"一名"也称"林蘭",就知道它与"石斛"同类,因而这一类本草应该是长在树上的斛类,即后世的"木斛",它与"石斛"生态、分布有别,气、味、功效全不一样了,"一名林蘭。生山谷。"由此看来,同属植物生态、分布有别,气味由甘平变成苦寒,功由"主伤中。除痹,下气,补五藏虚劳羸瘦,强阴"而变成"主身大热在皮肤中。去面热赤疱、酒皶、恶风癞疾、阴下痒湿,明耳目。"后来的"石斛夜光丸"原料应该是"木斛"(彩图64)了。

在现代的植物分类学中,"*Dendrobium*"作为"石斛"这一属的属名,原来植物中文名均是石斛,看来要归真,还真不是一件容易的事,因为陋习、错误持续太久了!

(四)六芝到底咋回事

《神农本草经》出现了六芝,但现在常见芝类只有赤芝、紫芝。那六芝是怎么来的,如何去区分? 这一问题曾经迷惑了很多代人。

曾经我们就事论事地花了很多时间思考,又收集了一些照片,把灵芝(赤芝)不同生长阶段集中起来,出现了白色、淡黄色、红、紫,最后变成黑色。《神农本草经》是这么分的吗?

后来我们又仔细对比推敲了六芝的原文,发现了一个规律。

譬如:白芝,白者按五行入肺,其味则辛,所主之病在肺。白芝的叙述确实如此:"白芝,味辛,平。主欬逆上气。益肺气,通利口鼻,强志意勇悍,安魄。久食轻身不老,延年神仙。一名玉芝,生山谷。"

真是好啊！不仅治疗肺部疾病,益肺气,还能安魄,久食轻身不老,延年神仙！多吸引人啊！天下到处去寻此药,若寻到能成仙,岂不是"仙药"了吗？

原来六芝是"五行先生"按白色推理出来与肺相关的系列文字,那么这类本草的功效记忆也变得方便了。再看看其他颜色的"芝",是否这样？

黄芝,从"味甘""益脾气""一名金芝"等信息来看,真的也是五行推衍之文！

赤芝呢？也是属火而味苦,入心,一名丹芝！

青芝呢？属木,入肝,味酸,补肝气,一名龙芝！

黑芝一定属水入肾,果真如此！

秘密原来如此！这样按五行推衍出来的药性,是临床可用的吗？这种编写,稍具一点文化的古代私塾先生,每天可以编出几十、上百也不是难事！这哪里还要神农,人人都可以比神农厉害了！

话虽然这么说,六芝是怎么来的,还是要弄清楚！再看紫芝(彩图65),《神农本草经》描述为:"味甘,温。主耳聋。利关节,保神益精,坚筋骨,好颜色。久服轻身不老延年。一名木芝。生山谷。"仔细对比以上五芝(白芝、黄芝、赤芝、青芝、黑芝)有诸多不同之处。紫芝之文明显不是那位"五行先生"推衍出来的,没有与五藏关联之词,"一名"也不是那么好听的玉、金、丹、龙、玄之类。最大的区别还有两条,紫芝功效临床可验证,而以上五芝之功效纯属人为编造。另外,紫芝是本草,"久服轻身不老延年",而其他五芝,均是"久食轻身不老,延年神仙。"六芝中,只有紫芝是"服",是本草,而其他五芝是"食",这是描述食用的食品。紫芝久服成不了仙,是木上所生,称木芝,而其他五芝:玉芝、金芝、丹芝、龙芝、玄芝,食后均可成仙。

谈到这里,大家也应该对六芝有一个清晰的认识了!神农时代从不谈五行,这种五行推衍的人工文章绝非神农所为,六芝中,只有"紫芝"是神农留给子孙的!因此,我们整理《神农本草经》时,清除了这些被污染的内容,使经典又纯净靓丽而光耀全球!

第三章

字约文简
特色显

神农可能当时已充分考虑到该部经典如何传播才最适合,内容写作上惜字如金,本草选择上精之又精,每味本草正文仅 20~40 字就把很多道理说得非常透彻,365 味,每味均不相同,各具特色,并且重点非常突出。该书的风格后人难以模仿,好事者想玷污经典,明眼人一看便知,很容易剔除污秽,即使几千年了,也泾渭分明。

一、文字简约便流传

(一)一万三千成经典

一部书籍,在现今印刷条件方便的情况下,几十万字、上百万字甚至千万字的巨著也屡见不鲜。字数越多,越显得厚重,但也难免不精炼,不仅浪费资源,更重要的是耗费读者宝贵的时间和精力。

回溯历史,神农的经典,文字也仅一万三千余字!明白其中奥秘,就知如此薄薄的一本书也能成为经典!

《神农本草经》选择了最有价值的本草,并把每味本草的特色展示得一览无遗! 365 味本草犹如 365 位各具特色的人物,每味本草的几十个文字重点突出,把特色显明地表现出来。

在《神农本草经》之前,未见传承下来的医药书籍,这部本草经典,其实也已涵盖了很多医学理论!如果没有医学理论指导,又怎么能出现本草经典呢？总论（序录）中所述，多为医学理论与本草的结合，每味本草气、味、功能描述，均是医药紧密的结合。在医药发展的早期，这本经典不仅可以指导本草人员，同样也能指导临床医生，试想，在没有其他著作参考的时期，《神农本草经》不是医药全书是什么？难怪皇甫谧在《针灸甲乙经》序言中云："伊尹以元圣之才，撰用神农本草，以为汤液；汉·张仲景论广汤液，为十数卷，用之多验；近世太医令王叔和，撰次仲景遗论甚精，皆可施用。是仲景本伊尹之法，伊尹本神农之经，得不谓祖述大圣人之意乎！"

（二）序录总述六百多

《神农本草经》有一总论，称之为"序录"。这一段更是字字如金，一个字也动不了，并且涉及内容十分丰富，大约可分十类。

第一:首列三品，这是《神农本草经》中非常重要的思想。本草首先重德，有德入品，否则不录，上、中、下三品各有重要作用，组成治病处方，救治病人，这部分150字左右，占通篇字数的四分之一。

第二:谈配伍，有阴阳、子母兄弟、根茎花实、草石骨肉，还有单行、相须、相使、相畏、相恶、相反、相杀及如何合和。这么多内容，仅在100字中阐述清楚。

第三:本草最主要三大特征——气、味与毒性，仅用23字。

第四:采集加工，22字。

第五:制剂，50字。

第六:疗病察源候机，即从源头开始，并要抓住机会，50字。

第七：毒药用法,仅20字。

第八：选药,根据不同疾病性质选用不同特长的本草,约40字。

第九：谈到了服药方法,包括病在部位、进食与服药时间的关系,这往往是后世最易忽视的问题,却至关重要,神农用了40字。

第十："大病之主",将人体疾病进行大体分类,既简明扼要,又序度井然。前人多把此段文字混在一起,未能理解神农序度之内涵。此段136字。

十项内容共有多少字? 合计只有638字,若加题目"序录"共640字。多么简洁而重要的序录! 包涵如此丰富的内容,指导几千年中医药发展的提纲,太不可思议了!

以上十类,神农第一类"三品"和第十类"大病之主"着笔最多,各150字和136字,可见这两部分是重点的重点,前者作为开创之语,后者作为画龙点睛之笔。未想到后世竟认为三品不再重要,医祸不断发生,悲哉。大病之主是认识疾病类别和病情发展的规律,人们也没有着眼其中看出奥秘,使之埋没了几千年,太可惜了!

(三) 惜字如金诵读便

《神农本草经》中文字虽少,但重要的内容均说清了! 只是神农不浪费口舌笔墨,口舌有,笔墨当时可能还没有,只能凭口传心授! 神农当时发现了自然界中有如此好的本草,可以救苦救难,怎么办? 必须传给子民后世! 怎么传? 首先内容精当、简洁。当时不管有没有文字,有没有笔墨纸砚,只要用口授、心记,这也是最早的方式!古之儒生能背四书五经,神农的后人,能知道这是救人性命之经典,背诵下来又有何难!近代,在云南少数民族当中还存在着不少这样通过背诵代代相传的技艺,如《黄氏圈论》就是这样传承的。

神农为了方便后人诵读,尽量精炼,这样减少了学习者的困难!惜字如金,不仅是神农对自己提高要求,更是为后人考虑。

(四)应用方便流传广

《神农本草经》早期流传是隐性的,直至陶弘景将其与《名医别录》合集成为《本草经集注》才使后世的《神农本草经》成为显性传播。在隐性流传期间,神农医学得到普及,炎帝的子民知道了用大自然馈赠的植物、动物、矿物来调理自己的身体,减轻或避免疾病造成的痛苦。他们口耳相传,代代延续,有书无书都能治病救人。并且由此发展成了《伊尹汤液经》,再成《伤寒杂病论》,成为显医学!不管后来中华大地出现多少医学分支,也不管世界医学如何发达,神农传承的医学在治病用药方面的特色一直是医药的瑰宝。现在不仅在中国传播,也已传播到世界各地,尤其是《神农本草经》指导创作的《伤寒杂病论》成为培养大医的医学系统,神农医学在中医学四大经典中占了两本,即《神农本草经》《伤寒杂病论》。

正因为《神农本草经》是中医药的源头、根基,使用起来也简明、直白,所以一直应用方便而流传广泛,不管隐性流传或是显性流传。

(五)传承久远济人类

《神农本草经》正因为从远古走来,从自然走来,在人类被喧哗围绕而困惑之时,神农医学带来了一股清新自然之风,加之几千年的实践,丰富优越的本草资源,立足本国,救济人类,越传越广,她将会很好地融入世界大家庭,起着越来越重要的作用,被世界人民接受,成为新的自然的医学。

二、层次分明主辅久

(一) 本草层次主辅久

《神农本草经》的正篇分为三卷,分载上经、中经和下经 365 味本草。每味本草神农在叙述功效方面层次井然,使后人使用时能把握重点,便于临床,同时语言精练,描述各有特色,记忆方便。

1. 杜仲(《神农本草经》)

味辛,平。

主腰脊痛。

补中,益精气,坚筋骨,强志,除阴下痒湿、小便余沥。

久服轻身耐老。

按:共四层次。

第一层次,叙述味、气,味在前,只言主味,不涉及兼味。在全书中,只有极少有双味者。而现代中药学类著作中多为多味并列。气在后,全书中"平"者约占 40%。因自然界中的生物为适应环境获取特别强的气并不多见,只有部分偏寒或偏温。而气平、寒、热均可用之,适用范围广,使用方便。

第二层次,最关键的是有"主"字! 主乃该本草最重要的药性,掌握主,该本草之功效就掌握大半了! 杜仲,主腰脊痛,只有四个字,多么精练。通览《神农本草经》全书,未见第二味本草是这样叙述!这就是特色,提到杜仲,记住"主腰脊痛"就大致掌握了!看到"主腰脊痛"就知道是杜仲,因为仅此一味是神农如此描述的。

第三层次,"补中,益精气,坚筋骨,强志,除阴下痒湿、小便余沥。"这一层次是该本草兼有功效,每项之前均有动词相连,如补、益、坚、强、除等。这些功效不一定需要熟记在心,用时查阅一下即可。

第四层次,"久服轻身耐老。"这是上经部分本草的描述方式,它们不仅无毒,还可以久服,对人体之利,符合"序录"之言"上药一百二十种为君,主养命以应天。无毒,多服久服不伤人。欲轻身益气,不老延年者,本上经。"

杜仲乃上经之本草,具有典型四个层次的描述。

2. 麻黄(《神农本草经》)(彩图66)

味苦,温。
主中风伤寒头痛,温疟。
发表出汗,去邪热气,止欬逆上气,除寒热,破癥坚积聚。

按:《神农本草经》的中经之本草,只有三个层次了,因为它没有轻身益气、不老延年之功,不适于久服。

第一层次,味苦,温。

第二层次,"主中风伤寒头痛,温疟。"中风、伤寒是外感太阳病的两种类型,《伤寒论》中有大量的叙述。

"太阳病,或已发热,或未发热,必恶寒,体痛,呕逆,脉阴阳俱紧者,名为伤寒。"

第三层次,兼有之功,分别用动词"发、出、去、止、除、破"叙述。

因为是中品,没有第四层次的久服。

学习本草麻黄,最简单记忆是"味苦,温。主中风伤寒头痛,温疟"即可,后面内容可以在实践中帮助记忆,从《神农本草经》掌握本草简明扼要,特色显明。

3. 乌头(《神农本草经》)(彩图 67)

味辛,温。
主中风,恶风洗洗出汗。
除寒湿痹、欬逆上气,破积聚寒热。

按:此乃《神农本草经》下经之本草,缺少第四层次久服,前面三层次与"麻黄"相似。

4. 白鲜(《神农本草经》)

味苦,寒。
主头风,黄疸,欬逆,淋沥,女子阴中肿痛,湿痹死肌不可屈伸起止行步。

按:白鲜之层次,缺少三、四两层,"味苦,寒"为第一层,其下全为主。该本草有多种功能,并且各有特点,就不再区别"主"与"兼"了。

神农根据每味本草的特征采取不同的描述方法,多则四个层次,少则两个层次,365 味,犹如一尊尊本草神灵,特色鲜明,活灵活现,各不相同。这样的本草,方便学习、记忆和运用。

(二)神农"主"字有深意

我们综观《神农本草经》全书就会发现,神农重视用"主"字表达关键、重点的内容,如《神农本草经》开篇的"序录",一开始就有:"上药一百二十种为君,主养命以应天。""中药一百二十种为臣,主养性以应人。""下药一百二十五种为佐使,主治病以应地。"

在"序录"中最后一段,还突出"主"字! 人类疾病,五花八门,命名也无法清楚和完全。但神农抓住了"主要""重点""关键",有一段精湛的叙述。

夫大病之主有:

中风伤寒寒热;温疟,中恶,霍乱;大腹水肿,肠澼下利,大小便不通;贲独上气,欬逆呕吐;黄疸,消渴;留饮癖食,坚积癥瘕。

惊邪,癫痫,鬼疰;喉痹齿痛,耳聋目盲;金疮踒折;痈肿恶疮,痔瘘瘿瘤;男子五劳七伤,虚乏羸瘦,女子带下崩中,血闭阴蚀;虫蛇蛊毒所伤。

此大略宗兆,其间变动枝叶,各宜依端绪以取之。

神农竟然在"序录"中用"主"开头,又用"主"结尾,之后 365 味本草又有很大一部分重要本草用到了"主",可见"主"字在神农心目中的地位!

《神农本草经》往下直传,张仲景的《伤寒杂病论》是古今认可的。《伤寒论》也继承了神农的衣钵,张仲景对"主"字也深有体悟。

太阳中风,阳浮而阴弱。阳浮者,热自发;阴弱者,汗自出。啬啬恶寒,淅淅恶风,翕翕发热,鼻鸣干呕者,桂枝汤**主**之。

太阳病,项背强几几,反汗出恶风者,桂枝加葛根汤**主**之。

太阳病,下之后,其气上冲者,**可与**桂枝汤。

太阳病,发热恶寒,热多寒少,脉微弱者,此无阳也,不可发汗,**宜**桂枝二越婢一汤。

张仲景对神农的主次分明心领神会,在临床中方与证之间也用了"主""宜""可与"三个等级以区分方证对应程度,与《神农本草经》的思维一脉相承。

(三)后世无主失序度

神农精心安排的主、兼功效,在传承过程中却被本草学者忽视了,无论是《神农本草经》的校注辑复,还是后代本草著作,以至现代的中药著作,均没有注意到神农对本草功效层次的设计,以致后来学习者分不清楚重点与层次,失去序度,抓不住重点和关键,增加了学习的难度,记忆就更加困难了。我们就以一味杜仲看看后世本草的演变。

1.《经史证类备急本草》 是宋代综合性本草,距今900年。关于杜仲的描述如下。

杜仲,味辛,甘、平、温,无毒。主腰脊痛,补中益精气,坚筋骨,强志,除阴下痒湿,小便余沥,脚中酸疼不欲践地。久服轻身耐老。

这段文字,划线是《神农本草经》文字,未划线为《名医别录》的文字。实际上《经史证类备急本草》将之前本草内容堆积在一起,一开始还能见到《神农本草经》的内容。但到后世内容糅合,改正,就再也分不清了。

2.《本草纲目》 是明代李时珍所著,距今400多年。关于杜仲的描述如下。

杜仲

【气味】辛,平,无毒。

【主治】腰脊痛,补中益精气,坚筋骨,强志,除阴下痒湿,小便余沥。久服轻身耐老。(《神农本草经》)

脚中酸疼,不欲践地。(《名医别录》)

治肾劳,腰脊挛。(《大明本草》)

肾冷,臀腰痛。人虚而身强直,风也。腰不利,加而用之。(《甄权》)

能使筋骨相着。(《李杲》)

润肝燥,补肝经风虚。(《王好古》)

从李时珍的杜仲看出,《本草纲目》还是在《神农本草经》基础上选择后世内容而累加,比宋代已增加近倍的内容。但李时珍选择的内容已经过自己化裁变化,多已不是原文了。在书中,已引入金元时期的药性归经学说,如此段增添了王好古的"补肝经风虚"。从李时珍《本草纲目》中逐渐累加的本草药性内容来看,他并不知道重点在哪里,临床如何选用。

3.《中华本草》 其中杜仲药性见下。

杜仲　味甘、微辛,性温。归肝、肾经。

补肝肾,强筋骨,安胎。

主治腰膝酸痛,阳痿,尿频,小便余沥,风湿痹痛,胎动不安,习惯性流产。

《中华本草》基本上代表了现代对本草药性的认识模式。在描述中,甘、微辛双重味出现了;归经学说也作为常识了;功能三条,平均对待:补肝肾,强筋骨,安胎;主治则有七方面,没有体现重点(神农之主)。

三、重点突出特色显

《神农本草经》并不是洋洋洒洒长篇医论,只是短短一万三千字,但却包容了最常用的 365 味本草,更为显明的是重点突出,特色鲜明。

(一)重点存于三六五

《神农本草经》中共选本草 365 种,虽然每种均是重点突出,特色显明,但不同本草也仍有重点和非重点之分。在上经中,重点本草药性叙述可达 40 多字,如茯苓、大枣等,次重点本草 30 多字,如细辛,再剩下的就是 20 多字,甚至 10 多个字,如麻子。

在中经中,大黄、石膏等多达 30 多字,是重点本草;丹参、黄耆有 20 多字,属于次重点;剩下的就是 20 多字及以下,如石硫黄、酸酱、戎盐、葱实等。

在下经中,重点本草有巴豆、附子等,30 多字,甚至达到 50 多字;次重点本草多为 20 多字,如乌头、芫荽、泽漆等;而其他本草字数仅十几个到几个字,如白垩、羊蹄、锡镜鼻、柳华、鼠李、文蛤等。

(二) 三类本草植为先

《神农本草经》中 365 味本草均来源于自然界。自然界中最基础的物质是岩石、矿物;岩石可以分化为土壤,在岩石和土壤上生长着各式各样的植物。植物能吸收太阳的光能,将大自然中的物质转变为化学能,这样就可供给生活在地球上的各种动物和微生物,甚至同类的需求。而动物与人的行为、结构都比较接近,它们作为本草,作用应该更直接、更方便。

神农对这三类本草的选择,从统计的数据中可以看出它们在本草中的位置。上经有矿物本草 13 味,植物本草 97 味,动物本草 10 味,合计 120 味;中经有矿物本草 18 味,植物本草 79 味,动物本草 23 味,合计 120 味;下经有矿物本草 13 味,植物本草 81 味,动物本草 31 味,合计 125 味。

三类本草,以植物最多,共 257 味,占总数 70.41%;动物次之,64 味,占总数 17.53%;矿物本草 44 味,占总数 12.05%。由此可见,植物是神农选择的重点,动物次之,矿物本草较少。

植物类本草为什么是神农选择的重点呢? 可能有以下几个主要原因。

1. 直接扎根在土壤中或岩石上,把大地的精华和宇宙中的光能结合起来,制造出自身需要以及地球上所有的生物都需要的物质。

2. 地球表面有高低起伏,有温度变化(气候带),有降水量的巨大差异,有海拔不同。植物必须适应这些环境而产生变化,如形态、物候、分布选择以及其他的一些习性。这些都可能帮助人类去适应生活的环境,调整身体的疾病变化状态而使其恢复正常,再度健康。

3. 植物本草生活的环境相对固定,不像动物运动自如。被神农选择的植物本草,它们往往生长在一些较特殊的环境中,适应特定的四季变化,风霜雨雪,严寒酷暑,旱涝气候。它们的适应能力强于动物和人类,这样就可能产生一些特殊的物质来调节人体。

4. 植物本草在自然界中还要面对不同动物和微生物的侵扰和伤害。它们会产生各种防御措施,甚至制造出一些化学物质来进行对抗,而这些措施和产生的对抗物质,同样对人体会产生治疗效果。

5. 植物是植物体,尤其高等植物与人体结构不完全一致,但它们的身体也分成营养器官和生殖器官,营养器官有根、茎、叶,生殖器官有花、果实和种子。这些器官的生长发育在小环境和物候上均有区别。这些分化的多样性增加了植物本草作用于人的功能多样性,是自然界馈赠人类健康最宝贵的礼物!神农郑重接过它们,并智慧地运用它们的特色保障人类健康,传给华夏后代子孙,同时又逐渐传遍世界,成为人类共同的保障健康的宝贵财富!

(三)君臣佐使功特色

神农非常重视君、臣、佐、使的本草功能特色和方剂的组成原则!所以,在开篇的序录一开始就用了近150字来阐述"君臣佐使"之功及方剂组成原则。

1. 上药 "上药一百二十种为君,主养命以应天。无毒,多服久服不伤人。欲轻身益气,不老延年者,本上经。"

神农将"君药"置于上经中介绍,选择了120种,它有特殊的功能"主养命以应天","命"是什么?生机也。君药帮助人体获取"生机",使人生机勃勃!生命获得生机,是"应天"的,应天是与自然为一体,而不是解除被疾病折磨的痛苦。君药"无毒,多服久服不伤人。欲轻身益气,不老延年者,本上经。"君药是一类特殊的本草,好在帮助人提高生机,但也无毒,可以多服久服(注意,这里用的是"服",不是"食",虽云多服,但却不能当成粮食去食)。"轻身益气",那是人体最理想状态,上经的君药对人的生命、身体可达到最佳调理的效果,又轻身,又理气,服用后看起来延缓了衰老!

2. 中药 "中药一百二十种为臣,主养性以应人。无毒有毒,斟酌其宜。欲遏病,补虚赢者,本中经。"

神农此段告诉后人,臣药主要集中在中品之中,从自然界中优选了120种。臣药的主要作用是养性以应人,人的身体不健康,出现了疾病,依赖臣药纠正,这是"养性",使人恢复健康。在中经里的臣药,它们或者无毒或者有毒,使用时要谨慎处理,斟酌其宜。臣药在临床中起到遏制疾病的作用,遏制住不发展,那也是一种有临床价值的状态!其实很多疾病与人类已构成了共生关系,他们对人体不产生太大的影响,需要做的不是斩草除根去病,而是带病生活,互相适应,"和谐相处",这也是对"遏病"的一种理解。补虚赢的本草就是后人所说的补药!后人有一种普遍的认识,"补药"在上经之中,即神农的君药之中,其实理解错了! "补虚赢"本草居于中品本草之中,它们只是补充那些由于生病之后身体从食品环境之中很方便获取却不能摄取之物,而不是上经君药益气轻身所需的新物质!

3. 下药 "下药一百二十五种为佐使,主治病以应地。多毒,不可久服。欲除寒热邪气,破积聚,愈疾者,本下经。"

神农还从自然界中优选了 125 种佐使药,这批本草非常有特色,专门对应疾病或症状下手,主治病,属于天、人、地三个层次的最低一个层次,但是这一层次非常重要! 因为人类就是生活在地球表面,离开"地",人类在哪里? 在将佐使本草应于临床时,必须牢记它们多数是有毒的! 有毒本草不可久服。佐使之本草有毒,临床使用会不会出现医疗事故呢? 这是一个很现实的问题,一位医生若出现一例医疗事故,那可能一生就完了! 使用神农优选的本草,请放下这个心! 为什么? 因为神农所选择的本草首先是有品的! 有了"品",就有了"保险"! 在神农的 125 味佐使本草中,它们有治病的特长,又不害人。神农及后代在使用中已有很多方法避免了这些本草的毒性,如加工、炮制、特殊的煎煮、服用方法、严格控制药量等,经过这些安排,这些本草使用起来就可以放心了! 药有品就像人有德一样,可放心地使用,若无品,就不能随便去使用。如近年出现的一些医疗事故,完全未按祖先告诫的去做,关木通、黄独均是民间无品之物……临床工作者,千万注意,无品之物,不要随便去试,若真有那种牺牲精神就用自身去试,但这也是绝对不值得的,因为培养一位临床医生多不容易,可以救无数患者。神农那么多的好药,足够去解决人类的疾病了,加之后代还有很多经过临床验证、无副作用的有品之本草被利用。在使用神农的佐使本草时,仍要时刻记住"多毒,不可久服"。

人类的疾病有共性,产生的原因多是寒热邪气导致,疾病出现的状态多有积聚。这就是佐使类本草之贡献,它们可以除寒热邪气,破积聚,最终治愈疾病。

（四）君臣佐使与配伍

《神农本草经》"序录"的三品之后，就是方剂组成原则："药有君臣佐使，以相宣摄合和。宜一君二臣三佐五使，又可一君三臣九佐使也。"

这段文字应用三品的叙述合而观之，"君臣佐使"四个字并不拐弯抹角，《神农本草经》中表述直白，君就是君主，臣就是臣子，佐使则是其他可供使用的人们，就这么简单。不知后代为什么非得将神农安排的配伍原则均降一级来理解。

《神农本草经》乃本草之经典，她的方剂组成原则应该是后世遵从的原则，但后来并没有这样，出现了"主病之谓君，佐君之谓臣，应臣之为使，非上、中、下三品之谓也"。北宋沈括曰："所谓君药，主此一方，固无定物也。《药性论》乃以众药之和厚者定为君，其次为臣、为佐，有毒者多为使，此谬论也。设欲攻坚积，则巴豆辈岂得不为君也。"

如何组成方剂，神农定的原则是否可行？

一位临床医生治疗疾病，应该把握以下几点。

第一，医生面对的是一个生病的人，患病有外因，也有内因。

第二，疾病随着人体内、外环境在不断变化。

第三，每次拟定处方，均是一场战役，不是简单地打胜一次战役就万事大吉，而是要祛除疾病因素，补充人体需求，尤其是生机之上品本草的应用是非常重要的。战场上的拼杀只是治病过程中的几个片段。

明白了以上道理，我们就能理解神农拟定的方剂原则。

1. 君药 不等于在战场上拼杀的主药，部队作战，胜负乃兵家常事，常胜将军历史上并不多。如果误认为拼杀的主药就是君药，那么治病胜算的比例就大打折扣了。君药相当于一国之君，他有很多臣民，若是贤君，手下就会有很多忠臣勇士，君只需坐稳江山，综观大局，自然会有臣民去拼杀沙场，为国建功立业。若临床医生不明白君药有这份重大责任，误认为能拼杀一次赢了就是君，那就彻底错了。

若能联系《伤寒杂病论》，就能明白君药。该书中有方 252 首，合计运用本草 166 味。其中甘草使用频率最高，达 124 次，桂枝低于甘草，使用 76 次，大枣则使用 60 多次。这类药应该就是君药！没有这类药的掌舵，可能整个方的疗效就不理想！在另外一些方中，如人参、茯苓、白术、蜜、阿胶等也可能是君药。

君药在一个方剂中只有一味，因为一山不存二虎，在处方中不致互相干扰。

2. 臣药 在治疗疾病过程中，乃是按照君的指令去办事者，有指挥打仗的，有管理部队的，或负责敌我双方关系的。因而臣有二或三也，二臣则一文一武，三臣则为复杂的局面，再增加一臣使局面安排得更好。

3. 佐使药 佐与使并没有太大的差异，那些有良效、有特殊功能的本草往往被挑选出来，去完成各种特殊的工作，或直接作战，或使敌人改邪归正,以便疾病尽快康复。

君药也好,臣药、佐药、使药也好,均没有剂量上的多寡,而是根据临床需要而定,有毒者用药宜少,无毒者需要时适当加大,那是见机行事。

另外,关于君、臣、佐、使的数目,神农只是用"宜一君二臣三佐五使,又可一君三臣九佐使也"来示范,告诉后人不必拘谨,生命与疾病是个动态关系,我们临床面对的是一个动态系统,哪能像做数学题那样,答案那么精确!其实,神农在介绍时用了"宜"与"又可",本身就是可以酌情变化的,这哪是如后世所说的《神农本草经》君、臣、佐、使配伍的固定论!

《神农本草经》虽然从远古走来,但她的光辉照耀全球。在漫长的历史中,曾有少数污秽玷污了她,但明眼人一看,这些污秽与神农真经相差层次太多,对比之下,无处可遁!如"五芝"之衍文。古之炼丹士成为一些朝代统治者的座上客,他们又在《神农本草经》上做了些手脚,以致近代的一些人看不惯,认为这些东西是迷信,从神农年代看,那时根本没有炼丹术,剔除这些灰尘,《神农本草经》的真身成为纯正赤金体,光耀千秋!

四、重效质优资源丰

本草用来治病,救病人于苦厄必须有菩萨心肠,若在本草来源上出了问题,那不仅良心上受到谴责,并且还要承担法律责任。本草首先重效果,无效或效果不理想,那是耽误病情、坑害病人。本草的品质必须有保证,品质首先是"品",神农本草首倡三品,药无德害人!质量贯穿在药材生产、加工、贮藏等全过程中,保证质量是最起码的要求,药商经营赚的是良心钱,千万不能昧着良心,只图表面好看,不顾质量的优劣,那就不配干这一行,因这一行业的商人比其他行业商人要求要高,必须有德,还要懂得本草,否则那是草菅人命!

(一) 优选重效皆精品

1. 并非遍地皆是宝　有句俗话,说的是植物类本草"认识遍地是宝,不认识则遍地是草",这句话夸张了! 我们选择本草非常重视疗效,每味本草均有特色,用它来治病则一定效果非常理想。若没有疗效或疗效不显者,神农从不选用。因为人生病后都十分痛苦,使用的本草疗效不可靠,那是非常可恶的!

2. 优选必须疗效高　神农优选了 365 味本草,每味都是精品,优选的条件首先是疗效高,这样使用起来才放心,优选还包括质量,质量涉及本草本身的品德和药材的质量,三者结合,才能使得用药可靠,使用放心。

3. 疗效可靠传承长　在本草传承过程中,历史上发掘出一些帛书、医简,但里面有很多的药物已失传了,那只是地方小范围的本草,广泛使用疗效并不可靠,时间久了也就被淘汰了。几千年的本草历史,被淘汰的药物太多了,但《神农本草经》经优选的精品传承了这么久,生命力还是那么强,并且逐渐传向全世界,为全人类的健康做出了贡献。

(二) 综合优选有方法

在优选本草过程中,我们总结了三层次探索思路,寻找有特殊能力本草的方法。

1. 类 神农优选本草分为三类,即矿物、植物、动物,全面考虑对人类疾病调整的自然之物。

2. 态 神农的本草可以从生态、形态、状态三者或综合考虑。

(1)生态:大的生态环境包括气候、温度、大气、土壤等;中等生态系统可考虑本草周围的生物影响;小生态环境则有光照、水分的影响。

(2)形态:生物本草为了适应环境而有外形、器官的适应变化。外形包括生长型、颜色、质地等;器官有两类,即营养器官和生殖器官。

(3)状态:生物本草对生态适应会产生状态的变化,状态可包括物候、习性、性味与分布。

3. 能 不同生物类别在各种生态下生存,最后形成不同的形态与状态,同时也体现不同的能力。

对自然界的生命与非生命,通过三个层次的探索,有助于对本草进行综合优选,发现有价值的本草。

(三) 普适人类利推广

世界上哪一门科学是从远古走来不仅未消失,反而因被拭去了灰尘后更加靓丽,越来越被现代人青睐,并逐渐普及世界? 这就是中医药! 而中药就是本草,《神农本草经》就是中医药最早的经典,并且是最根本的经典! 若没有本草理论,没有 365 味特效的本草,会有后来蓬勃发展的中医吗? 为什么这样的现象在世界上其他国家和地区均没有出现,却只出现在中国呢?

本草来自生物,生物要有不同的环境去生长、发育和繁衍,华夏地域广,具备了优越的自然条件,才有可能产生世界上最先进、传承历史最久、效果最好的本草。

1. 地广基原多 要优选出有效、安全、质优、普适、源丰,兼顾各类疾病的本草,国土面积小是无法实现的。中国陆地面积960万平方公里,生态地貌多样,气候带完整,这是优越的自然条件。当然这些优势其他大国也具备,甚至更丰富,但他们所缺失的,是古文明的传播和文化的延续等,这些是华夏之地得天独厚的条件。

2. 中华地貌全 不同的生物需要不同的地貌生长,中华大地的地貌十分齐备。东部和南部临海,西南是世界屋脊的青藏高原,北部和西部是沙漠、草原,东部是低山、丘陵,沿青藏高原的东部有黄土高原和横断山脉。靠近大海的地方有东北、华北、长江中下游平原,东南部有台湾和海南两个较大的岛屿。如此丰富多类的地貌满足了不同生物群体生长的需要。

3. 气候分式样 中国大地疆域宽广,纬度跨度大,气候类型多。中国的黑龙江省是寒温带,吉林省、辽宁省、河北省、陕西省、内蒙古自治区等地都是中温带,山东省、安徽省北部、江苏省北部、河南省等地则为暖温带。过了秦岭淮河就进入了亚热带,同样也有北、中、南三个亚热带,直至东南。海南省、台湾省,则为热带(包括云南的西双版纳)。青藏高原是世界最高处,气候也特别寒冷,被称为高原寒带。中国疆域东西两端相距较远,尤其在中国北部温带地区,东西的气候差异使降水量的差异巨大,分为湿润区、半湿润区和干旱区,内蒙古自治区、宁夏回族自治区、甘肃省、新疆维吾尔自治区就有很多干旱的戈壁和沙漠。另外,还有印度洋的风吹进四川盆地,使那里与沿海地区一样成为海洋性气候区。不同纬度的温度带和不同湿度的气候大区,造就了不同生物生存的优越环境。

4. 资源丰富获取易 中国有优势的自然条件,地域广、地貌多、气候全,因此可供选择的动植物类群多,本草资源十分丰富,为神农优选提供充足的生物基原,以致神农选择的本草不仅资源充足,而且疗效有保障,使用长盛不衰。这些资源多在人类生存范围内或邻近区域,与人适应环境一致,因而药效也优良。近人的本草,常见资源丰富,方便认识、采集和应用,乃价廉物美之品,救苦救难之良药!

破除障碍

学经典

《神农本草经》是中医药奠基之作，被人们尊为中医药的四大经典之一！但与其他经典命运不同，《黄帝内经》、《伤寒杂病论》(现分为两部著作，即《伤寒论》和《金匮要略》)、《难经》对于学习中医的人，多是案头常见的经典，经常学习与背诵，但《神农本草经》之名，虽然人们都听说过，但见过这本书的中医学子就不多了。中医药大学从未开过这门课(相关的书本也只有一本研究生教材)，阅读过这本经典的人非常少，而真正读顺句，读懂《神农本草经》的中医人，从历史上看也是凤毛麟角！

究其原因，首先是年代久远，文字古朴，现代人已不习惯；其次是传承过程中，落入了少量灰尘，后人用自己的经验判断，"迷信"两字迷惑了许多人的双目，使他们不愿继续看下去；还有古人写作没有标点，句读对近代人是一大困难；《神农本草经》传承时代久远，有不少本草名称已发生变化，导致有近四分之一的名实难以辨识，这就增加了学习的难度；再加上后人对医学理论的改革和创新，与原始的中医理论已有较大差距，后人看古典就更有难度了。因此，《神农本草经》虽被抬到最高的位置，但只是陪衬其他经典，对近代中医药所起的作用太小。

如何才能让现代人再度燃起《神农本草经》的学习热情，提高现代中医药水平呢？必须破除学习中的障碍，这是本章要来阐述的内容。

一、偏移认识需纠正

寒热两字如何解？"寒热"两字的出现应该是人类对自然界温度的描述，或者是指人对自然温度的感受，当被中医运用时，可以描述药性，可以描述人体感受，可以作为症状，甚至也可作为疾病的名称。在《神农本草经》中多处出现了"寒热"，并且"寒热"两字多是连在一起的，不分开，这是什么道理？其中，不同地方的"寒热"，意思是否相同？这些问题不澄清，经文断句就会出现很大的困难。

我在《神农本草经》句读时，遇到了这样的问题，序录中有两段将"寒热"并列：首先在介绍下药时，"欲除寒热邪气，破积聚，愈疾者，本下经"；在序录最后一段，"夫大病之主有中风伤寒寒热"。

《神农本草经》各论三卷，分别叙述上、中、下三经之本草，尚有"寒热"并列的经文，它们与前后疾病或症状有何关系？如何句读？我们选择了3种《神农本草经》校注版本，比较他们对寒热的认识。

（一）滑石（彩图 68）

荡胃中积聚寒热。（我们的句读）

荡胃中积聚寒热。
荡胃中积聚，寒热。
荡胃中积聚寒热。

《神农本草经》其他校注版本中，有的就将"寒热"单独列出。

（二）茯苓

心下结痛寒热烦满。（我们的句读）

心下结痛，寒热烦满。
心下结痛，寒热，烦满。
心下结痛，寒热，烦满欬逆。

《神农本草经》其他校注版本中，茯苓句读均不相同，有的将"寒热"单列。

（三）白英（彩图 69）

主寒热八疸。（我们的句读）

主寒热；八疸。
主寒热，八疸。
主寒热，八疸。

《神农本草经》不同校注版本中，均把"寒热"当作一病而与"八疸"分开。

（四）酸枣（彩图 70）

主心腹寒热邪结气聚。（我们的句读）

主心腹寒热邪结气聚。
主心腹寒热邪结气聚。
主心腹寒热，邪结气聚。

《神农本草经》其他校注版本中,有的将"寒热"与"邪结气聚"分开。

(五) 山茱萸(彩图71)

主心下邪气寒热。(我们的句读)

主心下邪气,寒热。
主心下邪气,寒热。
主心下邪气,寒热。

《神农本草经》不同校注版本中,均把"邪气"与"寒热"断开,作为独立疾病看待。

(六) 熊脂

主五藏腹中积聚寒热赢瘦。(我们的句读)

主五藏、腹中积聚寒热,赢瘦。
主五藏腹中积聚,寒热,赢瘦。
主五藏腹中积聚,寒热赢瘦。

《神农本草经》不同校注版本中,均把"寒热"断开,甚至还将"积聚"也断开了。

我在句读过程中反复推敲,尤其"寒热"两字,从神农的"序录"中悟到"寒热"相连多是描述疾病或症状的一种状态或者感觉,不是疾病,不能断开。对照研究《神农本草经》的不同版本,在很多经文句读中均把"寒热"当作一种疾病。仅"寒热"两字,在《神农本草经》

经文中就出现了几十处,而这几十处句读若发生错误,将会给阅读带来很多麻烦。

《神农本草经》中,若将"寒热"两字分开,或与其他字结合,多数成为疾病的描述,如:滑石的"身热";龙骨的"小儿热气惊痫";白石英的"胸膈间久寒";紫石英的"女子风寒在子宫";玉泉的"久服耐寒暑";麻黄的"下血寒气";松脂的"除热";地肤子的"主膀胱热";牛膝的"主寒湿痿痹";石龙芮的"主风寒湿痹";葡萄的"忍风寒";葈耳实的"主风头寒痛"等。

二、药性描述抓关键

中药理论核心是药性理论,它的发生、发展依附于临床实践,最终评价又要以临床实践为依据。

《神农本草经》仅有一万三千多字,它描述的本草药性准确有效,几千年来一直指导着临床,成为常用的本草。后代的本草学像滚雪球式地不断增大,良莠不分,描述也越来越复杂,但所阐述的药性越来越难懂,同样的功效可以出现在很多本草上,共性的内容满篇均是,而特色的内容非常难以找出,在临床上颇费踌躇,选择本草非常困难,抓不住关键,最终效果难以保证。

而《神农本草经》每一味本草药性描述,多数仅有 20 至 50 字,有些甚至 10 多个字,但阅读后留下的印象颇深,用之有效,甚至效如桴鼓。

(一) 石斛

"石斛:味甘,平。主伤中。除痹,下气,补五藏虚劳羸瘦,强阴。

久服厚肠胃,轻身延年。"短短 30 字,包含了诸多信息。

(1) 长在石头上的似生病的小山羊角细小而扭曲不直,这里有生态——石上生;有形态——扭曲不直,细小;有质地——生于石上则肉质而润;有分布——石斛属植物,生在石头上并且瘦小者一定是分布在亚热带北缘,质量上乘。

(2)"味甘,平。"因为肉质汁多而润,味甘,不同身体状态均可服用,因性平,服用对象广泛。

(3)"主伤中"。神农在描述药性时"主"是关键词,"伤中"对一个人来说,如何调治? 石斛不仅能调治,还能主之!"主伤中"在《神农本草经》中只有 8 味本草,其中远志主欬逆伤中;淮木主久欬上气,伤中虚羸;胡麻主伤中虚羸;麦门冬主心腹结气,伤中伤饱;干地黄主折跌,绝筋伤中。剩下只有石斛、薯蓣、桑根白皮 3 味专主伤中。3 味中只有石斛是地上肉质茎,叶甘多润液。"久服厚肠胃",因而众多胃中不舒者,生嚼石斛茎或干茎泡茶,效果良好。

《神农本草经》石斛条,仅 30 字就能获得众多信息,并且有效可用,特色明显!

(二) 甘草

更为难得的是在《神农本草经》中还有不少本草的药性特点在365 味中是特有的,只此一家。

如甘草"主五藏六府寒热邪气",全经只有这一味本草功效如此广适! 因而张仲景在《伤寒杂病论》中共用 124 次,是所用本草次数最多者。

"白及：味苦,平。主痈肿恶疮败疽,伤阴死肌,胃中邪气,贼风鬼击,痱缓不收。"仅有 28 字,所云主"胃中邪气"在《神农本草经》中是特有的,对有些胃病患者,往往在方中配伍白及,治疗效果更好。

(三) 芍药

"芍药：味,苦平。主邪气腹痛。"在《神农本草经》中只有芍药"主"条有"邪气腹痛"。黄煌在阐述 50 味药证时,往往是腹部痉挛疼痛及腿部痉挛疼痛时用到芍药,若症状中没有腹痛,就减去芍药。这种专指性,特色显明,有利于药物选用。

三、传承断代增疑惑

《神农本草经》起源最早,医药理论全面,描述正确,药材资源丰富,使用方便,指导临床疗效好。但为何如今能看到《神农本草经》的人很少,能读懂的人更是凤毛麟角,作为中医药四大经典之一,中医药大学没有教材,不开此课,没有教师能传授此学问,为什么? 传承过程中出了问题!

(一) 隐性传承时间久

从《神农本草经》成形至今已有六七千年之久,历史上曾在商代结合临床出版过《伊尹汤液经》。《伊尹汤液经》使张仲景的《伤寒杂病论》成为中医经方的经典著作。但奇怪的是,张仲景在自序中既未提伊尹,也未提神农,而是同时代的其他学者皇甫谧谈到《伊尹汤液经》直传《伤寒杂病论》。《伤寒杂病论》所用之本草,除了后代新增的,或医生手头随便取的身边之物外,基本上都是《神农本草经》的常用本草,使用方法也十分一致。

神农是三皇之一,姜姓,后来轩辕氏黄帝取代了神农,进入五帝时代,黄帝是五帝之首,之后依次是颛顼、帝喾、尧、舜。他们多属黄帝的后裔,因而后世出现了《黄帝内经》,其中《灵枢经》特别符合北方黄帝游牧民族医疗的特色。从此,农耕部落创立的《神农本草经》就没有显性流传了。五帝时代约从公元前30世纪初至公元前21世纪初,达900年之久。夏代从公元前2070年至公元前1600年,约500年,两者相加共1400年之久。这个历史时期隐性流传时间较久,主要原因是被取代的朝代有些文化和医学也会被替代。

(二)商代伊尹创经方

过了五帝及夏朝,神农医学再度发扬光大,因为有了商汤的支持、伊尹的努力。伊尹把神农医学中的精华及对本草药性的真正理解、人体疾病产生之因、本草三品配伍掌握娴熟,组成《伊尹汤液经》,成为神农医学中坚之柱,承前启后的医学圣人。

有了汤液经方,神农医学就容易推广了。《伊尹汤液经》把《神农本草经》扩大运用,解决民众疾苦,成了当时重要的救苦救难的医学宝典,并建成神农医学体系。

(三)汤液经法传出后

经过周朝800年江山,又有秦朝统一中国,随后的汉代400年,又是1200年左右,神农医学不见踪影,这与当时的帝王看重仙道有关,他们不看重救苦救难的医术,只当民间小术,而认为仙道炼丹长生才是真正能解决人生大事的根本之术。有些道士迎合了帝王们的想法，认为药石可以炼成仙丹，或天下还有自然存在的仙药，这个时代造就了新"药"，即"仙丹"，是化学制药的先驱，但并没有促进中医药的发展，反而使中医药受到了歧视和排挤，只能在民间流传。

（四）东汉末年仲景出

整个汉代政治、经济均有较大发展，但中医药还是处于自生自灭的状态。汉代最典型的考古发掘是西汉时期的马王堆汉墓，里面藏了很多医学典籍，甘肃武威的医简，安徽阜阳的汉简，均与中医药相关，但却不能流传世间，只能带入坟墓！所以才会发生华佗欲将医疗经验交给狱卒保存，狱卒却不敢，只能很惋惜地烧毁了！因为狱卒要是将中医药资料带出，可能命就不保了！

到了东汉末年，战乱和瘟疫导致民不聊生，政府也无能力统治了。南阳张仲景将自己继承的经方拿出来救苦救厄，后被王叔和等医家整理出来，成为中医药四大经典著作中的两本。但在东汉期间，由于中医药的民间传承，张仲景虽然能用《伤寒杂病论》治病，并取得很大的成功，但他并不明白传承的过程，因而在自序中有这么一段话："乃勤求古训，博采众方。撰用《素问》《九卷》《八十一难》《阴阳大论》《胎胪药录》，并平脉辨证，为《伤寒杂病论》，合十六卷。"

当时是东汉末年，《黄帝内经》流行之时，张仲景首提《素问》《九卷》，但中医临床首先得有本草，然后有本草配伍，这些内容在《黄帝内经》却找不到，只有《神农本草经》中有。仲景当时在南阳民间获取《神农本草经》并不容易，但《伤寒杂病论》中使用主要本草所尊功效均与《神农本草经》相同，《伤寒杂病论》必然源于《神农本草经》。其组方有人认为是来自《伊尹汤液经》,但仲景自序中并未提及这两本医籍,为什么? 因为民间传承,或书名已变化,后来使用者没有考证,并不清楚,只要用之效佳就是至宝! 所以张仲景在自序中提到的《阴阳大论》《胎胪药录》可能就是《伊尹汤液经》和《神农本草经》,只是民间为了保密,或为了更安全地传承,不再称呼原名称,但用起来还是原来内容,或者是修改本,如《神农本草经》的牡桂到《伤寒论》中变成了桂枝,并且还要去皮,这种变化可能正好是《胎胪药录》改进的内容!

张仲景也是碰上了最好的机会,战乱需求,管制放松,才会有他这样一个大范围实践的机会;另外,他已勤求到这些古训,不在南阳这个地方,可能还找不到这些古训,如何能治愈这场瘟疫,又如何能造就这伟大的医圣——张仲景! 有了张仲景,才使神农医学真正地传了下来,张仲景不愧为中华医学之医圣!

(五) 神农功臣陶弘景

神农医学的传承,若历史上找不出《神农本草经》,后来发展再好,没有根,也使后人难以置信,会产生多种猜想。但是一本《神农本草经》横空出世,内容与古今传承吻合,理论高超,文字简约,后人若塞点儿私货,一眼就可识别,原因是词汇组合、语言结构、医学理论、临床疗效均无法相比,无人可超。这本《神农本草经》从哪儿出来的?

随着神农医学的东传,在南阳发现了张仲景论广《伊尹汤液经》的《伤寒杂病论》,但最早的经典《神农本草经》还未被发现。从河南的南阳向东,经过大别山到了江苏的茅山,在南朝时,有一位修道人陶弘景,同时留心医药,并得到梁代第一位皇帝梁武帝的重用,被称为"山中宰相",可以时常出入皇宫,方便浏览皇家珍藏的医籍。因此,只有这样的文人才有可能看到秘而不宣的《神农本草经》!

道家是中国传统的信仰,真正的道家遵循的是"真","说真话,办真事,最后修成真人"。陶弘景在皇家看到了最古老的医药经典《神农本草经》和汉代医家续集《名医别录》,他珍视,并决心录之传世。《本草经集注》则是陶弘景整理的医药著作,他将《神农本草经》和《名医别录》合并,字体朱墨分书,神农之文朱书,名医之说墨书,用此之法,后世历代文献引载,保持了1500年不乱,此乃陶弘景一大贡献也!

(六) 道家传承建大功

在祖国中医药学的传承过程中,道家的贡献太大了,若无陶弘景,《神农本草经》或许就永久埋没了。也许《辅行诀五藏用药法要》是陶弘景的另一贡献,然《伊尹汤液经》早佚,甚为遗憾! 有人认为陶弘景抄录的《辅行诀五藏用药法要》是《伊尹汤液经》的述要之作,值得后人排除异见,认真去理解,该书之方理、方法、方效如若独特到超过一般的著作,就值得深入去探索了!

早在唐代,孙思邈是秦岭一代名医,所撰《千金要方》《千金翼方》收集了医学理论、本草和方剂,并撰有为医之德"大医精诚"等脍炙人口的篇章! 葛洪的《肘后备急方》收集了当时的方剂以备急用。后世有些秘传膏丹也多存在于道家修炼的场所,如武当山等。

道家的发展是伴随着中国传统文化而行的,中国文化中一些精华的内容被汲取。中医药是中华文库的精粹,被道家珍视、保存,甚至备用。所以,很多道家人物与医术有关,与中医药传承有关系。

在术士之中也有一些人利用古代帝王求长生的愿望,采用石类炼丹,早期认为这种炼制的化合物对人是有好处的,随着不断被发现毒性,后来慢慢减少了,只留下一些有用的膏丹作为药物(多外用)治疗疾病。

四、古今是否未读懂

《神农本草经》首先是一本经典,有一定的内涵,一旦进入《神农本草经》的殿堂,就会发现这本书中很多内容从来没有听别人讲过,古代和现代的中药书籍中均没有人讲过,是什么原因?难道古人和今人都未读懂这本书?

(一)句读首先要断准

《神农本草经》年代久,是神农氏的智慧之作,不是一般的经验堆积。几千年的时代间隔,物事全非,想读懂是有很大难度的。

首先是句读,现在随便拿起一本《神农本草经》的校释本,句读没有完全正确的。认真者错误少一点儿,将就还可以读一读;如果词汇未辨清,语言结构不明白,那么通篇句读皆错,根本看不通。市面上未认真校释的《神农本草经》均是这种状态。

上一章有一节专谈了"寒热"的问题。分不清寒热是病是症,那么如何能断出正确的句子呢?

（二）四层药性要分清

1. 味气药性有特色 《神农本草经》最大篇幅是 365 味本草的药性描述，每味的药性描述分为四个层次，味与气是第一层次。

神农是如何知道本草作用的？那是尝味道而来，神农描述之味仅为一个主味，口尝出来，不是后世根据功效反推而来。任何一味本草，都是多种味的综合，若不分主次，列以 3~5 个味，那么这味本草到底可以有何功，能治何病，反而被弄得糊涂了。

关于气，用的是自然界温度来表示，自然界除了自然升温和降温外，多在 -10℃~40℃范围，本草生活的环境多是这样的温度。在《神农本草经》的 365 味本草中，多被描述为温、平两气，真正寒与热极少，热只有一味礜石。这样神农所选本草在临床中大多数疾病均可用，没有太多的禁忌！

2. 大病之主是关键 药性描述有重要的点，即关键点，后世本草却缺乏这方面的记录。《神农本草经》药性关键在哪里？首先序录最后一段叙述大病之主时，将人类疾病中最常见、变化大、难治疗者定为大病，每味本草主管哪些最主要的大病往往在味、气之下的第二层就来叙述，即第二层次多是"大病之主"的关键之述。大病之主叙述的格式以"主"字开头，每种疾病没有治疗动词连接，不同的本草这段内容长短不一，这段既是重点、关键，也是这种本草最有特色的内容。如何判断这一层次的行文？本草学家们往往也未分辨出来，日本学者森立之擅自改动"主"字为"治"字，这一改写意思全变，内容全改，再也不是神农原来的意思了。中国学者也有将"主"字之后加上"治"字，变成"主治"，这种好心却做了坏事，人们再也看不到《神农本草经》中最大特色"大病之主"的描述了。

3. 解除症状是辅助 《神农本草经》本草在大病之主之后的阐述是带有动词的句子，动词之后是症状，这是辅助大病之主的内容，不是关键之疾病。在"大病之主"叙述完之后加上句号，然后辅助治疗的内容也用句号收尾。

4. 上品之药有久服 神农一开始在"序录"开篇即云："上药无毒，多服久服不伤人"。在 365 味本草中若有"久服"字样者，多是上品之本草。这样在分辨 365 味本草时，上品本草容易分准确。但是有几味药物，费了很大心思没有考证清楚，即是上品的"六芝"。神农为什么要选出六芝？除了"紫芝"写作风格与《神农本草经》中本草描述一致外，其他的赤、黄、青、白、黑色五芝，其中有一字与紫芝不同，紫芝是上品本草，无毒，"久服"，而其他五芝，用的却是"久食"，一"服"一"食"，杜撰者露出了破绽，"食"指食物，"服"指本草。再看其他内容，杜撰的五种全是按五行配五色、五藏编造出来的。清除了垃圾，使《神农本草经》一下子干净多了。

（三）养命养性与治病

《神农本草经》三品与本草的能力、药德、配伍均有深刻的关系。

"上药一百二十种为君，主养命以应天。"它是君药，这是作用价值不同，配伍与中药、下药区别也甚大。上药主养命以应天，其中有两个关键字，一为"命"，它是养"命"的，不是养性、遏病、补虚羸的，更不是治病除寒热邪气、破积聚、愈疾者。上品乃养神之物；中品补虚羸愈疾之功（食物补营养、增气力）；下品针对病因去调理。

（四）本草名称已变化

《神农本草经》已使用数千年。当时使用的名称随着历史的进程有的已发生变化，也有的已不知基原是什么。好在神农当时已重视了这个问题，不仅命名本草时正名规范，特征明显，特色显著，并且容易混淆的种类还附以"一名"，帮助后人辨别基原，正确使用，不致产生错误而贻误病情。

如大黄(形态和功效)、龙骨(形态)、贯众(形态)、大戟(功效)、苦瓠(味与形)(彩图72)、羊蹄(功效)、夏枯草(习性)、半夏(习性)、丹参(形态、颜色加功效)、石斛(形态、生态、特性)、石韦(生态、习性、形态)，这些本草正名特色明显。

另外，有些已失传的本草，我们根据正名及神农提供的"一名"考证出来了，使几千年无法使用的本草再度发挥效应。如白英，现代误认为是被称为"白英"的茄科植物白毛藤，但对比一下功效，相差太多，不是同一种本草。神农之白英"味甘，寒。主寒热八疸，消渴。补中益气。久服轻身延年。"而现代的白毛藤"味甘、苦，性寒，小毒。清热利湿，解毒消肿。主治湿热黄疸，胆囊炎，胆石症，肾炎水肿，风湿性关节炎，妇女湿热带下，小儿高热惊搐，痈肿瘰疬，湿热瘙痒，带状疱疹。"神农的"白英"与现代的白毛藤不是同一植物，那么神农所指是什么植物？幸好神农给"白英"附了"一名榖菜"。这个"榖"在古代指"楮树"，初春它的雄花序开放前可采下做菜食，"一名榖菜"就不致与后代的白毛藤(茄科植物)相混了。楮树是桑科植物，有白色乳汁，具补中益气之功，久服还可轻身延年，并主寒热八疸，消渴。如此名药，称之"白英"，当之无愧！类似的例子《神农本草经》上相当多。像这样古今名已不同，我们经过辨别考证出来的有90种。

如果人们捧着《神农本草经》阅读，竟然有接近1/4的本草名实分不清，那是无法去阅读和运用的。

另外，还有一些《神农本草经》记录的种类，现已极少用或不用，如下。

空青、曾青、扁青、白青、玉泉、麻蕡、松脂、榆皮、蓝实、苋实、蒺蔾子、云实、防葵、秦椒、干漆、酸枣、葡萄、姑活、翘根、天名精、蠡实、蜂子、熊脂、殺羊角、长石、理石、石钟乳、太一余粮、松萝、芜荑、蓼实、蘖木、营实、酸酱、水靳、蘼芜、旋花、樗鸡、麋脂、殷孽、白垩、肤青、礜石、冬灰、柳华、蜀羊泉、羊蹄、荩草、牛扁、王孙、羊桃、景天、溲疏、蜀漆、蛇含、黄环、泽漆、菌茹、栾华、鼠李、荛华、苦瓠、藋蘭、女青、腐婢、积雪草、桐叶、马矢蒿、梓白皮、爵床、陆英、飞廉、茵芋、鸢尾、马刀、文蛤、海蛤、鼠妇、衣鱼、雀瓮、地胆、虾蟆、鲛鱼甲、燕屎、六畜毛蹄甲(85种)。

表1 《神农本草经》本草名和现代本草名比较

序号	现代本草名	神农本草名	序号	现代本草名	神农本草名
1	肉桂	菌桂	8	藕	藕实茎
2	桂枝	牡桂	9	杜衡	杜若
3	玉竹	女萎	10	覆盆子	蓬蘽
4	朱砂	丹沙	11	沙苑子	耆实
5	柏子仁	柏实	12	羌活	独活
6	楮实子	白英	13	柴胡	茈胡
7	虎杖	屈草	14	薄荷	水苏

序号	现代本草名	神农本草名	序号	现代本草	神农本草名
15	地骨皮	枸杞	37	八角莲	鬼臼
16	阴行草	漏芦	38	木通	通草
17	胡麻叶	青蘘	39	牡丹皮	牡丹
18	白花败酱	苦菜	40	白芍	芍药
19	鼠曲草	白蒿	41	赤芍	芍药
20	苍耳子	菜耳实	42	石楠叶	石南
21	艾实	庵蔄子	43	野蔷薇实	营实
22	野灯心草	石龙刍	44	苦杏仁	杏核仁
23	白菖蒲	香蒲	45	乌梅	梅实
24	天麻	赤箭	46	黄芪	黄耆
25	兰(花)	蘭草	47	陈皮(等)	橘柚
26	石斛	石斛	48	沉香	木香
27	鹅肪	鴈肪	49	茜草	茜根
28	鹿角胶	白胶	50	荆芥	假苏
29	羊角	羖羊角	51	凌霄花	紫葳
30	钟乳石	孔公孽	52	黄花蒿(青蒿)	草蒿
31	硫黄	石硫黄	53	韭菜	乌韭
32	骨碎补	药实根	54	木斛	木蘭
33	榧子	彼子	55	蝙蝠	伏翼
34	拳参	紫参	56	血余炭	发髲
35	威灵仙	蔓椒	57	木耳	桑耳
36	小蘗	蘗木	58	凤尾草	石长生

续表

序号	现代本草名	神农本草名	序号	现代本草名	神农本草名
59	银杏	淮木	74	藿香	女菀
60	三白草	王孙	75	连钱草	积雪草
61	猕猴桃	羊桃	76	马先蒿	马矢蒿
62	延胡索	鹿藿	77	忍冬	别羁
63	瓦松	青琅玕	78	绵枣儿	茵芋
64	常山	恒山	79	重楼	蚤休
65	蛇莓	蛇含	80	百部	苊草
66	仙鹤草芽	牙子	81	地龙	白颈蚯蚓
67	皂角刺	百棘	82	鼻涕虫	蛞蝓
68	紫藤	黄环	83	海螵蛸	乌贼鱼骨
69	川芎	芎劳	84	蝉蜕	蚱蝉
70	鹿蹄草	薇衔	85	扬子鳄甲	鮀鱼甲
71	雀瓢	女青	86	五灵脂	天鼠屎
72	白首乌	白兔藿	87	白术	术
73	钩藤	钩吻	88	苍术	术

这些名称已变化的种类接近90味,加上已不用或少用的85味,数目庞大,占了《神农本草经》近一半种类,这给阅读增加了很大的困难,谁还敢接触《神农本草经》?尊为经典,只说给别人明白,自己去用,却没有这个胆量,因从古至今,懂医又懂本草者,少得可怜,他们都仰仗药商供应。前段时间替亲人配处方,一药店配了甘草,在饮片当中几乎找不到,因药材是次品,非常细小。好在煎煮的汁还能品出一点儿甘草味。后面吸取教训,换了一家药

店,见有精装在瓶中的甘草饮片,大小均匀,片型一致,非常漂亮,一次购了两瓶,心想以后配方用这种甘草可以放心了,并且瓶上标的是地道产地内蒙古所产,从来源和地域看,是最正统的乌拉尔甘草产地,简直太理想了!当煎出药汁尝之,几乎尝不出甘草的味道,我茫然了,这种饮片难道是提炼过药汁的药渣再改头换面出售的吗?

(五) 正视权威不迷途

记得在创作《神农本草经图考》一书时,有些本草,古今均未澄清种类,当时著作要求选择曾用的方剂,为了这些本草的附方,我查阅了不少名家著作。当时有一本研究生用的教材,我想,这该是权威著作了,很高兴! 有些其他资料上不具备的附方,在这本教材中可以找到。

结果发现张冠李戴的现象,如白英套用白毛藤之方,蘭草套用佩兰之方,虋木用的是黄柏之方,石长生用的是单盖铁线蕨之方,茛草用的是现代植物学的禾本科植物茛草,而非《神农本草经》本草百部的附方。这些本草基原尚未考证清楚,出现了张冠李戴,责任不在作者。

而有一些历史上一直不明的本草,诸如白蒿,作者造了两个处方附上;著实(应该是蓍实)也被造了两个处方;王孙列了三方;青琅玕列了两个处方等。基原不清,方也能列出来,这样的人胆子也够大的!

（六）夸夸其谈全是误

关于芍药,后世分为赤芍与白芍,赤芍是野生芍药为主形成的药材,而白芍是通过人工栽培后产生的,在栽培、生产、加工、贮藏过程中会掺入许多人为的手段,当这些技术不是从提高质量考虑,而是单纯为了增产、增加效益着想,就可能走偏。芍药生产就走过这样的过程。

古代很多医者是有文化的人,善于著书立说,但他们不是本草学者,有些现象的本质原因,他们不知道,也无法去考察,往往误传的内容很多,误传的时间很久,芍药就是一个典型的例子。

芍药,《神农本草经》曰:"味苦,平。主邪气腹痛。除血痹,破坚积寒热疝瘕,止痛,利小便,益气。"

到了朱丹溪手里,就变成了:"味苦酸,专入太阴经,除湿,益津液,缓中,通五藏,止腹痛,利膀胱。"(《丹溪手镜》)

张元素曰:"(白芍药)性寒味酸,气厚味薄,升而微降,阳中阴也。""白芍药气微寒,味酸,补中焦之药,炙甘草为辅,治腹中痛。"(《医学启源》)

《名医医案》曰:"白芍药酸,微寒,补金、泻木。"

黄元御《长沙药解》曰:"芍药味酸,微苦,微寒。入厥阴肝,足少阳胆经。"

《女科经纶》曰:"丹溪独谓芍药酸寒,伐生发之气。"

《本经逢原》曰："白芍药酸寒,敛津液而护营血,收阴气而泻邪热,盖泻肝之邪热,所以补脾之阴。"

实际上芍药的味、气正如神农所述"苦,平""主邪气腹痛",无寒热之分,因性平均可用,也不酸,酸味何来呢?芍药主产于东北地区、内蒙古等地,离中原较远,后来为了方便,出现了大量栽培,栽培就要增加产量,追求饮片色泽美观、储藏不变色,所以药农就利用一些经验,加工时用矾水浸泡,储藏过程中用硫黄熏蒸,熏蒸次数越多,储期越久,这样药材不生虫,不霉变,色泽不黄变,颜色美观。殊不知,经硫熏之后,SO_2与芍药中的物质结合而发生酸味,质量、疗效下降,这是一种劣质不宜再用的药材和饮片。

金元学者不知其中奥秘,反而认为变质之酸是芍药本味,在此基础上再加以发挥,归经学说、阴阳气化学说、五行学说全进去了,越变越复杂,哪有神农之明确、简明实用。

难怪后有明白人张隐庵斥责前人之错误:"芍药气味苦平,后人妄改圣经,而曰微酸。元明诸家,相沿为酸寒收敛之品,凡里虚下利者,多用之收敛。夫性功可以强辨,气味不可讹传。诚将芍药咀嚼,酸味何在?"又谓,"新产妇人,忌用芍药,恐酸敛耳,夫《神农本草经》主(原文'主治')邪气腹痛,且除血痹寒热,破坚积疝瘕,则新产恶露未尽,正宜用之。若里虚下痢,反不当用也。"

清代陈修园说得好:"今人妄改圣经,以'酸寒'二字易'苦平',误认为敛阴之品,杀人无算;取芍药而嚼之,酸味何在乎?"(若是硫熏者,酸味存在矣。)

(七) 千年之前已出错

前些年,中医的扶阳学派谈到用附子之量日服 500 克,我当时吃惊地说过一句话:"当饭吃啊?"因为一般饭量一日吃不下 500 克大米,大毒之本草附子每日能服 500 克吗?细探之因,发现在四川一带,冬天煮出很多附子汤,客人来往往用此汤招待,舀上一碗让客人服之,由大毒之品变成了冬令滋补之品。难怪扶阳学派敢用 500克给病人服用呢!

附子为张仲景时代野生品,二月采为乌头,八月或冬采为附子,药性剧烈,毒性强,效力大,服用量多为 1 枚,少数病症用至 3 枚,均用炮附子。当时所用的野生品,附子较小。四川盆地,中间低,四周高,盆地中间气候温暖,土地肥沃,适宜多种作物生长,外围山区海拔高,适合耐寒畏热的药材生长。乌头正是这类植物,生长在高寒山区,生长时间长,从春出苗,到深秋花果之后附子才生长成熟。在应用上,二月乌头抗寒出苗,野外可见,也正是乌头具有顽强的抗寒生发能力,此时采集,"味辛,温。主中风,恶风洗洗出汗。除寒湿痹、欬逆上气,破积聚寒热。"乌头在较高海拔生长,为了积累冬天抗寒物质,从春到秋,不断地将营养和抗寒物质储备在附子中,待到附子长成,已是深秋初冬,用它治病:"味辛,温。主风寒欬逆邪气。温中,金创,破癥坚积聚血痕、寒湿踒躄、拘挛膝痛不能行走。"若采集过早,这些作用将会减弱。所以,古人告诫二月采为乌头,八月(高山已深秋)为附子。

四川盆地药农发现人工栽培乌头(彩图 73),可以减少攀高山之艰辛,又可以集中生产,提高产量,增加收入。在宋代的《本草图经》上就谈到如何种植,四川的龙州有种植,绵州彰明县多种之,并且赤水乡种植的最佳(以当时评价的标准)。种植时用肥沃土地,精耕细作,施足肥料。年复一年,千年种植下来,聪明的药农种植产量高了,产品漂亮了,栽了一种竟然收获两种(附子和川乌),几乎垄断了全国的附子和乌头市场!千年传承富了一方,但药的效果呢?仔细追究,现在可用500克的原因正是栽培所致。

1. 中药栽培目的主要是提高产量,增加收入,若没有中药人员去帮助,一定会走偏。现在大量的农业中药不断出现了问题。

2. 中药,每一种类都有特有的生物学习性和生态环境。四川栽培的环境与乌头原有的环境差之甚远,人们就采用不同的技术来满足植物生长。首先四川盆地海拔600米左右,又是海洋性气候,夏季闷热,并不适合乌头安全越夏,但春天气温适合乌头生长,到了夏天,已长得足够充盈,六月份就可采挖了。若此时不抓紧采挖,随着环境高温,所长成形的附子就会全部腐烂在地里了!野生附子初冬成熟,蓄积大量抗寒物质,此时的附子正准备越夏,它们蓄积什么物质?炎热夏季,若有人拿着羽绒服去穿,人们一定会说此人是傻子。植物绝对不会做傻子,若为傻子,它们在自然界存在不了数百万年,我们今天的人类就没有缘分与它们见面。这种季节收获的附子徒有其形,毫无其质,如何治病?

3. 附子初春之苗为本草乌头,栽培之后,为了充分利用,将夏季采集了附子已近耗尽储藏物质的骷髅根美其名曰"川乌",这样原来的乌头不用了,二月采也统一成六月采,四川产区又多了一种道地药材"川乌头",但骷髅根还有多少疗效,能保证治疗效果吗? 这又犯了一个常识性的大错误,千年以来,中医药学者为什么不去亲自考察纠正一下呢?

4. 栽培附子夏天采收,防腐成了首先要解决的问题。在产地,采挖出来的附子赶紧用胆巴水泡起来,这种盐水泡过是不会腐烂的,但附子里面增加了胆巴。胆巴只是被利用的矿盐,含有一些有毒的成分。这样在加工过程中又增加了外来的不利健康之物,增加了一害。

5. 在栽培过程中,人们的聪明智慧应用也有过度之处。如乌头在低坝地夏天会腐烂枯死,无法正常开花结实繁殖,人们就在周边的高山上建立育种基地,在自然环境下乌头生长到秋季,四周长的小型附子取下,作为种栽,冬至前在低坝栽下去,土地耕种,肥料上足,一个春季,附子就长得足够大,但这一切均违背了本草乌头、附子自己的生物学习性,使中医名药乌头、附子处于徒有外形、没有其质的状态,是中医药界一大悲哀!

(八) 神农之秘在民间

多年前,有一次给研究生上课,讲授了《神农本草经》"序录"中一段关于服药时间的介绍。

病在胸膈以上者,先食后服药;病在心腹以下者,先服药而后食;病在四肢血脉者,宜空腹而在旦;病在骨髓者,宜饱满而在夜。

我因没有临床经验,对此段经文并没有感受,也举不了例证,只是照本宣科一遍。想不到一位湖北省的研究生课后写了一份心得给我,谈到神农此段,她学习之后恍然大悟。

　　原来她家有一秘方,治疗风湿、类风湿疾病,目前已传几代,在湖北咸宁开了专科医院。她的上辈住在咸宁山区,清朝时家庭也较富实。当时有一医生逃难至此,她家收留了这位医生,管吃管住管喝。后来这位医生决定离开时,她家又给足了盘缠。这位医生离开走了一程路后,想到这家人对他很好,临行还给路费,难道就这样走了吗?他又回到了她家,住了半个多月,原来他是清代皇家的御医,因事逃出避难于此。他对风湿、类风湿疾病治疗有特长,手把手地把这位学生的祖辈教会才放心离开。后听说,这位医生出走不久就去世了,这个绝活儿就传到她家。治疗此病有一猛烈之药,她家在给病人服用时,都是夜间服侍病人服下。她在学习的《神农本草经》中找到了依据,几千年前的本草经典早已讲过"病在骨髓者,宜饱满而在夜"!真是太好了!她能不兴奋?终于找到答案了!

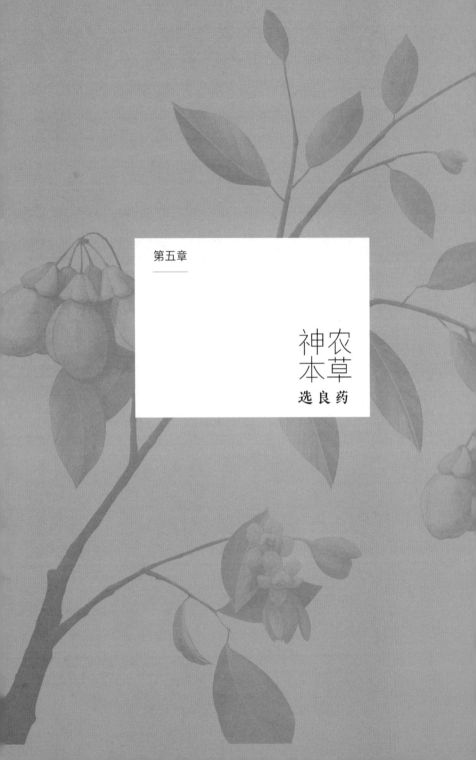

第五章

神农本草
选良药

民间流传着一句话"认识的是宝,不认识的是草"。意思是遍地的草都是药,只要认识都是宝!当地人知道我认识的药比较多,他们只要在民间发现了一些稀奇古怪的草木杂物,都会认为自己遇上了千载难逢的机会,发现了宝物,电视台"帮你忙"节目的记者也特别热心乐于帮助,先到电话那头拍摄,然后再赶到我这里询问。这些年来所见的"奇物"甚多!

有一年大别山的金寨县山上挖下来大量的"冬虫夏草";有一位民间"医生"自己炫耀采挖到一对胖娃娃——有两性特征的"何首乌";有的在地下挖出白色肉质状的"太岁";有的在山区路旁捡到特大灵芝(多是树舌);还有的在某处挖到了上百年的"人参",不用看就知道是近年北美侵入我国的植物美洲商陆的根,民间曾有不少人误食出现了一些副作用。其实很少找到有用的药材。当然也有屠牛人真的发现了牛黄,这倒真是宝贝!

"本草"有无标准?见到的草都是吗?最早的本草经典《神农本草经》是如何告诉我们的?

一、民间所传有误区

民间一些传说人们深信不疑,几千年来误导了很多人,甚至中医药专家也信以为真,从未怀疑!

世上到底有多少本草适合做中药的资源？是不是只要有治疗作用的都可以？

中国第一部本草经典《神农本草经》只精选365味本草，不是见到的能治病的都选上，精选出来的再按能力、特性分为三个等级，上品120味，中品120味，下品125味。这里的本草经过几千年的验证，仍然有一大半种类常用，并且十分有效，而后来又不断发现新的种类，正如历史上的风云人物，昙花一现就再也不见了。

（一）见药就收后世事

自《神农本草经》精选365味本草，并按上、中、下三品排列，传承数千年到了汉代，但是该经典在汉代也只是在民间流传，只有少数有特殊条件的中医名家才能见到原经典，其他一些医生则根据能收集到的一些方药用于临床，并视为至宝，所以西汉早期的长沙马王堆汉墓出土的众多原籍，其中有部分是《神农本草经》之药，还有很多为后人增加的。另外，还有汉代阜阳医简及武威医简。

（二）神农经典险失传

到了南北朝时期梁代，道家陶弘景在传承本草典籍方面立了大功，因为他修道兼习医药，并为梁武帝的座上宾，有机会看到皇家所秘藏的古籍版本，这时他才有缘整理本草典籍，首先是发现了完整的365味本草的《神农本草经》，他用红色（朱砂）抄录，又有汉代的诸位名医补充的本草，称为《名医别录》，他换成黑色抄写，以避免两者后世混淆，两者合称一书《本草经集注》。陶弘景将《本草经集注》集出，被后世收录，先是完整地被收入唐代《新修本草》，再后来到了宋代又完整地录入《经史证类备急本草》。但在宋代之前，尚未见到

《神农本草经》的单行本,而是混在大部头本草著作之中,只成为其中的部分文字,幸亏陶弘景朱墨分书,《神农本草经》才不被后人将内容混淆。陶弘景的大智慧也,神农的大功臣!

(三) 良莠不分滚雪球

其实,后世医家在发展本草时,疏忽了神农编著本草经典的一个最重要原则,所有本草要优选、精选,以神农之能力,从青藏高原下来沿着黄河经高原、草原,然后到平原,秦岭的宝鸡、山西的高平、湖北随州、湖南的炎陵均留下神农的足迹。他只精选365味本草!后人就那么轻易找到那么多可以流芳百世、千世的本草?

陶弘景整理的《名医别录》记载,汉代的名医们也增加了365味,按上、中、下三品仿《神农本草经》方法而分,这样做与《神农本草经》形似而神不同,没过多少年,到陶弘景整理时就有近半已有名无实了,这才短短的数百年时间,而《神农本草经》传承数千年还那样光芒四射!

滚雪球在汉代《名医别录》中就已开始,从《神农本草经》的365种滚成730种,到了唐代《新修本草》,尚志钧辑本是853种,宋代《经史证类备急本草》增至1 746种,明代的《本草纲目》已达到1 892种,成了数量的巅峰之作。清代《本草纲目补遗》又增加了921种。

现代中药书籍收集种类最多者是《中华本草》,于1999年出版,共8 980种! 这么多本草种类,谁能掌握得了? 若非大专家,一般的专家都困难,何况临床医生! 庞大的本草数目,在临床中如何选择? 参考书上编辑的内容就敢下手选择治病吗? 用下去无效怎么办? 若用了有副作用又怎么办? 临床医生是有责任的,虽有初生牛犊不怕虎,但大多数临床医生是稳妥行医,并不会乱试乱用历代记载的众多本草。历史上从365味发展到8 980种,是原来的24.6倍,这些本草使得这个"大雪球"已够大的了! 中医药会不会被这种沉重的负担压倒压垮? ! 诸如何首乌的肝毒性作用,关木通、广防己的肾毒性,千里光、菊三七的肝损害(含有吡咯双烷类生物碱),这些是未除去的毒害人体的毒药。

(四)"是药三分毒"对吗

民间流传这样一句话,"是药三分毒",大家也颇为相信,因为药与食物不同,食物可以食用,多数还可以常年、一生食用,没有毒性,而药物用于治病,人们相信它是有毒的! "是药三分毒"也就普遍传播,人人相信了!

但最早的本草经典《神农本草经》却不是这样说的。序录开篇就有言在先:"上药一百二十种为君,主养命以应天。无毒,多服久服不伤人。中药一百二十种为臣,主养性以应人。无毒有毒,斟酌其宜。下药一百二十五种为佐使,主治病以应地。多毒,不可久服。"

简单计算一下,结论与民间所传并不同,上药120种无毒,中药120种,约半数有毒,下药125种,多有毒。三者相加,接近半数是无毒的,怎么民间会传成每种药均有毒呢? 并且毒性还取决于用药之量呢!

药的范围有多广,药物来自何物质,本草如何选择出,神农为何用三品?

今天我们讲《神农本草经》,里面的药是世界一流的好药! 好在哪儿？首先来自与人类生活环境一致的地方,与人类一道在地球上演化了数百万年,甚至上亿年,有很多共性,直接伤害人类的物质相对少一些。不像那些人类从来未接触过的异类物质,众多的毒性作用都会出现。《神农本草经》所精选的首先是有很好的治病效果,所以才能传承几千年不衰,他们不选那些不可控的毒品,确有大效又有一定毒性,权衡利弊,并且能找到确保安全的方法才被使用;在自然界中首先对植物、动物、矿物广泛优选,在这个基础上再按其药"德",分为上、中、下三类,这样把握 365 味本草,既能有效治病,又能很好配伍合作,还能防止药对人体的伤害,真是天下良药也。

除了《神农本草经》介绍的本草,后世不断滚雪球式地增加,越滚越大,无法清理,有的地方成了藏污纳垢之处,历代再也不去分为三品,不讲药德,后世时常出现一些无法清理的伤人事件。

除了中医药常用的本草外,中国历史上也有炼丹产生的一些化学药物,那些药物虽然也有一些治疗作用,但也使一些追求长生的富人痛失生命。

古代也有从矿物、植物中寻找出特别有毒之品用来杀虫、毒鼠、射杀动物,这是真正的毒药。

现代就更多了,随着农业的发展,大量农药生产出来,专门毒杀各种妨碍作物生长的害虫。这些农药对人体的危害有急性的,也有的遗留在农田土壤之中长期毒害生物。

最大范围被应用的是现代医学广泛使用的药物,这些药物多是化学药物,它们本来不存在于自然界中,都是通过人为地利用化学手段提取、分离、合成出来的。经过严格的时代检测程序,当时符合要求了就认为能被人用了,但这些药物人类从未接触过,应用时间长了,它的劣性就会成群地暴露出来。人类发现用它们对人体产生的危害远远大于治疗疾病带来的那一点儿好处,甚至有些化学药物是灾难性的,一旦发现,很快就会在世界上公布禁止使用。但是寻找新药思维未变,以后研制新药还是会走类似的路。好在中医药的思维已在世界范围内扩散,逐渐会被世界医学接纳而发挥更大范围的良好治疗疾病的作用。

这样看来,真正的神农本草才能保证半数无毒,另半数有毒的还可以有方法控制它。其他范围的药很多本身就是毒药,全部有毒,何尝是三分毒呢?

人类社会对于那些无德的肆意危害社会的人,会限制自由,甚至关进特定的监狱。那么对危害人类的各种毒药呢?真得有明亮的眼睛去识别、专门的技术去限制,以保障人类安全。

(五) 人造食品千古误

我有一个学生,在入冬前一位四川朋友告诉他,准备给他寄一些附子来,他听了很吃惊:"寄附子干什么?""冬令滋补品啊!"因为四川等地将栽培的附子加工后,冬天熬出来,每天喝上一些可以温暖、滋补身体。附子历史上是一味著名的有毒本草,怎么今天在产地变成了滋补食品?最根本原因是附子的生态环境彻底改变了。它原生长在高寒山区,到了深秋才开花,附子才长成熟,此时积蓄了大量冬天抗寒及来年早春生长的物质,药用才有效果。现在附子在四川省绵阳市江油县低坝栽培,土地肥沃,阳光充足,生长快速,到了六月份,就长得足够大了,低坝气温也升高了,它耐低温,但耐不了高温,当气温超过 30℃时,必须赶快挖出来加工,否则在地里就会全部腐烂! 夏天收获的附子如何能产生大补阳气的原有效果? 只能屈居营养食品不伦不类的地位了!

有效的本草一旦改变原有环境,它就不再需要产生适应环境的物质了(而这些物质恰恰用来治疗疾病),就会失效,由本草变成营养品。本草是药,是"服"用,往往有量的限制,哪怕是上品无毒之本草,也有一定的服用量。而食用,即使是营养食品,量的限制并不严格。本草一旦脱离原有环境,当作"宠物"饲养或"菜"栽培就会逐渐远离本草,靠近营养品,除了上例"附子"还有很多,提供一些现象,供大家共同去观察、去思考。

人参:栽培的园参很肥大,人们渐渐发现功效降低,现在又回归山林,林下仿野生种植以回归疗效。

葛根(彩图 74):历史上任何时候也没有"野葛"这个名称,并且"野葛"曾是一种有毒的植物。可现代植物学者们不知从什么地区拿来一个"野葛"硬是张冠李戴在葛根上,成为它的原植物,造成新的混乱。随后又把南方用作食品的甘葛藤之根作为粉葛,由食品升为本草,并且是优质的"粉葛",栽培方便,而真正使用很久且效优的葛根反而有时被忽视。

菊花(彩图 75):黄色,这是正品! 黄色的菊花,自神农记载后仍然开遍山冈,是一种极常见的本草。后来经过人工培育出很多花卉和饮用菊花,饮用的有杭黄菊(分为大黄菊、小黄菊)(彩图 76)、杭白菊(分为湖菊、小洋菊、大洋菊)(彩图 77)、贡菊(后来又改为黄山贡菊,贡菊经组织培养又分化出太阳花、七月菊)(彩图 78)、滁菊(彩图

79)、亳菊(彩图 80)、怀菊(彩图 81),以及济菊、祁菊、川菊等,甚至近年又将花卉菊的满天星、金丝皇菊也拉入其中,到处种植。菊花成了大产业,但真正的药用菊花,关心的人很少,野生的菊花才是真正的《神农本草经》上介绍的菊花正品。

桔梗(彩图 82): 是一种常用的、分布广的本草,碧蓝色的花很漂亮。亚热带生长的质量较优,它的根生长年限长且味浓。近年来,桔梗的栽培产业发展起来,在温带地区栽培,味甘、淡,适合食用,出口日本、韩国作为泡菜。这样的本草种植业变成了经济作物生产,与本草渐渐脱钩,即使临床补充本草,质量降低,使用也不放心了!

二、无德之药害群马

人们常说:"一粒老鼠屎,带坏一锅粥。"粥是正常的食物,老鼠屎是垃圾秽物。秽物与食物搅在一起,食物就无法食用了! 假如一种毒药混于本草之中,人类还能用吗? 还敢用吗? 可是这种现象历史上却不断发生。

(一)诱人传说何首乌

何首乌是一种千年诱人之仙药。宋代的《本草图经》记录了事情的来龙去脉。

何首乌,本出顺州南河县,岭外、江南诸州亦有,今在处有之,以西洛、嵩山及南京柘城县者为胜。春生苗,叶叶相对,如山芋而不光泽,其茎蔓延竹木墙壁间。夏秋开黄白花,似葛勒花,结子有棱,似荞麦而细小,才如粟大。秋冬取根,大者如拳,各有五棱瓣,似小甜瓜。此有二种:赤者雄,白者雌。采时乘湿以布帛拭去土后,用苦竹刀切,米泔浸一宿,暴干。忌铁。以木臼杵捣之。一云:春采根,秋采花,九蒸九暴,乃可服。此药本名交藤,因何首乌服而得名。何首乌者,顺州河南县人。祖能嗣,本名田儿,生而阉弱,年五十八,无妻子,一日醉卧野中,见田中藤,两本异生,苗蔓相交,久乃解,解合三四。田儿心异之,掘根持问乡人,无能名者。遂暴干捣末酒服。七日而思人道,百日而旧疾皆愈。十年而生数男,后改名能嗣。又与子庭服,皆寿百六十岁。首乌服药,亦年百三十岁。唐元和七年,僧文象遇茅山老人,遂传其事。李翱因著方录云:又叙其苗如木藁,光泽,形如桃柳叶,其背偏,独单皆生,不相对。有雌雄者:雌者苗色黄白,雄者黄赤。其生相远,夜则苗蔓交,或隐化不见。春末、夏中、初秋三时,候晴明日兼雌雄采之。烈日暴干。散服酒下,良。采时尽其根,乘润以布帛拭去泥土,勿损皮,密器贮之,每月再暴。凡服偶日,二、四、六、八日是。服讫,以衣覆汗出,导引。尤忌猪、羊血,其叙颇详,故载之。

《经史证类备急本草》"何首乌传"载:昔何首乌者,顺州南河县人。祖名能嗣,父名延秀。能嗣常慕道术,随师在山。因醉夜卧山野,忽见有藤二株,相去三尺余,苗蔓相交,久而方解,解了又交。惊讶其异,至旦遂掘其根归。问诸人,无识者。后有山老忽来。示之。答曰:子既无嗣,其藤乃异,此恐是神仙之药,何不服之? 遂杵为末,空心酒服一钱。服数月似强健,因此常服,又加二钱。服之经年旧疾皆愈,发乌容少。数年之内,即有子,名延秀,秀生首乌,首乌之名,因此而得。生数子,年百余岁,发黑。有李安期者,与首乌乡里亲善,窃得方服,其寿至长,遂叙其事。何首乌,味甘,生温,无毒。茯苓为使。治五痔腰膝之病,冷气心痛,积年劳瘦痰癖,风虚败劣,长筋力,益精髓,壮气驻颜,黑发延年,妇人恶血痿黄,产后诸疾,赤白带下,毒气入腹,久利不止,其功不可具述。一名野苗,二名交藤,三名夜合,四名地精,五名首乌。本出虔州,江南诸道皆有之。苗叶有光泽,又如桃李叶,雄苗赤。根远不过三尺,春秋可采,日干。去皮为末,酒下最良。有疾即用茯苓汤下为使。常杵末,新瓷器盛,服之忌猪肉血、无鳞鱼,触药无力。此药形大如拳连珠,其中有形鸟兽山岳之状,珍也。掘得去皮,生吃,得味甘甜,休粮。赞曰:神效助道,著在仙书。雌雄相交,夜合昼疏。服之去谷,日居月诸。返老还少,变安病躯。有缘者遇,传之勿泄,最尔自如。

明州刺史李远传录经验:何首乌所出顺州南河县、韶州、潮州、恩州、贺州、广州四会县、潘州,已上出处为上;邕州晋兴县、桂州、康州、春州、勒州、高州、循州,已上所次之。其仙草五十年者如拳大,号山奴,服之一年,髭鬓青黑;一百年如碗大,号山哥,服之一年,颜色红悦;一百五十年如盆大,号山伯,服之一年,齿落重生;二百年如斗栲栳大,号山翁,服之一年,颜如童子,行及奔马;三百年如三斗栲栳大,号山精,服之一年延龄,纯阳之体,久服成地仙。

经过宋代《本草图经》和《经史证类备急本草》的连续渲染,有这么好的一味中药,谁不想认识认识,试服一下? 结果出现了很多中毒事故。还有好事者人造的"雌雄"何首乌,用土胚模具栽培。据赵中振先生介绍,他在台湾"故宫博物院"看到了那里展览的就是民间贡献给皇帝的,皇帝也受骗!

前两年,安徽有一研究生因想治疗少白头,服用何首乌导致药物中毒,在北京抢救无效死亡。其实类似的病例很多,人们上当了,误把毒药当补品,历史上这些不懂医术的文学作品确实很有迷惑性。正好此时安徽电视台采访到一骗子用假的人形何首乌招摇撞骗,电视台采访我。有曾服用何首乌中毒经很长时间调治好转的患者找到了我,主动与我交流,他还告诉我,不仅何首乌有肝毒性,连它的藤茎"夜交藤"也是有毒的,人们非常习惯在处方中用"夜交藤",因其名看起来可以安神催眠。因此,本草选择要特别慎重,不重品绝对害人,随便揣测更是拿人命当儿戏!从事医药者司命之业也!

(二)毒性难解黄药子

有一次参加省医疗事故仲裁会议,其中一个案例:女儿陪母亲前去请一位民间医生治病,当这位医生给其母看好病,注意到她的女儿脖子有点儿粗大,属于单纯性甲状腺肿,前些年农村常见这种病。这位民间中医也是"好心",告诉病人,这个毛病不要紧,我开一点儿药带回去服用就会好!但是这位中医没有把握好效量和服药观察,处方黄药子(即黄独,彩图83)1 000克,每天服若干量,结果这位女孩黄药子尚未服完,发现肝损害现象,无缘无故遭此祸。民间医生对于这些副作用,平时接触少,信息不通,结果发生了这种悲剧。

仔细思考一下,这种悲剧根本原因还不在这位民间医生。《神农本草经》选用了薯蓣科直立根状茎的薯蓣(彩图84),现普遍称之为"山药",是上品药物,还选择了另一味草薢(彩图85),属于中品,"味苦,平。主腰背痛。强骨节、风寒湿周痹,恶疮不瘳,热气。"这两味本草均是后世治疗疾病常用的、有效的名药。但是后世却从薯蓣科中又选出一种"黄独",又名"黄药子",药材形状团块状,断面黄色,所以称之为黄药子。它可以消瘿瘤,散结肿,是治疗单纯性甲状腺肿的常用药,但很长时间人们对它的毒性作用没有充分重视。只记载它有毒,但并没有留心其毒对人伤害的程度。

神农在远古时代就优选出薯蓣科最好的两味本草,而没有选择毒性无法控制的毒药,这是何等的智慧?我们至今还没有明白。今人应尽快去了解探索,否则可能还要去用红药子、白药子、青药子、蓝药子、黑药子来尝试,以身试药的悲剧还会继续!

(三)神农不选菊三七

神农选了五加科的人参,《本草纲目》在人参属中补充了三七(彩图86)。"三七味甘,温。吐血,衄血,心胃疼痛,跌扑瘀肿。除血痢,血崩,痛经,疮痛肿痛。"被视为现代伤科圣药,应用非常广泛。但是三七是比较珍贵的本草,价格也不便宜,人们就寻找民间具有类似治伤效果的草药,有的试出有一定效果也就被戴上"三七"的帽子,为了区别于真正的五加科三七,名称通常加上一个"土"字,也有的还用与来源相关的名称,如菊三七(彩图204)、景天三七等,但它们均被称为"土三七"。

上海中医药大学的王峥涛教授后期从事中药成分毒性方面探索,前些年的一天,我们电话交流时,他说菊三七中含有吡咯双烷类生物碱,对人的肝脏有毒害。我听后,吃了一惊,因为菊三七民间栽培比较广,应用较普遍。植株生长迅速、健壮,外用、内服均有较好的治疗效果,我以前也喜欢栽,喜欢用,但外敷为主。以前我听说王铮涛教授研究千里光类植物,发现草药千里光含有吡咯双烷类生物碱,可引起肝脏损伤,未想到菊三七也有类似毒性。

菊三七不仅可以药用,在亚热带,该属还有一些植物被当作野蔬食用,这更是值得留心的。作为土三七的"景天三七",它属于景天科的植物,未发现它有肝毒性作用。

菊三七及同属植物,还有蛇接骨(平卧土三七)、白背三七(白子菜)、箐跌打(石头菜)、观音苋等都被收入《中华本草》之中,若误用之后,可能也会对病人造成不必要的伤害,这都应该谨慎对待。

菊三七属植物,我国有10种,分布颇广,采集也易,但神农对如此易获之草不选用。《神农本草经》不录,这是什么原因? 难道神农有方法可以辨别这类对人体有不良作用的植物吗?

三、道地药材地道吗

这些年来,谈论道地药材的话题很多。"道""地"两字,中国文化有特指,"道"指自然环境对药材的生长发育起着良好的作用,符合自然之道,获得比非道地药材更加好的品质;"地"与生态、分布有关。诸如吉林的人参,辽宁的五味子、细辛,内蒙古的肉苁蓉、麻黄、甘草,宁夏的枸杞,甘肃的当归、秦艽,青海的大黄,山西的党参(潞党)(彩图87)、黄耆,四川的川贝母、川芎、厚朴、黄连,陕西的秦皮、羌活,云南的重楼、三七,安徽的牡丹皮、茯苓、天麻,河南的山药、地黄、牛膝,浙江的山茱萸、麦门冬、温郁金,福建的枳壳、泽泻(彩图88)、使君子,江西的栀子、枳壳,湖南的吴茱萸、朱砂,广西的肉桂、八角,广东的广藿香、沉香、钩藤,新疆的阿魏,东北的防风、关龙胆,河北的北苍术、远志(彩图89)、黄芩等,均是名副其实的道地药材。

但是由于各种原因导致了道地药材并不地道的现象。

(一)药商操作关木通

20世纪的中药药害最严重者要算"关木通"给病人带来的痛苦,在中药处方中,有很多服用关木通的患者产生了不可逆转的肾损伤,原因是药材商的误用。"木通",《神农本草经》称之为"通草"(彩图 43),后人改称"木通"。通草也好,木通也罢,它的"通"字是指治疗疾病的功能,而不是药材形态特征。

但当时在东北发现一种木质大藤本,它的茎较粗,输导组织的导管粗大,看起来最符合"木通"的特征,有人用木通从一端吹气,另一端可有气出来。又大又多又漂亮的药材在药商安排之下被源源不断地流向药材市场,人们一看这种药材的切片也特别漂亮,医生并未验证疗效就普遍接受了!因为临床中医用药多是复方,若不慎重,出了问题难以发现原因所在,是否起效一时也难以判断。这样,一用数十年下来,随着肾毒性作用凸显,冰山一角终于暴露出来。此关木通(彩图 44)的原植物是"东北马兜铃",含有马兜铃酸,损害肾脏的罪魁祸首就是马兜铃酸。

(二)全球"露脸"广防己

防己(彩图 90)在中药中来源不一,它们属于马兜铃科植物。原来使用的防己是汉防己,产于陕西一带。后来从产量、质量、功效方面比较,在安徽、浙江、江西一带的防己科粉防己优于汉防己,汉防己逐渐被取代。粉防己被使用,疗效不错,使医生获得了一味良药。但突然有一天,人们突发奇想,粉防己只产于亚热带北部,而低纬度的岭南没有资源,以前当地可能曾有用一种藤本替代,那么就试一试吧,这样一种新的替代品出现了,名称也带上了地名,装扮得更为堂皇,"广防己"!不知底细者,还真认为这是一种广东所产的道地药材,质优而效佳!

在欧洲,比利时服用的减肥药内含有广防己,因为减肥药需要连续服用,集中的连续服用暴露出广防己的肾毒性,最后确定原因仍是马兜铃酸。广防己也是马兜铃科植物,它也含有马兜铃酸。这个减肥药物导致的马兜铃酸中毒事件,在世界上引起了重视,我们中国也对含有马兜铃酸的中药进行了清理,将其剔出了中药门户!这是一件好事。但西方人不太了解本草,就容易走极端,有的国家连使用了数千年的常用且优秀的细辛,也列为禁止使用的中药。这需要中医人面向世界普及本草知识,让世人真正地认识本草的优势。

(三) 谨慎使用广豆根

在植物界,神农选了两味槐属本草:一为槐实(彩图 91),来源于中国槐,主要生于中原;另一味是苦参(彩图 92)。两者均为非常常用的本草,均属中品。但在温带的戈壁草原也生长了一种槐属植物苦豆子,而且产量很大,另外,两广(广东,广西)分布一种与越南共有的越南槐。苦豆子与越南槐均有一定的毒性,神农未选,因为这类药物使用不安全。

后来新的中药又增加了山豆根,但全国并没有统一的来源,有豆科植物的木蓝属植物,也有防己科的蝙蝠葛。蝙蝠葛主要产于温带,带上地名,称之"北豆根",木蓝属"山豆根"只在江苏极少数地方使用,未普及。那么南方,尤其广东、广西,那里的植物种类十分丰富,是否也可找出一种代用品? 越南槐(彩图 93)被利用上了! 主产两广,就称为"广豆根"吧!

"广豆根"有一定毒性,在使用过程中经常会发生毒性作用,它的毒性大于防己科的"北豆根"。对这些中药进行整理,去除安全系数小的中药,是中药界亟须去做的事情。

我们的眼睛不能因一个"广"字或"浙"字、"川"字等就认为是道地药材了,那往往会上当。

(四)鸢尾变成川射干

《神农本草经》在几千年前选择了两种鸢尾科本草,一为射干,一为鸢尾。这两味本草虽然同科,但不同属,功效也有别。神农记载两味本草如下。

射干:味苦,平。主欬逆上气,喉痹,咽痛不得消息。散结气,腹中邪逆,食饮大热。

鸢尾:味苦,平。主蛊毒邪气,鬼疰诸毒。破癥瘕积聚,去水,下三虫。

对比一下神农的两味本草,除气、味相同外,找不到其他相同之处。射干的资源丰富,尤其产地多,栽培容易。从现在的交通运输来看,四川也不亟须自己生产替代品,且"川射干"功效也未经验证。

试想"鸢尾"是神农优选出来的365味本草之一,莫名其妙地被戴上了"川射干"之名!我们在选择本草或命名时,不是想当然的,一定要熟悉本草的源流,无源哪有流呢?

(五)选用药材要适度

中国幅员广,资源种类多,可供选择的本草基原比较丰富。当选择的一种本草有多来源时,是选形大者好,还是体小者好?野生的药材多生长在自然环境中,通过亿万年与环境的相互适应,形成了特定的形态幅度和稳定的内在质量。若将野生改成栽培,改造了生长环境和管理方式,药材形体上发生较大的变化,是否还适合药用或者药效有无变化?

常用本草经过几千年的优选,适度的类型被选择出来,保障了临床疗效,但现在有时还面临着药材的生产和新的基原选择,这是应该慎重处理的事。

我们首先看看早期选择的本草。

栀子:选择山栀子,形态较小,而不是那种形状大者、生于低纬度的水栀子。

蚤休(彩图 94):选择的是七叶一枝花,根状茎中等或偏小,西南部硕大的滇重楼并未选择。

百部:《神农本草经》称为茇草,习惯认为生长在高纬度的直立百部(小百部)质量好,而生长在低纬度的大百部品质要差一些,两者之间乃是蔓生百部,体型也介于两者之间。

白薇(彩图 95):基原有两种,一为直立的白薇,二为蔓生白薇,蔓生白薇株形较小,宋代选择的滁州白薇就是蔓生白薇。

麦门冬(彩图 96,现代称为"麦冬"):常绿草本,亚热带均可见到,但同类的种类多,选择为本草的是麦门冬这一种,而阔叶土麦冬的小块根硕大,历代本草并不选用。

茈胡(彩图 97,现代称为"柴胡"):同属种类繁多,药用本草的种类选择以红柴胡、北柴胡为主,有一类生于阴湿沟边的大叶柴胡并未被使用,后来证实此类柴胡不仅疗效有问题,还有毒性。

蔷薇属果实自古就作为本草,神农选择的是野蔷薇的果实营实,果型较小,而近代却变成了果型大的金樱子了!

枳实(彩图98):《神农本草经》已用,当时基原选择的是枸橘,果实较小,后来枳实的药材来自酸橙(彩图99),个体较大。

女萎:黄精属植物种类较多,但《神农本草经》只选了一种分布广、根状茎细而均匀的女萎(玉竹)(彩图100)入药,那些粗大的黄精被后人作为食物。

石斛:古人一直认为长在石头上的肉质、矮小者为佳,霍山石斛是历史上最佳的选择,后来资源缺乏,那些在低纬度树上长的众多种类,植株硕大,已无石斛原有的功效了。

山楂(彩图101):药材原先用的是野山楂,又称南山楂,是一种生在山冈灌丛之中的灌木,果实很小。但现在用北山楂山里红,果实硕大,以前是串糖葫芦的食材,用食材替代药材,质量上是降低的。

贯众(彩图102):贯众的基原,中国种类很多,其中贯众这一种,分布广,功效稳定,药材大小适中。近年来发现东北的粗茎鳞毛蕨个体大,产量高,成为《中华人民共和国药典》上收录的唯一种类。

另外,古代车前(彩图103)只用常见的中等大小车前;牛膝用的是野生品;石韦以有柄石韦和石韦两种为好;地骨皮(彩图104)以小灌木枸杞的根皮为地道,它的根皮厚,分布于低纬度的江淮地区。宁夏枸杞是大灌木,根皮薄,只是地骨皮的替代品。

动物本草,用鱼鳖之甲,不用海龟、玳瑁之甲,昆虫类多用,而大型兽类用得并不多。

栽培的药材,药用部位都变肥大了,缺少了原有的健壮之体,功效上是否受影响? 大家已经了解了附子、菊花等,请多注意药材形状的适度,过大的药材不一定是好药材!

四、下品本草也可控

《神农本草经》曰:"下药一百二十五种为佐使,主治病以应地。多毒,不可久服。欲除寒热邪气,破积聚,愈疾者。本下经。"下药是主治病的,但又是多毒本草。为什么有些本草容易产生毒性,这些"毒性"有何办法可以减轻或去除? 本草主治病的药,若发挥不了作用,上药、中药也难以很快解决疾病痛苦。下药虽为佐使,但很重要。

(一)本草毒性哪里来

本草主要来自自然界中的生物和矿物,其中大多数为生物,生物中又有一大半是植物。植物在自然界中很难主动避让,为了保护自我,通过亿万年的演化,产生了有效的自我防御措施,保护自己的种族正常繁衍下去。我们从植物类本草谈起。

1. 物理防御双赢法 植物本草多采用物理防御方法,这种方法可以起警示、吓唬、驱赶等作用,但并不大量杀伤对方生命,只是消耗一些自身资源,对自身基本上也没有伤害,或伤害不大。

植物体表面生长有厚皮、刺毛,可防止草食动物及昆虫类啜食其茎、叶、花、果,影响植物的生长繁殖。如木本植物都有厚厚的树皮,表面是木栓层,草食动物很难啃动,植物可有效地保护茎干。另外,很多木本植物树干和枝条上长了很多各种不同形状的针刺,动物靠近就会被扎伤,疼痛难忍,所以遇到这类植物就会主动避让,如皂角、云实、酸枣、大枣、蜀椒(彩图105)、秦椒、橘柚、枸橘、五加皮、营实。

有些植物的果实上长刺,如鸡头实、蒺藜子。

物理防御只是以防御为主,并不毒害对方,对自身也无毒,所以物理防御不存在毒性,只是避之不及产生伤害而已。

2. 化学防御是毒药　若本草基原采用的是化学防御,往往毒性较强,伤害对方剧烈,如植物蚤休、狼毒、大戟、巴豆、乌头、附子、天雄,动物斑猫、蜈蚣、全蝎、蕲蛇。《神农本草经》下药之中选择的化学毒的本草往往是猛将、大将,并且经过合适的加工,把握好适合剂量,都能保证安全。

但是非神农选择的本草,有的化学毒尚不清楚,一旦误用,毒害特别大。如含马兜铃酸的本草,神农选择了细辛、汉中防己。细辛用根,毒性含量极微小,合理应用,对人体是安全的;汉中防己资源有限,历史上的基原一直在变动,现在已是防己科的粉防己了。而青木香、马兜铃、广防己、关木通都是后人误用。

何首乌的毒性,菊三七、千里光的毒性,黄药子的毒性等,这些都是化学毒,并且目前尚未研制出解毒的有效方法,因此不能以身试药!

另外,植物善于保护自己,尤其是它们的关键部位如果实、种子,当这类植物果实、种子缺乏物理防御,数量不多,防御损失就更为重要。对植物种子统计会发现种子有毒的比例较高,所以我们在选用本草时,需应用种子时,要慎重为宜!

3. 理化联手更保险　　在生物防御之中,有一类折中的办法,理、化防御均有。最常见的如:我们加工山药、芋头时,若不戴手套,手部皮肤接触到黏液会痛痒难受;我们生嚼黄精时,嗓部会麻痒难受。但山药、芋头煮熟了,食起来并没有毒,并且是美味的食品;黄精经过九蒸九晒之后食用,软甜可口,是一种大众的滋补食品。为什么会出现这些现象呢? 在单子叶植物中,它们体内有一种特殊的黏液细胞,里面装满了草酸钙针晶束,一旦外界伤害了这种植物,里面的针晶束就会释放出来刺激皮肤、黏膜(包括口腔、咽喉甚至食管),使之痛痒难忍,人们往往认为这是有毒的,实际上只是一种肉眼看不见的针刺而已,它没有毒,只是有刺激性。

4. 半夏炮制古今异　　半夏的炮制在历史发展过程中越来越复杂,用明矾水,加姜汁,浸泡到没有麻舌味,再干燥切片入药,根据加入不同辅料采用的不同方法,有法半夏、清半夏、姜半夏等,其效果均是去除了麻舌的感觉。

但是张仲景的《伤寒论》中运用的半夏只用水洗,然后就能煎煮入药,并且疗效可靠。现代《中华人民共和国药典》规定半夏要炮制,民间有部分中医坚持用生半夏煎服,从未发生中毒现象,并且效果特别好。

那么半夏麻舌的原因是什么? 也是黏液细胞中含的针晶束! 有毒吗? 没有毒! 为何敢这么肯定去回答,因为我们实践过,启发来自黄山民间治疗毒蛇咬伤的方法。

黄山毒蛇常见,我们每年带学生到黄山实习,很担心被蛇咬伤,尤其是一种绿油油的竹叶青,它就在潮湿的沟边、路边小树上或石头旁的阴凉处。在这种竹叶青栖息的环境中,垂直的石壁上面滴着水珠,在这样的石壁上,往往生长着一种天南星科半夏属植物,只有一片叶,附在石壁上长着一个圆珠状的小块茎,植物名就叫"滴水珠"!

我们与山民相处几十年处出感情了,他们告诉我们,山区治疗竹叶青蛇伤就是采"滴水珠"救治,不同年龄服用粒数不同。服用时一定要注意,新鲜采集(或晒干)的药材,千万不能在口中咀嚼,根据用量用温水吞服即可,没有毒性!

我通过古今半夏使用经验相信民间的此方法,首先自己做试验,先整吞生半夏,一点儿毒性未发现,后又吞服小的虎掌,同样也是没有毒性反应。明白了,天南星科半夏属是常用的本草,功效卓著,在加工炮制过程中,人们为了"减毒"走了弯路,它们的有效物质在炮制过程中流失殆尽,效果当然就不行了。保持它们的原有物质,效果就会理想!学生们看到我亲自尝生半夏、生掌叶半夏(虎掌南星的原植物)没有事,他们纷纷效仿(尽管我一再告诫他们不要冒失),没有人发生中毒。因为半夏属的草酸钙针晶没有直接接触口腔、咽喉、食管黏膜,直接进入胃中,胃酸的强度很大,早把这种盐类溶解了。

(二)植物还有发泡剂

1. 民间验方老虎爪 在民间调查时,经常会听到老乡告诉我们,某处有一种草药,用它捣烂敷特定部位可以治牙痛,还能治风湿性关节痛,更有奇者会说,有的还用它治黄疸和哮喘呢!经过实地了解,原来就是毛茛科的毛茛属植物,生于山野的多为叶子上长有毛茸的毛茛。新鲜的叶子和根(全草)用来外敷,依功能烈性而称,有"毛老虎"之名,因为用它敷上不久,皮肤就会疼痛变红,如不除去,会起疮流水。依叶而名,又有称"狗脚迹"。另有一类,生在村庄附近的埂坎、沟边,它们的根为须状,肉质,用根外敷效果更猛,所以民间称其为"老虎爪"。这类植物有回回蒜、禺毛茛之类。

这类草药都是毛茛属植物,新鲜时对皮肤刺激较强,民间往往利用这种作用,刺激特定的穴位或部位,达到治疗疾病的目的。

2. 神农自有"石龙芮" 毛茛属植物作为本草,神农做了一个更好的选择,他从我国100多种毛茛属植物中挑选出一种名叫"石龙芮"(彩图106)的植物来,作为上品药。《神农本草经》记载其功效:"石龙芮:味苦,平。主风寒湿痹,心腹邪气。利关节,止烦满。久服轻身明目,不老。"

石龙芮植株高大粗壮,属于夏眠植物,在一些闲荒的水田中、池塘边、沟边,利用春天的阳光茁壮生长,全株光滑无毛。到了夏季,它已匆匆结完果实而枯。这种植物分布广,产量大,生长集中,采集容易,尤其药效好,以致被神农选作上品之药。它不仅茎叶全草产量大,资源丰富,药用方便,而且果实产量也很可观,产季集中,采收也很方便,在现代的《中华本草》中,专列了"石龙芮子"一条,作者认为神农的石龙芮药用部位是果实。

石龙芮民间别名有胡椒菜(《救荒本草》)、水姜苔(《吴普本草》)、胡椒草(福建),为什么有姜、胡椒这样带辛辣味植物的名字呢?原来石龙芮是毛茛属植物,它也有皮肤刺激作用。我带学生野外调查时,曾亲自尝了新鲜石龙芮叶的味道,入口辛辣厉害。但该植物只是刺激口腔皮肤,并没有毒性。所以,石龙芮及同属的一些植物刺激皮肤的作用会随着干燥后减弱或消失,若经过煎煮,可保证服用安全。李时珍在《本草纲目》中盛赞石龙芮之功:"石龙芮,乃平补之药,古方多用之,其功与枸杞、覆盆子相埒,而世人不知用。何哉?"倪朱谟曰:"石龙芮,补阴精,祛风燥之药也。原生水旁,性寒而润,凡相火炽盛,阴燥精虚者,以此充入诸滋补药,服食甚良,故《本草》主风寒湿热成痹,有滋养筋脉之功,主补肾益精明目,有育嗣延龄之妙"(《本草汇言》)。杨时泰亦赞誉之:"石龙芮补阴气不足,与枸根、覆盆同功,惟能补阴气而无失精茎冷之虚证,以故心热烦满无有不除。此正平肾胃气之谓也。至于风寒湿痹直本于同气相求者,还其真阴,而心腹之邪自净。试绎《神农本草经》利关节微义,岂非阴气之充于关节以致邪不能留乎"(《本草述钩元》)。

3. 民医畏惧威灵仙 大搞中草药运动时(20 世纪 60 年代),我家乡的县城中药材公司朱师傅认识了很多中药,也会用一些单方草药给人治病。他曾经用威灵仙的叶子捣敷作为发泡剂,治疗一些疾病,很有疗效。其实威灵仙内服治疗的疾病更多,作用更好,如风湿关节疼痛、跌打损伤、肢体麻木、骨刺鲠喉、急性乳腺炎等,我告诉他,他却不敢用。他的经验认为,外敷一点儿叶子就能发泡,这是有毒的,不能内服。其实威灵仙在铁线莲属 Clematis 植物中最为常用,是这一属植物中根为黑色须根系的类型,所以也称为"黑茜",因为它的功效与茜草相似,根形也相似,只是茜根(彩图 107)为红色,而威灵仙的根为黑色。

4. 神农"蔓椒"(彩图 108)是什么 在《神农本草经》中品里记载了一味本草:"蔓椒:味苦,温。主风寒湿痹,历节疼。除四肢厥气、膝痛。一名豕椒。生川谷及丘冢间。"

1999 年出版的《中华本草》给以下的考证结果做了结论:入地金牛以蔓椒之名始载于《神农本草经》,列入下品。《别录》云:"蔓椒,生云中川谷及丘冢间,采茎、根煮酿酒。"《本草经集注》云:"山野处处有,俗呼为樛……小不香尔,一名豨椒。"《本草图经》在蜀椒条下,重复了《别录》和《本草经集注》的观点,并云:"今亦无复分别,或云即金椒是也。"《本草求原》以入地金牛为名,云:"细叶者良。"综上所述,其原植物与今两面针相符。

现代专家根据以前历代学者的引导认为《神农本草经》的蔓椒为有蔓的椒类,"椒"与"花椒"类相同,只是非直立,而是有藤。治疗作用又是祛风湿为主,这样毫无疑问就是分布在亚热带中部和南部的芸香科植物两面针了,在《本草求原》中,首次记载为"入地金牛"。《本草求原》为赵其光著作,成书于 1848 年,至今才 100余年。

将蔓椒安在芸香科植物两面针头上? 我在考证《神农本草经》本草时产生了怀疑。

神农共优选了 365 味,每味本草均是特别优秀的,每个名额也都是特别珍贵的,怎么会到低纬度地区去找一味本来并不常用的本草? 神农只言蔓,并未言有刺,而两面针叶的两面均有刺。蔓椒味苦,而两面针味辛,这些明显不同。那么蔓椒到底是什么?

5. 蔓椒的考证之旅 《神农本草经》只有 365 个名额,被选进去的一定是常用的、资源分布广、治疗效果理想的本草! 首先对比现代中药中功效理想、运用广泛、历史上已习惯使用的本草,有没有功效与之相似的。互相一比照，发现了威灵仙的功效与蔓椒最为吻合。

"威灵仙"之名最早出现在梁代姚僧垣的《集验方》中，这是与陶弘景同时期的学者(公元500年前后)，而赵其光的《本草求原》是1300年后的事了。

威灵仙的功能是"祛风除湿，通络止痛"，与蔓椒一致。威灵仙的分布以中高纬度地区为普遍，并在全国分布广泛。

到底两者是否一致？这需要增加可靠的证据。

有一年，我带着资源普查人员一同在山上采样品，采了一捆威灵仙，让一位年轻人扛下山，他把样品架在脖子上扛回来了，样品本身并不沉重，但他的脖子全红了！这样又红又肿又疼，好几天才慢慢痊愈。什么原因呢？又转回来了，原来前面提到的那位中药师傅就是惧怕威灵仙能导致皮肤焮红发泡而不敢使用。

现代研究已证实，在毛茛科植物中，毛茛属、铁线莲属、白头翁属等含有原白头翁素，对皮肤刺激性较强，接触过久可使皮肤发泡，黏膜充血。新鲜时发泡明显，干了就不明显了。

上面那位扛威灵仙样品下山的小伙子就是中了原白头翁素的毒，皮肤受了伤害！

6. 发泡特性新启示 毛茛科植物中，茎叶含有原白头翁素是为了防护，可刺激人的皮肤出现焮红、肿痛，并出现水泡。民间形容其厉害的特性，"老虎爪"成为它的别名。虎掌平时是肉垫，走路无声,一旦捕食,掌中有尖爪,那是锐利的捕猎武器。其实毛茛科植物的这些特性,是为了保护自身。当它干了之后,失去了生命的状态,这种特性就消失了。

这是发泡的刺激作用,只是生活状态时的特性,干燥以后的药材就不明显了,神农在优选药材中不仅选了毛茛属的石龙芮,还作为上品药安排。这个考察提示我们,应该重新对石龙芮重视起来,不要让神农选择的上品药一直待在冷宫中!

通过综合考察,茎叶有发泡之作用,而不是有刺扎人状态,我们否定了蔓椒是赵其光发现的低纬度的入地金牛(两面针),从功效比对,与历史上常用的威灵仙一致。因而将神农发现的蔓椒与历史上常用的本草威灵仙合为一体,使威灵仙的发现史从南朝距今1500年推进至《神农本草经》的远古时代。古今一统,解决了历史上遗留下来的一味十分重要本草的延续发展问题。

从植物发泡特性跟踪探索,我们考证发现了两味《神农本草经》中重要本草的"踪迹",是一件很有价值的事。另外,在毛茛属植物调查中发现了两个新种类——庐江毛茛与怀宁毛茛;在铁线莲属调查中发现了一个新种类——巢湖铁线莲。这也是对现代植物分类学一个小小的贡献!

(三)药材陈久缓刺激

中药材歌谣有一首"六陈歌":

枳壳陈皮半夏齐,麻黄狼毒及茱萸。
六般之药宜陈久,入药才知奏效奇。

"六陈歌"介绍了6味中药,它们采集之后要适当地放置一段时间再药用,效果会更好。

以上6味药,枳壳、陈皮(彩图109)、茱萸是芸香科植物,这类植物果皮中含有很多分泌囊,挥发油含量过大,对人体有刺激作用。放置后,储藏的挥发油自然散发掉一些,入药则作用缓和,效果更好。

麻黄、狼毒、半夏3味本草,其中麻黄新鲜时有一定的刺激性,放置一段时间会减缓。狼毒是大戟科植物中毒性较大本草之一,新鲜时最易使人受害,采挖时如果不注意,手、脸会发生肿、痒等反应。半夏新鲜时对皮肤黏膜刺激非常厉害,炮制就是想办法去掉这种"毒性",但这类"毒性"完全去掉,功效本身也就减弱或消失了,所以,古人提倡适当放置一段时间,这样既减轻了毒性作用,功效又得到了充分显示,岂不两全其美!

这种需要放置一段时间,减轻或消除一些毒性作用的原理,其实就是这些生物活着的时候为了防止被动物损伤,自己准备了一些理化物质保护自己,自然存放一段时间后,这些在原来生命状态时有剧烈刺激作用的物质就会逐渐失去作用,药物功效就会不受干扰地发挥出来,因而古人总结了"六陈歌",若完全整理,种类还会增多。

有些过敏体质的人在野外闻到某些气味就会产生严重的过敏反应,如闻到漆树的气味或接触就会严重过敏;神农使用"漆"作为本草,用的则是"干漆"(彩图110)。

　　明党参(彩图 111)是安徽、江苏一带特产的本草,滋补的功效很好。在加工时,需要开水烫后刮皮,其水蒸气中含有一种挥发性物质,有些人接触后很容易过敏而肿胀出水。过敏体质的人在服用时也要适当注意。

不傷人。欲輕身益氣，不老延年者，本上經。

中藥一百二十種爲臣，主養性以應人。無毒有毒，斟酌

其宜。欲遏病，補虛羸者，本中經。

下藥一百二十五種，主治病以應地。多毒，不可

久服。欲除寒熱邪氣，破積聚，愈疾者，本下經。

三品合三百六十五種，法三百六十五度，一度應一日，

以成一歲。倍其數，合七百三十名也。

藥有君臣佐使，以相宣攝合和。宜一君二臣三佐五使，

又可一君三臣九佐使也。

藥有陰陽配合，子母兄弟，根莖花實，草石骨肉。

有單行者，有相須者，有相使者，有相畏者，有相惡者，

有相反者，有相殺者。凡此七情，合和視之。當用相須相

使者良，勿用相惡相反者。若有毒宜制，可用相畏相

第六章

本草
配伍
非霸道

神农医学若没有正确的配伍,则形不成伟大的医学,正确的配伍必须将本草分为不同级别,各司其职。如果本草随便占位,本草配伍杂乱无章,也未必能形成一个传承几千年的伟大医学。

神农特别重视配伍,在《神农本草经》序录中,开篇即将 365 味分为 3 类,上药 120 种为君,中药 120 种为臣,下药 125 种为佐使。

"药有君臣佐使,以相宣摄合和。宜一君二臣三佐五使,又可一君三臣九佐使也。"

另外,还有一些辅助条件,如阴阳配合,子母兄弟,根茎花实,草石骨肉;还有七情合和也要兼顾。

在这样的正确配伍下,神农医学在历史上的治疗效果得到了肯定,随后的《伊尹汤液经》和张仲景的《伤寒杂病论》把神农医学推到了历史上的高峰,若没有正确的配伍原则,这一点是做不到的。

以前曾有一个"医学形成的理论",其内容是"劳动人民在生产实践中,在同疾病作斗争的过程中,创立了医学。"按此理论,只要具备以下四个条件,就可能产生新的医学:一是劳动人民,二是生产实践,三是与疾病作斗争,四是合适的组建理论。

在世界各地,不同地域、不同民族均有劳动人民,他们都要参加生产实践,在生命的历程中,每个人、每个家庭、每个社会团体、每个民族都要同疾病作斗争。这些条件大家都具备,为什么只有中国产生了伟大的中医药体系,传承了上下七千年,并且逐渐被世界了解和认识,正在逐步扩大为全人类服务,而其他民族却难以产生这种伟大的医学呢? 当然地域差异、文化差异、资源差异等是有不同,但最主要的是有没有合适的理论体系!

一、单味应用是初级

自然界存在的自然生命,包括动物、植物、微生物等,它们适应不同环境生存,并且发展出适应环境的方式、防护侵害的措施,甚至产生的物质对其他生物会起到一定的作用。这就是本草药性产生的一种自然机制。

这只是单个生物或它的成分在另一类生物身上产生效应,或可说是现在的药理作用。但这不是医学,因为它很难治愈疾病。

人类疾病往往是多因素导致的综合反应,疾病在这个过程中又经历发展,随时都在变化着。疾病是一个系统的反应,治疗也得要有系统性、有效性、针对性才会提高疗效! 单味本草的应用,无法灵活兼顾疾病的系统反应,在疾病的某个阶段会起作用,但疾病稍一变化,它就无法适应,效果就不好或失效了。

民间经验(不是指民间医生),往往人们记住某药可以治疗某病,在实践中发现有的有效,有的无效。有效者也可以逐渐失效,就是这种道理。民间医生的经验往往多于普通人群,有些简单的配伍相当于药对、小组合,这样就成了小验方,小验方疗效可以高于单味药的单方,但仍是医学的初始阶段,成不了系统医学。

有句俗话说"单方气死名医",我说气不死！因为明白的医生他是用医学系统对付疾病，而单方、验方只是一个一对一的追打过程，稍有变化，甚至可能失去目标，哪里能谈上治疗效果？而医生可以考虑疾病各个方面使用复方，并且隔上一段时间跟随疾病而调整，总体治疗效果十分理想。

二、本草配伍是王道

首先明白君、臣、佐使药不同。

君药"主养命以应天。无毒，多服久服不伤人。欲轻身益气，不老延年者，本上经。"

臣药则"主养性以应人。无毒有毒，斟酌其宜。欲遏病，补虚羸者，本中经。"

佐使药"主治病以应地。多毒，不可久服。欲除寒热邪气，破积聚，愈疾者，本下经。"

（一）中医临床何为君

一般认识是针对疾病的主药为君，协助君药者为臣，其他纠正不重要的症状或助主药、臣药者为佐使。如在战场上，冲锋陷阵，与敌拼杀者为君，辅助君药而解决主战场有关问题是臣，而那些救护伤员、打扫战场者可能就属于佐使了。具体指挥官如何运筹帷幄，如何考虑大战策略则与这场具体战争毫不相关，这难道能是中医临床的配伍吗？

《神农本草经》不仅是最早的本草经典，应该也是最早的医学经典。从本草配伍来看,《神农本草经》开篇第一句就是"上药一百二十种为君,主养命以应天",随后是"中药一百二十种为臣,主养性以应人""下药一百二十五种为佐使,主治病以应地"。从《神农本草经》中看出上品药才有资格为君,它能养命以应天,与天时相应;中药(中品药)为臣,它能养性以应人,针对人的体质及疾病的总体状况进行安排;下药为佐使,是针对疾病,"欲除寒热邪气,破积聚,愈疾者,本下经。"《神农本草经》的配伍原则使人明白针对疾病打仗者是下品药,多毒,不可久服,与敌人对打,必然互有伤害,因此不可久服! 要针对病人疾病的进程,针对病因调理遏制疾病的发展,并增强人因病而导致的虚羸,使病人增强抗病能力,并尽快恢复,这是中品的功劳,那么君药就轻松了,没事干了! 君不干事,并不是不需要干事,他有更重要的事去做! 君药主养命以应天,它是无毒的上品药,多服久服不伤人,可以轻身益气,不老延年,人体若是这种情况,可能疾病不易近身,即使近身也可较快地痊愈。君药,在方剂组合中是最高级的组合,为什么《伤寒杂病论》中甘草用了124次,因为它是君药,桂枝、大枣之类均是君药,所以出现的频率就特别高。这些本草在方中调节人体,才是真正的君药! 后来慢慢地理解成一次"战争"杀了几个敌人是君药所干之事,而逐渐偏离了原来的方向。

(二) 霸道不是长期法

在本草配伍中,虽然下品药主治病以应地,但多毒,不能久服,有除寒热邪气、破积聚、愈疾之功。若人体已经十分虚弱却一直运用下品药,即使疾病好了,人身体也好不了,一旦风吹草动,又会倒下。所以,先把病人扶起来,上药、中药均要考虑进入配伍之中,这才全面。配伍之中,养命之上品本草不能忘,将体质调强,能抗病,不生病,这才是良策。真生了病,也不仅仅靠拼杀,那样只会两败俱伤,同归于尽。留人治病才是根本。或人与疾病共存,减缓痛苦,这也是中策也。神农医学上药为君,中药为臣,下药"治病,多毒,除寒热邪气,破积聚,愈疾者",只是佐使,这是配伍之原则,神农医学之至宝。后世不明,改成"主病之为君,佐君之谓臣,应臣之谓使",那就是反了方向,原则错了,一切也就乱了。

(三)药选自然才长久

《神农本草经》仅选 365 味本草,有几个原则:一是药要有德,不害人,这是关键之点,不害人之本草还要分为上、中、下三品,根据能力大小而分等级;二要药效佳,神农选择之药,通过几千年无数的病例验证,效果均是理想的,所以流传下来后均成为中医常用的本草,而后来不断增加的,淘汰率很高,很快就无影无踪了!三是资源丰富,神农不用那些罕见之品,365 种均是常见之物,生产大多数均很方便,资源也丰富,绝大多数合理应用,几千年都不绝,这种选择思维是高度智慧!

我们人类在地球表面生活,选择适合人类生存的温度、湿度范围聚集。黄河起源于青藏高原,流淌于广袤的高山、高原、沙漠、草原及平原,主要辗转在温带地区,这里是适合人类生存的地区,这里的生物(植物、动物)以及蕴藏的矿物与人类亿万年共同存在,互相适应。所以,经神农选择的本草不仅适合黄河流域的人类治病,同样适合全国不同地域的人治病,这些年通过中医走向世界各大洲,已成为世界适用的本草!

在本草发展过程中,有一些术士通过冶炼(原先称为炼丹)发现一些自然之物的成分会发生变化,他们想获取"宝贵的丹药",用以延长生命,迎合了一些权贵阶层的想法。这种思想在中国古代曾流传了相当长一段时间,对神农医学的传播产生了一些不良影响。后来,人类慢慢认识到这种炼丹术所获取之物大多对人体毒性增强,只有少数作为外用药尚可,但内服风险较大。经过 2 000 年左右发展,这类技术成为"化学"的前驱。现代化学药物在继续着这条路,虽然对一些疾病会产生一定的作用,但毒性作用却是不可忽视的。

(四)"香茶"后来合自然

中医药基本上是从自然中选择适合的植物、动物、矿物的某部分,经过加工、干燥成为药材,运输至各地,然后再炮制成饮片,根据病人状态,经过医生临床诊治配伍成处方,取来饮片经过煎煮而服用。这种方法,民间通常称为"香茶",一种茶饮,但与一般茶不同,它散发着"药香"。

这种采用最自然之本草,应用最普通的方法煎煮出汁饮用,比食用食物更精炼,是常规方法、自然之法,经过消化道吸收、扩散至整体。这样的方法容易消化、吸收和排泄,特别适合治疗人体疾病,是最优越、最方便、最有效的方法。

后人也尝试了很多给药方式,如鼻疗、肛疗、注射疗法,但只有经过口腔最为方便与自然,其他途径有的与自然不吻合,会导致一些不良反应。

三、自然多样为共存

现代生物学(尤其是生态学)强调生物的多样性,生物的多样性实际上是多层次的。

（一）孤家寡人天不容

我们试想一下,在生物界,某一种生物只有一棵,它能长久存在吗?没有社会性,几乎就没有存在的可能了!以人比喻,一个把对手都除去的人,虽然没有人与他争夺利益了,但他缺少了人的帮助,不可能方方面面那么顺利,最终还是无法正常生存,传宗接代也受限制,只能随着个体生命的消失,整体也就消失了。

从个体向上的群体,现代往往忽视了多样性,如前些年植树造林,满山遍野都是马尾松,一旦感染松线毛虫,那就是灭顶之灾;前些年白杨因板材有利可图,到处都有种植,没想到春天飘絮之时,漫天飞舞的杨絮造成很多人过敏,十分难堪。不仅如此,单一化的种植,看起来绿化了,但另一个重要的问题出现了!这个问题被人们用"人工荒漠"来形容了!因为在这种单一化的林下,生物的多样性被破坏了,这种种植模式造成了新的"荒漠"。

栽培药材更容易出现生态失衡情况,如芍药南移栽培,有性生殖因为气候变化而丧失,只能在人为的帮助下采用无性生殖。有性生殖产生的是直根,可能生长多年,这就是神农时代芍药的特色"味苦,平。主邪气腹痛"。而现在的栽培白芍根只能生长 3~5 年,如不收获,就会烂掉,因为它是根状茎上长出的不定根,不同品种生长年限有别,最多也只有 5 年(线根)。生态环境变化了,药用器官也变化了,如何还有在原野中生长的功效?附子在中高海拔生长,至深秋才能长成熟,这时体内储藏了足够过冬的营养和次年春季萌发的动力,所以它"味辛,温。主风寒欬逆邪气"。而低海拔栽培,夏季根已

"成熟"，无法储藏附子本该产生的物质，并且在温暖的低坝地区生长失去了有性生殖，夏天如不采挖就会腐烂在田地里，这种物候期的变化影响药性程度就非常大了，成了形同物非，再也不是以前野生的附子了，若寄予大任，岂不误事害人！

总之，若破坏原有生态，种植环境发生变化，就会导致药效降低以致失效。

（二）生物体内多生命

人体之内除了正常的器官组织以外，尚有众多的微生物存在于人体的腔道之中，一旦这些微生物的生态环境变化了，分布、繁衍失常就会影响身体健康！其实不仅人体，植物体内也会有众多内生真菌。严格讲起来，每一个生命体都是生物多样性世界。知道这种现象后，我们将会想到本草治病的配伍原则绝对不是主药之药就是君，因为看到的病，也许只是表象！治愈疾病是系统工程，得从生态上调整，人体内环境、外环境，本草配伍之间的环境，这样才是关键之处。所以，君、臣、佐使要回归到神农医学之原，才能更有效地治疗疾病。现代的转基因生产，不管是生产食材也好，药材也好，其结局可能是灾难性的。因为它是人类亿万年演化过程中从没遇到的生命体，要人类去食用它或作为药物去服，只能造成人的变异，后果将难以预测。

神农医学为什么传承这么长时间还照样有效？因为它抓住了本质，不改造自然，顺应自然，利用自然，与自然和谐相处。本草的选择，本草的配伍，一切顺应自然，这样的医学才是智慧的医学，才是人类需要的医学！

　　好的医学符合自然,包括医学受益者病人,包括自然界本草的选择、生产、应用以及配伍,这是本草的社会学,仅仅认为是"用药如用兵",那只是一部分,仍然要考虑到生态,留人治病,共存,这才是治疗社会学。

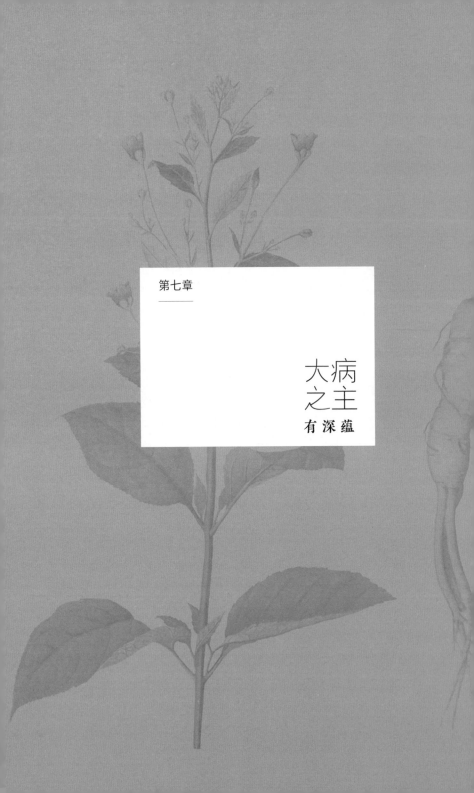

第七章

大病
之主
有深蕴

在《神农本草经》的"序录"之中，有两个最主要的内容往往被后代疏忽，一是三品连带的君臣佐使配伍理论，这是选药和配伍的原则，后人认为只要有药效就是药，不再重视药之品。三品与临床的配伍有关，不重品连配伍也被忽视了，导致后世中医学走偏，以为治病主药就是君药。二是"序录"最后有一段主要内容——"大病之主"，一直被忽视，这一忽视使整个中医学的发展绕了一个大圈子。下面从大病之主谈起。

一、神农总结大病主

《神农本草经》开篇"序录"的最后一段介绍了"大病之主"。《神农本草经》惜字如金，"序录"是全书的理论概括，共有640字，而该段"大病之主"就用了122字，占19.06%，真是该文的大篇幅！

《神农本草经》原文如下。

夫大病之主有：中风伤寒寒热，温疟，中恶，霍乱，大腹水肿，肠澼下利，大小便不通，贲独上气，欬逆呕吐，黄疸，消渴，留饮癖食，坚积癥瘕，惊邪，癫痫，鬼疰，喉痹齿痛，耳聋目盲，金疮，踒折，痈肿恶疮，痔瘘，瘿瘤，男子五劳七伤，虚乏羸瘦，女子带下崩中，血闭，阴蚀，虫蛇蛊毒所伤。此大略宗兆，其间变动枝叶，各宜依端绪以取之。

仅用 122 字,列了很多疾病,疾病如何分述? 欬逆呕吐是一个病还是两个病? 这 122 字列举的疾病有没有类别? 它们之间为什么这样排序? 为什么要选这些病而其他的疾病不去选择?

带着这些问题,我们仔细地分析了这一段 122 字的内容,试探着断句,分出类别,寻找排序的相互关系,并查阅了从陶弘景发掘出《神农本草经》直至后世从《经史证类备急本草》中辑出的《神农本草经》,历史上没有一位学者考虑了以上几个问题。

我们试着句读,分项,将神农的"大病之主"共列出了十二大类。

夫大病之主有:
中风伤寒寒热。
温疟,中恶,霍乱。
大腹水肿,肠澼下利,大小便不通。
贲独上气,欬逆呕吐。
黄疸,消渴。
留饮癖食,坚积癥瘕。
惊邪,癫痫,鬼疰。
喉痹齿痛,耳聋目盲。
金疮踒折。
痈肿恶疮,痔瘘瘿瘤。
男子五劳七伤,虚乏羸瘦;女子带下崩中,血闭阴蚀。
虫蛇蛊毒所伤。

此大略宗兆,其间变动枝叶,各宜依端绪以取之。

经过以上断句,分条目,似乎比原来连排清晰多了!

二、大病之主是关键

随着"序录"之后,上、中、下三经列有365味本草,多数本草均有"主"之,此"主"非有些学者的论点(认为是历代"主治"的避讳所改,唐代有个皇帝叫李治,"治"字不能用了),其实在《神农本草经》中记载:"下药一百二十五种为佐使,主治病以应地。"这里能用,后面就要避讳,有此理吗?何况《神农本草经》是梁代发掘出来,早于唐代,怎么会避唐代皇帝之讳呢?

原来上、中、下三经之中每味本草所"主"的内容,均与"序录"大病之主有关,是关键、重要的疾病!

(一)上经术与天门冬

1. 术(彩图112)

味苦,温。主风寒湿痹,死肌,痉疸。止汗,除热,消食。作煎饵久服轻身延年,不饥。

2. 天门冬(彩图113)

味苦,平。主诸暴风湿偏痹。强骨髓,杀三虫,去伏尸。久服轻身益气延年。

这是上经本草的排序,先是本草名称,再为味与气,随后就是关键的"主"的内容,"主"之后没有动词,指的主要是大病之主等内容;

在主之后带有动词的部分,则为辅助解决的病症。上经无毒,都可久服。

(二) 中经玄参与旋复花

1. 玄参(彩图114)

味苦,微寒。主腹中寒热积聚,女子产乳余疾。补肾气。令人目明。

2. 旋复花(彩图115)

味咸,温。主结气胁下满,惊悸。除水,去五藏间寒热,补中,下气。

中经之文排列与上经一样,但没有久服的内容了。

(三) 下经附子与溲疏

1. 附子

味辛,温。主风寒欬逆邪气。温中,金创,破癥坚积聚血瘕、寒湿踒躄、拘挛膝痛不能行步。

2. 溲疏(彩图116)

味辛,寒。主身皮肤中热。除邪气,止遗溺。可作浴汤。

下经正文同样没有久服,并且是主治病以应地,因此主要是除寒热邪气,破积聚,愈疾的功能。

大病之主的内容原来与上、中、下三经是紧密相关的,明白了大病之主,经文的句读就迎刃而解了,不再像市面的《神农本草经》,句读五花八门,莫衷一是。

三、大病伤寒互呼应

张仲景的《伤寒杂病论》失散,后人整理而成《伤寒论》和《金匮要略》,这两本书被后世尊称为经方之祖,指导后世中医药的发展。宋刻《伤寒论》序云:"夫《伤寒论》,盖祖述大圣人之意,诸家莫其伦拟,故晋·皇甫谧序《甲乙针经》云:伊尹以元圣之才,撰用神农本草,以为汤液;汉张仲景论广汤液,为十数卷,用之多验;近世太医令王叔和撰次仲景遗论甚精,皆可施用。是仲景本伊尹之法,伊尹本神农之经,得不谓祖述大圣人之意乎!"

从此序知《神农本草经》《伊尹汤液经》《伤寒杂病论》的传承关系。《神农本草经》的"大病之主"是神农关于疾病认识层次的归纳总结,是对人类疾病与本草关系的理论升华。我们能否找到《神农本草经》的"大病之主"与《伤寒杂病论》的关系呢?

(一)《伤寒论》中藏风寒

翻开《伤寒论》目录就会看到辨太阳等六类病的脉证并治,及霍乱病、阴阳易差后劳复病。太阳、阳明、少阳、太阴、少阴、厥阴是什么病? 它们均是人体外感风寒,随着人的体质不同,而出现实证"伤寒"和虚证"中风",体现的症状均有寒热,寒为因,人感受外感,身体内部不同部位郁闭就会导致体内产生的热量不能正常散发而出现不同程度的"寒热"。整个太阳、阳明、少阳、太阴、少阴、厥阴,只是外感六大层次,人体反应有中风、伤寒,出现的症状则为寒热。

1. 太阳病　论曰："发热,汗出,恶风,脉缓者,名为中风。"又曰："太阳病,或已发热,或未发热,必恶寒,体痛,呕逆,脉阴阳俱紧者,名为伤寒。"

2. 阳明病　亦有中风、伤寒。论曰："阳明中风,口苦咽干,腹满微喘,发热恶寒,脉浮而紧。""阳明病,若能食,名中风,不能食,名中寒"(此处"中寒"是"伤寒"的另一说法)。

3. 少阳病　论曰："少阳中风,两耳无所闻,目赤,胸中满而烦者,不可吐下,吐下则悸。"又曰："(少阳)伤寒脉弦细,头痛发热者,属少阳。"

4. 太阴病　论曰："太阴中风,四肢烦疼,阳微阴涩而长者,为欲愈。"

5. 少阴病　论曰："少阴中风,脉阳微阴浮者为欲愈。"

6. 厥阴病　论曰："厥阴中风,脉微浮为欲愈,不浮为未愈。"

从以上《伤寒论》原文可了解到,阴病、阳病均有中风(虚证),阳病有伤寒(实证),阴病无伤寒。

整部《伤寒论》谈的就是《神农本草经》大病之主的首句"中风伤寒寒热"。另外,附带介绍了霍乱(属于《神农本草经》大病之主第二条之中疾病)。

（二）《金匮要略》与大病

《伤寒论》只介绍人最易患的，变化最快的，最影响生活、工作和身体的疾病，而其他疾病，最主要的则收录在《金匮要略》中介绍。在《金匮要略》中记载如下。

1. 第四　疟病
2. 第六　血痹虚劳病
3. 第七　肺痿肺痈欬嗽上气病
4. 第八　奔豚气病
5. 第十　腹满寒疝宿食病
6. 十二　痰饮欬嗽病
7. 十三　消渴小便不利淋病
8. 十四　水气病
9. 十五　黄疸病
10. 十六　惊悸吐衄下血胸满瘀血病
11. 十七　呕吐哕下利病
12. 十八　疮痈肠痈浸淫病
13. 十九　趺蹶手指臂肿转筋阴狐疝蛔虫病
14. 二十二　妇人杂病
15. 二十三　杂疗方（马坠、一切筋骨损方）
16. 二十四　禽兽鱼虫禁忌

以上均与《神农本草经》的"大病之主"有密切关系。原来《神农本草经》所列"大病之主"的疾病，不是神农时代只知道这些疾病而展示出来，而是这些疾病是关系到人体健康的关键性疾病。整部《伤寒论》主要解决"中风伤寒寒热"，以及附带的霍乱与温疟（《伤寒论》的文中涉及),其他重要的疾病,以《金匮要略》来列出,逐条阐述,只有喉痹齿痛、耳聋目盲及惊邪、癫痫、鬼疰等少数条目未专门论及。

四、重新重视大病主

(一)大病之主神农定

神农定了大病之主,使人们能了解每味本草最重要的关键作用,能简便地把握本草特性,并且统一了格式,全书的句读迎刃而解,使几千年来人们难读懂的经书变得通畅易读了。

(二)大病之主联古今

大病之主神农定,这是人类智慧的结晶,绝对不是随便将几种疾病拼凑而成,它是联系古今的医学系统!

大病之主,在《神农本草经》中一气贯之,同神农医学的传承者——张仲景的经方上下贯通,是千古不易之规矩。若要继承经方医学,大病之主必然是首先明白之原则。

(三)弘景误解大病主

陶弘景在茅山修道,所幸他被梁武帝看中,能出入于皇家,涉猎古之藏书,有如此好的机会,他一鼓作气将别人无法见到的秘本《神农本草经》整理出来,同时又将《名医别录》也整理出来。在这之前,张仲景在南阳也只是用民间秘本治疗伤寒与杂病,但他或未见到《神农本草经》,或者曾见过,但并不叫《神农本草经》,因为是在民间秘传。因此,陶弘景是幸运的,他将《神农本草经》用朱书抄录,被后世收录,千余年不乱,这是陶弘景之大贡献!神农之功臣也!

陶弘景是修道之人,同时他始终想着如何用医药帮助修道之人解决身体健康问题,所以有了葛洪的《肘后备急方》,陶弘景的抄录本《辅行诀藏府用药法要》。当然,从当时的情况来看,医药之书被秘传,能被看到的实在太少了,因而,如果能增加一些本草种类,知道一些治病的处方,增加一些疾病的治疗方法,这均是求之不得的。因此,当陶弘景见到《名医别录》,将其与《神农本草经》合而为一成为《本草经集注》。两书虽然不是一个档次,但陶弘景这次整理使《名医别录》完整地保留下来了,这也是陶弘景的一个功劳,但陶弘景同时又做了一件事,他看到《神农本草经》的"大病之主",他认为神农当时只能收集到这些疾病,他就把自己能收集到的疾病名称分门别类地列了出来,列出很多名目来,加到《名医别录》中。后世效法,到了《新修本草》《经史证类备急本草》《本草纲目》均不断增加,大家只想到数,而未考虑到质!经方只112,却可治疗天下之病!不是以多取胜呀!

五、大病、三品是创举

(一)大病之主是医学

大病之主联系整体《神农本草经》,抓住了关键,简化了程序,解决的是医学大问题。大病之主把医学简化了,方也就简化了,本草自然也不用太多了,病不多(大病为主),方精准(经方112方),本草也不会太多(365味,定岗定位)。

（二）三品德能分等级

《神农本草经》的三品更是创举，三品分，德立见，分能力，层次明。用之心中有数。当三品与大病结合，一个医学系统出现了！

（三）君臣佐使大生态

现代的生态效应，自然、多样、系统化，君、臣、佐、使的组合，使本草按三品、按大病，成为一个医学创举，这就是医学的高峰，高得人类几千年未看到顶，因而也不知道到底有多高！因为人类还没有测量医学高度的仪器设备。

三品、配伍、大病之主，这是医学体系的原则，所以，《神农本草经》不是单纯的本草经典，而是一部中国乃至世界的医学宝典！她能完整地被保留下来，这是人类的福祉！

（四）转换意识看神农

简言之，人们看不懂《神农本草经》是中国历史上并没有很重视自己民族创造的医学系统，虽然《神农本草经》有幸被保存下来，后人只把她当作一本普通的本草书籍，她的深度和高度没有人能理解，数数的人很多，探宝的人不多。将神农创立的医学体系称为"神农医学"，那就不一样了！从七千年前，延至今天，普及全球的医学，有自己的位置，自己的高度，自己的广度，自己命名的本草，自己命名的大病，自己的君、臣、佐、使，自己的配伍原则，自己的经方，自己系统的理论！这就是她的伟大，值得崇敬之处！

如若不信，新型冠状病毒肺炎在世界肆虐，还是她挺身而出（如用了四个经方组合成清肺解毒汤),有效遏制了顽劣,告诉中国人民和世界人民,七千年传承下来的医学还有用,这个老人还未老,并且有智慧,有高度,做事深沉,有把握。不信,你来试试!信她,学好她,这才能获得真本事,真能力!

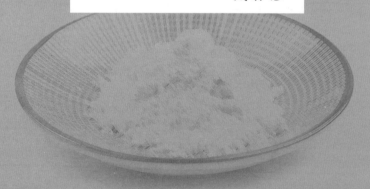

第八章

神农命名
农名
神命
藏智慧

本草名称用于治病，必须准确！错不得！若认不准，会影响治病效果，有的甚至出现医疗事故，那更是莫大的罪责！

神农在《神农本草经》命名了 365 味，这些名称简洁，通俗易懂，是从自然中获取，无任何文字游戏，无文人卖弄，本色突出，无任何修饰之语。名称可便于认药，突出特征，引导识药（了解药性），告诉特性，帮助使用者判断药用器官甚至隐喻的功效，会出现很多综合性知识。

本草的名称作为目录之名者，我们称为正名，从古到今，一直使用这个名称，正名能让人一看就明白！有少数本草，还做了一些补充说明，这是神农考虑到后世不易理解，提醒之名，用"一名"示之。这"一名"不是一般意义上的"别名""异名"，也是正名！正名是严肃的，而别名、异名是比较随意的称谓。

神农命名的本草名称，不需拐弯抹角去理解，因为这些名称都直截了当！所以，理解神农给本草的命名，直接从自然中理解，思维越简单效果越好，切忌繁琐考证，更不能用现代人的理解去做解释，几千年前的神农能知道现代人的三观，知道他们在想什么吗？神农会迎合现代人的想法去给本草命名吗？

掌握这些自然简约的思维，在考证神农本草名称时，往往有意想不到的惊喜,真是"大道至简至易"!

一、神农命名有原则

神农对本草命名往往尊重并追溯源头,分清大类。以常见动物比喻,命名简洁,加强认、识、用,与特征联系。

(一) 分清类别不出乱

自然界物质有三大类群,都被神农选作本草,既有组成地球的矿物类,也有依赖地球的地、光、水生长的植物类,还有依赖植物生存的动物类。

1. 矿物本草"金""石"傍 在矿物本草中,若为金属类,多有"金"字旁,如铁落、铅丹(彩图 117)、粉锡、水银等;另外,大多数以石命之,如滑石、石膏、石脂、白石英、紫石英、消石、阳起石、长石、理石、石钟乳、矾石、代赭石、磁石、石胆、石硫黄、凝水石、石灰、礜石等;尚有些特殊颜色和盐类,则有丹沙、空青、曾青(彩图 118)、扁青、白青、肤青、戎盐、卤咸等。

2. 植物多与草木联

(1) 全为木者:朴(厚朴),松(松脂),柏(柏实) (彩图 119),槐(槐实),楝(楝实),梅(梅实),桃(桃核仁),橘(橘柚),枳(枳实),杜(杜仲),柳(柳华),桐(桐叶),桂(菌桂),梓(梓根白皮),榆(榆皮),椒(秦椒、蜀椒),桑(桑根白皮、桑寄生),栾(栾华)(彩图 120),杏(杏核仁),李(郁李仁)等。

(2) 全草双名两个草:来源为草本者,双名则两个字上均盖草,如葶苈、荠蒉(彩图121)、芫蔚、蘼芜、菖蒲、蒺藜、萹蓄(彩图122)、薏苡、莨菪、紫草、蘭草、草蒿、荩草、茵芋、苦菜、茯苓、芍药、藜芦等。

(3) 半草半木有讲究： 有些本草,名称出现有"草"字头,也有"木"字旁者,均有特殊之原因,如松萝(长在松上之地衣)(彩图123),菌桂(桂树之皮满是菌),蔓椒(草质藤本有辛辣之味),茅根(彩图124)、葛根、茜根(有根的草本,并且药用根或根状茎部位),木蘭、林蘭(此处之蘭草字头,是蘭科之草,生在树上,或生在林中,单木之上叫木蘭,多木之上为林蘭)。

(4) 上为柔草下硬木： 有些本草之名非常有特色,上盖草,下撑木;虆(蓬虆),小木本,下为木质茎,上为茂密似草本的茎叶,果实累累在枝叶间;菜(葈耳),苍耳也,虽是草本,但茎坚硬不倒,枝上叶大而茂,中有硬果(彩图125);藁(藁本),大草本,木质化,下为硬枝条,上为茂叶,中为高高的枝条;蘖(蘖木),小檗科植物,看起来是草,其实是木,基部容易分蘖,丛生,所以称之为蘖木。

(5) 本草之花分得清： 在《神农本草经》一书中,有的本草的"花"用"华"字,是什么原因呢? 原来这些开花的本草是树,是木本,不是草本,如荛华、芫华、栾华、柳华等。

3. 动物偏旁"犭""虫""鱼" 神农选择动物本草,有一窍门,与人生活的环境离得远的动物少用或不用,用的都是常见之种,人类也容易见到和熟识,如鲸鱼、腽肭脐、深海鱼油、珍禽、水中之鱼、玳瑁等均非常用之品,均不用。在动物类本草中,用"犭"描述小型兽类或养殖的家畜,或性猛烈之昆虫,如牡狗阴茎、斑猫等;水中之鱼也颇少,仅见蠡鱼、鲤鱼胆、鳖甲、乌贼鱼骨、鮀鱼甲及似鱼的小昆虫"衣鱼"。虫类本草较多,如蜂子、水蛭(彩图126)、牡蛎、䗪虫(彩图127)、桑螵蛸、白僵蚕、䗪虻、萤火、蜜蜡、白颈蚯蚓、蛞蝓、文蛤、海蛤、蟹、蜈蚣、䗪蠮、蝼蛄、蚱蝉、木虻、蛞蝓、蛴螬、蠮螉、露蜂房、虾蟆、蛇蜕等。

(二)重视源头保安全

本草名称首先接触,开始就错,后面则会全错! 所以本草命名很重要! 如何保证用药安全? 源头认准,命名准确,这样才能保证几千年不乱。重视源头的植物、动物和矿物特征,然后再往下游的采收、加工、药材、饮片就不容易错了,若逆向行驶,从下游至上游,就非常容易错。

源头是矿物的本草,如滑石、龙骨、龙齿、丹沙、石膏、石钟乳、磁石、雄黄、石硫黄、石灰、铁落、水银等,一看到名称就能想到它是什么形态或特点,并且名称简单、通俗,容易记,不易忘。这就是神农对矿物药抓住源头命名的几个例子。

源头是植物的本草,如命名形态逼真的有人参、百棘、附子、射干、鸢尾、狗脊、乌头、栀子、卫矛、虎掌、百合、茅根、五加皮、旋花、紫草、大黄、白头翁、云实、龙眼、大枣、鸡头实等;命名气味明显者有甘草、细辛、苦瓠、苦参、腐婢、酸枣、五味子、蔓椒、败酱(彩图128)等;命名以习性为主的有半夏、夏枯草、款冬花、积雪草、冬葵子(彩图129)、合欢等;命名还有以功效说明的,如牛膝、防风、淫羊藿、羊蹄(治羊蹄疫)、溲疏(有减少溺的作用)、蚤休(跳蚤也安稳下来)等。有了这些特征,本草千万年都不会遗失。

源头是动物的本草,如以身体部位入药的有龟甲、熊脂、犀角、豚卵、鲤鱼胆、白马茎、鹿茸、牛黄、麝香(彩图 130)等;以生态环境为特征的海蛤(彩图 131)、雀瓮、贝子、水蛭、桑螵蛸等。这些都是重视源头特征,使之长久准确,不会误传和遗失!

后代很多本草,它们的命名不注意源头,往往只注意到由源到流的中间某个环节,如药材、饮片等,这样就非常容易产生错误和混乱。

历史上和近代用药材来理解本草名,曾导致很大的混乱,如白头翁命名是以源头植物结果时有长长宿存的冠毛,如同白发老翁而得名,仅毛茛科白头翁属植物具有这样的特性,而非药材根头部保护幼芽的带毛宿存部分,因非特异性,容易产生混乱。

近代,东北发现一种大藤本,很粗长,断面可见导管很粗。《神农本草经》曾有通草,后来被改为木通,此木通是从功效命名,而后人认为木通是药材的性状,藤之一端吹气,另一端有气吹出,这就是"木通",这样标准,东北这种藤本最符合。药材市场上几十年时间尽被这种木通占领,药材、饮片均漂亮,还被称为"关木通",成为东北地区的道地药材。直至大量服用该木通导致肾毒性被发现,人们才注意到它的毒性,原来它是马兜铃科植物东北马兜铃,含的马兜铃酸量较大,毒性较大,残害了很多病人后才被禁止使用,这是历史上误解神农命名规则而导致的惨重教训!

陶弘景之前的《名医别录》著于汉末,至今约 2 000 年,该书也收集了 365 味本草,到陶弘景整理时,仅约 500 年时间,竟然失传了一半多。失传之因是没有认识到本草是需要优选的,除了优选之外,还需要掌握撷取基原特征作为本草的命名原则,不明白应重视源头之名,使后人不知所指,以致很快就失传了。

当然,后代对本草除优选外还要特别重视撷取基原特征作为本草的命名原则不理解,各种本草书籍无法掌握,本草命名随意性很大,混乱情况多见,失传的种类就更多,如《新修本草》《经史证类备急本草》《本草纲目》《本草纲目拾遗》等。

(三) 常见动物人易识

常用本草植物为多,植物往往不会动,人们识别不太敏感。人类敏感于动态的物体,所以我们身边的小动物,尤其是家禽家畜,人们都能叫出名字。在本草方面,除动物本草外,还有很多植物本草,也加上动物名称,这些名称不仅不被误解为动物,反而在《神农本草经》经过几千年传承后,仍然能指导人们准确地识别,被证明是很好的名称。

1. 家禽家畜本草多 在家禽家畜中,常用本草有丹雄鸡、鴈肪、牛黄(彩图 132)、牛角鰓、羧羊角(彩图 133)、牡狗阴茎、阿胶、白马茎、豚卵等。

2. 飞禽走兽都熟识 在我们周围,常能见到飞禽走兽,如燕(屎)、龙(骨)、熊(脂)、犀(角)、鹿(茸、角)、白胶(鹿角胶)、麋(脂)、麝(香)、羚羊(角)(彩图 134)、猬(皮)、天鼠(屎)、鼺鼠、伏翼、石龙子(彩图 135)、龟(甲)、鳖(甲)、鮀鱼(甲)。

3. 周围常见小动物 很多小动物与人相伴生长,这是人们常见而熟识的,如鼠妇、蝼蛄、萤火、衣鱼、蟹(彩图 136)、桑螵蛸、僵蚕、蜈蚣、䗪虫、雀瓮、蛞蝓(彩图 137)、蚱蝉、露蜂房、蜂蜜、水蛭、乌贼鱼骨、白颈蚯蚓等。这些均是常见动物本草。

4. 植物也用动物名 神农命名本草,给很多植物本草使用动物名,如此命之,牛膝(茎膨大似牛膝盖,同时喻其力大,可以强筋骨)、狗脊(根状茎像狗的脊骨,成为强壮老年人筋骨的好药)、猪苓(颜色黑而不规则)、鸡头实(茨之果实在水中冒出,如一只鸡的头部)、乌头(块根黑色,上下均尖,中间粗大,像乌鸦之头)、龙眼(果实圆而大,种子黑色如珠,外有白色假种皮,如眼球,用龙眼比喻之最形象)、虎掌(药力猛烈,用虎喻之,块茎四周附生小块茎,俨然似一虎掌)、鬼臼(根状茎横生粗大,有圆形每年脱落的茎痕)、白头翁(果实顶端宿存长长的冠毛,一个果实俨然就是一位白发老翁)、人参(地下有多年生的根,有的很像一个人的形状)、鸢尾(茎短,叶扁,互生而展向两侧,与鸢鸟之尾相似)等。

以植物之境命名的有蛇床子、蛇含(彩图138)、羊桃、马矢蒿、鹿藿、白兔藿、牛扁、蜀羊泉、乌韭、石龙芮、龙胆等。

以植物本草之功命名的有狼毒(彩图139)、羊蹄(彩图140)、羊踯躅、淫羊藿(彩图141)、王不留行等。

(四) 名称简洁记得牢

《神农本草经》命名另一原则是简洁方便,并且都是喜闻乐见之名,用词直白,从字数看:双字名占314味(86%),很多名称一看就明白,如大黄、黄连、白芷、百合、贝母、鹿茸等;单字名称有3个,术、薤、蟹,这说明神农命名简洁,能用一字,不用两字,名称为一个字和两个字的本草加起来几乎占90%;剩下极少部分用三字、四字、五字,如白头翁、菟丝子、肉苁蓉、羚羊角、积雪草等,大多数为了指出药用部位,四字的桑根白皮、大豆黄卷及五字的六畜毛蹄甲,乃是特别说明的名称。

名称与自然界常见事物相联系,便于理解与记忆,如滑石(滑的石头)、榆皮(榆树之皮)、合欢(叶合而休息)、防风(有防风寒之功)、茅根(似矛的根,草本而用茅)、大戟(功效强而峻猛,如武器大戟之伤害)等。

名称中还利用了人们的常识加深印象,如栀子(形容其果实似一种量器)(彩图142)、百合(百片相合的鳞茎)、丹参(根赤而直长)(彩图143)、地榆(叶似榆而贴地生)、五味子(人们熟知自然界有酸、咸、甘、苦、辛五味)等。

二、形态特征最易知

本草取材于自然之中矿物、植物、动物,它们均有特定的形态,包括形、色、质地。这是特定的形,是认识本草第一步,命名时采取这些特征最容易推广、扩散并正确传承。

(一) 形

1. 动物之形 有很多植物以动物形态来命名,如虎掌、猪苓、狗脊、牛膝、鸢尾、白头翁、鬼臼、蛇床子、龙眼、鸡头实等。

2. 武器之形 如赤箭、大戟、巴戟天、卫矛、茅根、射干、蒺藜子等。

3. 粗细厚大 如大黄、厚朴(彩图144)、大枣、大豆黄卷、细辛、石韦(韦为厚的皮革)等。

4. 旋转扭曲　如卷柏、秦艽、旋花、菟丝子、松萝、屈草、络石等。

5. 数目组合　如五加皮、百合、贝母、贯众、百棘等。

6. 常物之形　如爵床、露蜂房、雷丸、地榆(彩图 145)等。

(二) 色

1. 白色　如白芷、白僵蚕、白及(彩图 146)、白薇、白兔藿、白敛、白石英、白英、白垩、白鲜、桑根白皮、梓白皮、白瓜子、白颈蚯蚓、白蒿、白胶等。

2. 黄色　如黄连、黄耆、黄芩、黄环、蒲黄(彩图 147)、雄黄、雌黄、石硫黄、大黄、麻黄、干地黄、大豆黄卷、牛黄等。

3. 赤色(包括丹、朱)　如丹参、朱沙、赤箭、牡丹皮、丹雄鸡、山茱萸、吴茱萸(彩图 148)、代赭石等。

4. 紫色　如紫参、紫草、紫葳、紫菀、紫石英等。

5. 玄(或乌)色　如玄参、乌贼鱼骨、乌头、乌韭等。

6. 青(或蓝)色　如青葙子(彩图 149)、青蘘、青琅玕、女青、扁青、白青、曾青、肤青、蓝实等。

(三) 质地

质地表达有多种方式，一般以草、花表达则是柔软易碎的，如菊花、芫华、荛华、柳华、栾华、草蒿等；以石、子、核表达则多坚硬，如磁石、长石、理石、蘴核(彩图 150)、菟蔚子、葀苕子等;以脂、蜜、胶、蜡、乳、漆、膏等表达多为动、植物的分泌物或相似状态的矿物,如石膏、滑石、白胶、阿胶(彩图 151)、熊脂、麋脂、蜜蜡、石蜜、干漆、石钟乳等;动物坚硬的多有角、甲与骨,如羚羊角、羖羊角、犀角、龟甲、鳖甲、鮀鱼甲等;厚软的如石韦、厚朴等;沙质松泡的如沙参等。

以上形态特征请记住,神农重视的是源的自然之物,不是指已经人生产加工之后而成的药材和饮片,如丹参指它生长时根的颜色鲜红,因而称为"丹",但当采集、晒干后,就不呈红色了,而是紫色,所以收购药材的名称往往加了一个紫,而称之为"紫丹参"。类似的例子应该有很多,需要进一步整理总结。

神农抓住了形态特征,命名出很多好的名称,使其不易失传!

三、命名多与器官联

本草来源绝大部分是生物,生物的不同器官有不同功效,药用有不同选择,选择正确,保障药效;选择偏离,轻则影响疗效,重则造成事故。

(一) 植物本草多器官

1. 果实器官再分类

实: 如柏实、云实、女贞实、蔓荆实、营实、梅实、枳实、楝实、蓝实、芡实、鸡头实、菁实、蠡实、菜耳实、蓼实、葱实等。

子: 如彼子、栀子、五味子、麻子、地肤子、菥蓂子、决明子、蒺藜子、冬葵子、白瓜子、蛇床子、菟蔚子、菟丝子(彩图 152)、车前子、庵䕡子、莨菪子等。

荚、蒂、核、仁、椒等果实种子类：如皂荚、瓜蒂、蕤核、薏苡仁、杏核仁、郁李仁、桃核仁、秦椒、蜀椒、大枣、酸枣、葡萄、蓬蘽、橘柚、龙眼、羊桃、苦瓠、吴茱萸、山茱萸、芫黄（彩图153）、连翘等。

2. 根、茎、皮、脂类

根：如葛根、茅根、茜根、栝楼根（彩图154）、翘根、药实根、人参、丹参、沙参、苦参、玄参等。

茎：如藕实茎、蘗木、木香、木蘭、淮木、百棘、卫矛等。

皮：如榆皮、秦皮、五加皮、桑根白皮、梓白皮（彩图155）等。

脂：如松脂、干漆等。

3. 草、蒿、菜、叶、花

草：如甘草、蘭草、紫草、积雪草、夏枯草、屈草、莽草等。

蒿：如茵陈蒿、马先蒿、白蒿、草蒿等。

菜：如苦菜等。

叶：如竹叶、桐叶等。

花：如菊花、旋花、款冬花、旋复花、芫华（木本之花，称"华"）（彩图156）、柳华、栾华、荛华（彩图157）、紫葳（彩图158）、蒲黄等。

（二）动物器官多特色

1. 甲、角、发、蜕类 甲有龟甲、鳖甲、鲑鱼甲、六畜毛蹄甲；角有犀角、羖羊角、羚羊角、牛角鳃、鹿茸、鹿角；发有发髲；蜕有蛇蜕（彩图 159）等。

2. 分泌排泄物 病理产物有牛黄。正常分泌有麝香、石蜜、蜜蜡、鲤鱼胆、露蜂房（彩图 160）。脂肪、胶类有腐肪、熊脂、麇脂、阿胶、白胶。排泄物有燕屎、天鼠屎。

3. 生殖器官及骨骼 生殖器官有豚卵、牡狗阴茎、白马茎。骨骼、外壳有乌贼鱼骨（彩图 161）、牡蛎、海蛤、文蛤、马刀等。

4. 小型动物用整体 如鼠妇、蟹、马陆、蜈蚣、衣鱼、蜚蠊、蝼蛄、蚱蝉、雀瓮、木虻、斑猫、蛴螬、蛴螬、萤火、石龙子、伏翼、白僵蚕、蜚虻、䗪虫、水蛭、樗鸡（彩图 162）、蜂子等。

四、生态功效多相关

本草与生态关系十分密切，有些本草专选那些特殊生态的类群。

（一）水中生长多利水

泽泻、海藻、水萍、车前子生于潮湿之处或水中，它们往往都有利水功能。如泽泻生于水中，有消水之功；海藻生于海中，下十二水肿；水萍生于淡水表面，可以下水气；车前子生于路边潮湿环境，可利水道、小便，除湿痹；地肤子（彩图 163）生于肥沃潮湿之处，果实成熟散落一地，有利小便之功；蛇床子生于田埂沟边潮湿之处，可治阴痿湿痒;水蛭生于有水地方或生水中,可以利水道。

(二)高山抗寒祛风湿

这类本草最典型的莫过于乌头类植物,如乌头"主中风。除寒湿痹";附子"主风寒欬逆邪气";天雄"主大风,寒湿痹,历节痛,拘挛缓急"。

(三)特殊环境特殊功

如松萝附生松树树干枝条上,生长在高海拔,它能"主瞋怒邪气。止虚汗,头风,女子阴寒肿痛"。石韦生于石壁有水之处,叶厚革质,背面有毛绒和孢子囊,它能"主劳热邪气,五癃闭不通。利小便水道"。麻黄,又叫龙沙,生于沙漠之中,风大、寒冷、干旱,生活环境特别严酷,造就了它"主中风伤寒头痛,温疟。发表出汗,去邪热气,止欬逆上气,除寒热,破癥坚积聚"。桑上寄生,乃是小木本寄生在大树上,而"主腰痛,小儿背强,痈肿。安胎,充肌肤,坚发齿,长须眉"。

五、习性状态多样性

神农善于从大自然中优选出特色本草,这些本草均有特殊的能力,我们简单了解一些就会理解神农选药的高明。

(一)矿物类本草习性

玉泉:是产玉处流出的泉水,而不是玉屑。"味甘,平。主五藏百病。柔筋强骨,安魂魄,长肌肉,益气。久服耐寒暑,不饥渴,不老。"

石钟乳:是石灰岩溶洞中滴下来的碳酸钙液体,它是尚未凝固的液体,原被误认为是岩石。"味甘,温。主欬逆上气。明目,益精,安五藏,通百节,利九窍,下乳汁。"

龙骨、龙齿(彩图164):远古时代大型哺乳动物的化石,经过亿万年的高压变质,回归石质。龙骨"味甘,平。主心腹鬼疰,精物老魅,欬逆,泄利脓血,女子漏下,癥瘕坚结,小儿热气惊痫。久服轻身,通神明,延年。"龙齿"味甘,平。主小儿大人惊痫,癫疾狂走,心下结气不能喘息,诸痉。杀精物。久服轻身,通神明,延年。"

石膏:是硫酸钙本草,此类本草神农选择三种,石膏、长石与理石,三者共性是主身热,区别是石膏主部位偏上,长石偏下,而理石居中。石膏"味辛,微寒。主中风寒热,心下逆气,惊喘,口干舌焦,不能息,腹中坚痛。"张锡纯在《医学衷中参西录》中运用石膏退热最妙。理石"味辛,寒。主身热。利胃解烦,益精明目,破积聚,去三虫。"长石"味辛,寒。主身热,四肢寒厥。利小便,通血脉,明目,去翳眇,下三虫,杀蛊毒。"其实它们的矿藏在自然界也是这样的层次排列,石膏在上,理石在中,而长石在下。

滑石:性滑利窍,质又滑腻。"味甘,寒。主身热泄澼,女子乳难,癃闭。利小便,荡胃中积聚寒热,益精气。久服轻身,耐饥长年。"

朴消(包括玄明粉)(彩图165):是硫酸盐类,消石是硝酸盐类,朴消"味苦,寒。主百病。除寒热邪气,逐六府积聚、结固留癖。"玄明粉"味辛咸,寒。主实热积滞,大便秘结,热结旁流,脘腹胀痛。消肿散结。"消石"味苦,寒。主五藏积热,胃胀闭。涤去蓄结饮食,推陈致新,除邪气。"

(二) 动物类本草习性

犀牛：大型热带哺乳动物，性喜栖水，力大性猛，角生头部正中，乃是自我防御武器。"味苦，寒。主百毒，蛊疰，邪鬼，瘴气。杀钩吻、鸩羽、蛇毒，除邪、不迷惑魇寐。久服轻身。"现种类濒危，以水牛角代之。

熊：是大型哺乳动物，但它是唯一的冬眠动物，这种动物体内的脂肪作用肯定与其他动物不同，所以神农选择了熊脂，"味甘，微寒。主风痹不仁，筋急，五藏腹中积聚寒热，羸瘦，头疡白秃，面皯疱。久服强志不饥，轻身。"

雁肪：实际上是禽类脂肪的总称，大雁、鹅、鸭之类，"味甘，平。主风挛拘急，偏枯，气不通利。久服益气不饥，轻身耐老。"

牡狗阴茎、白马茎：均为雄性家畜的生殖器，神农选择了它们。牡狗阴茎"味咸，平。主伤中，阴痿不起。令强热大，生子，除女子带下十二疾"。白马茎"味咸，平。主伤中脉绝，阴不起。强志益气，长肌肉，肥健生子。"

蚱蝉 (彩图166)：属于昆虫类，夏日从土中羽化，飞翔于树中鸣叫，夜间休息。神农选取，"味咸，寒。主小儿惊痫夜啼，癫病寒热。"

蠡鱼 (彩图167)：贴生水底泥土而活动，身体乌黑，习称乌鳢，神农用其特征，"味甘，寒。主湿痹，面目浮肿。下大水。"

(三) 木本植物类习性

杜仲、厚朴、菌桂：是三种木本的树皮，杜仲皮有强劲的胶丝互相联系(是固态后的乳汁),神农选其"味辛,平。主腰脊痛。补中,益精气,坚筋骨,强志,除阴下痒湿,小便余沥。久服轻身耐老。"厚朴,树皮厚而有香气,神农选其"味苦,温。主中风伤寒头痛寒热,惊悸,气血痹,死肌。去三虫。"菌桂生于低纬度的热带和亚热带地区,树皮芳香,甘甜,"味辛,温。主百病。养精神,和颜色,为诸药先聘通使。久服轻身不老,面生光华,媚好常如童子。"

百棘、卫矛、五加皮:是特殊形态特征的木本本草,颇有特色。百棘是皂荚之刺,是一种枝枝丫丫、植物界中少见的发达的枝刺,粗大、直长、锐利,刚劲。无意被扎一下可受不了。神农选择利用其"味辛,寒。主心腹痛,痈肿。溃脓,止痛。"卫矛是一种阳生灌木,生于山冈林缘石丛之中,枝条上向四面伸展出扁平整齐的由木栓组成的保护物,取此为用,"味苦,寒。主女子崩中下血,腹满汗出。除邪,杀鬼毒蛊疰。"民间用于治疗漆疮,煎水外洗。五加皮与人参、三七等均属五加科植物,前两种为草本植物,而五加皮是灌木,生于林下,掌状五小叶,枝条上有皮刺。根皮是一种很好的补益本草,神农选用,"味辛,温。主心腹疝气腹痛。益气,疗躄、小儿不能行,疽疮、阴蚀。"

榆皮:皮内含丰富的黏液物,可供充饥,无毒,神农利用其"味甘,平。主大小便不通。利水道,除邪气。久服轻身不饥。"

蓬蘽:是一种既草又木状态特殊习性的植物,根状茎发出的枝条,第一年进行营养生长,积累养料,第二年春天即进入生殖生长,开花结果后枯死。它的形态,上盖茂密茎叶,茎基部半木质化,在草质叶与木质茎之间茂盛地结果,这样才形成了"蘽"字,上草,下木,中间果也。神农记载:"味酸,平。安五精,益精气,长阴令坚,强志倍力,有子。久服轻身不老。"

合欢(彩图168): 根据习性命名,是乔木(大树),树形伞状,枝叶茂盛,花粉红,非常适合作为风景树。尤其是大型羽状复叶,小叶很多,早上太阳出来时,它叶子就展开了,白天进行光合作用。太阳下去了,它就休息了,小叶互相对合而休息了,这种符合自然节律的生长,就是欢乐,叶合而欢也。人若失眠就不会欢乐了。神农称其:"味甘,平。安五藏,利心志,令人欢乐无忧。久服轻身明目,得所欲。"

女贞实: 从名称看,有女,还保持贞操,该树是木犀科植物,叶深绿而浓密,小乔木,夏花,秋实,冬熟而色由绿变紫再变黑。果实繁茂,神农称其:"味苦,平。补中,安五藏,养精神,除百疾。久服肥健,轻身不老。"真良药也。

(四) 植物物候有特色

神农选择本草仅 300 多味,但很注意不同物候期的本草,如冬季的积雪草、麦门冬、天门冬、冬葵子、款冬花等;春季的辛夷、芫华、柳华、茵陈蒿等;夏季的夏枯草、半夏、雷丸等;还有秋季的栾华、菊花等。

1. 带冬本草抗严寒

积雪草: 还有积雪时就能见到它的生长。它"味苦,寒。主大热恶疮,痈疽,浸淫赤熛,皮肤赤身热。"

款冬花: 在冬日还开花,生于高山,"味辛,温。主欬逆上气,善喘,喉痹,诸惊痫寒热邪气。"

冬葵子:冬季可生长,"味甘,寒。主五藏六府寒热羸瘦,五癃。利小便。久服坚骨,长肌肉,轻身延年。"

麦门冬:常绿荫生草本,块根替代性生长,"味甘,平。主心腹结气,伤中伤饱胃络脉绝,羸瘦短气。久服轻身不老,不饥。"

天门冬:落叶藤本,"味苦,平。主诸暴风湿偏痹。强骨髓,杀三虫,去伏尸。久服轻身益气延年。"

根据形态、生境、药用部位不同,功效又各具特色。

2. 春季早发

辛夷:是大树,满树花卉,就等立春后开放,药用待开的花蕾。神农称其:"味辛,温。主五藏身体寒热,风头脑痛,面默。久服下气,轻身明目,增年耐老。"

柳华:早春泛绿,开花很早,花很小,成序,"味苦,寒。主风水,黄疸,面热黑。"

芫华:小灌木,生于阳性山坡,早春先花后叶。"味辛,温。主欬逆上气喉鸣喘,咽肿短气,蛊毒鬼疟,疝瘕,痈肿。杀虫鱼。"

茵陈蒿:菊科草本,每年从宿根上早春发出带白色长柔毛的基生叶,茸茸一球,称为茵陈。神农记载:"味苦,平。主风湿寒热邪气,热结黄疸。久服轻身益气,耐老。"

春季是生发季节,辛夷主风头脑痛,柳华主风水,芫华主欬逆上气,茵陈蒿主风湿寒热邪气,推动这些滞寒,一切正常运行。

3. 夏秋本草有特性

夏枯草:唇形科植物,阳生于草地上,并在路边有水渍之处。它是夏眠植物,只利用春季温暖气候生长,夏季果熟茎枯而依赖种子下年再长。这种本草"味苦、辛,寒。主寒热瘰疬,鼠瘘头疮。破癥,散瘿结气,脚肿湿痹、轻身。"神农用它清除人体宿存之毒,以便重新获取健康之体。

半夏:小草本,生于林下及农田中,喜凉畏热,夏季雨多凉爽时又会抓紧生长几天,一旦炎热,苗即枯萎,因为它的块茎靠近地表感受温度敏感,发苗为节约消耗,叶为膜质。夏季随时生长与休眠,"半夏"真正的意思乃是此意。神农记载,"半夏味辛,平。主伤寒寒热,心下坚。下气、喉咽肿痛、头眩、胸胀、欬逆、肠鸣,止汗。"

雷丸:真菌,生长在竹林之中,夏季雷雨天迅速生长,形状圆球形,色黑,所以称为"雷丸"。"味苦,寒。杀三虫,逐毒气,胃中热,利丈夫,不利女子。作摩膏,除小儿百病。"

栾华:落叶乔木。一般落叶乔木春、夏开花,而栾树却到深秋,花橙黄,突出于树的顶端,是深秋一道风景。一旦花谢,很快就结出像茄科红姑娘一样的灯笼状果实。神农介绍:"味苦,寒。主目痛泪出,伤眦。消目肿。"此乃眼科专用之品,现代已失传。

菊花:一名节花,到了秋天,野外花已不见,菊花却开得满山遍野,一片金黄。神农记载菊花:"味苦,平。主诸风头眩肿痛,目欲脱泪出,皮肤死肌,恶风湿痹。久服利血气,轻身耐老延年",是一味既清又补的良药。但后来栽培之菊兴起,观赏之菊品种繁多,在欣赏之余,人们又做出茶菊,茶菊分为南菊与北菊,北菊为怀菊,后发展为亳菊、济菊与祁菊，南菊为杭菊，后发展出贡菊，中间还有滁菊，这些栽培菊花品种虽多，药性已缓，向茶饮过渡，与野生的药用菊花相比已发生了众多变化。栽培时间越长，变化越大。两者作用应认真甄别使用。

夏秋本草从整体看，有种肃杀之气。

（五）综合习性更多样

1. 依赖他物才生长

桑上寄生：是一种常见本草，它们半寄生在不同的寄主上，一方面吸取寄主的养料帮助自己生长，一方面还可以自己制造一部分营养，这种本草竟然对人体是一味良药。"味苦，平。主腰痛，小儿背强，痈肿。安胎，充肌肤，坚发齿，长须眉。"

松萝：是一种地衣，不开花不结实，依赖孢子飘到高山松杉之类树皮上，只附着不寄生，自身多年才能长成如发丝一样细长飘拂的身体。神农利用它的"味苦，平。主瞋怒邪气。止虚汗、头风、女子阴寒肿痛。"

肉苁蓉：在恶劣的沙漠里，贫瘠、寒风、干旱，它如何生长？它选择了梭梭、柽柳之类抗旱的沙漠灌木为寄主，寄生在它们根上吸水和吸收营养，等到积累完成时，用肉质花茎顶出沙漠，开花结实传播下一代，永远在沙漠中扎下深深的根，它未出土的肉质茎加工出来就是沙漠上的人参"肉苁蓉"。"味甘，微温。主五劳七伤。补中，除茎中寒热痛，养五藏，强阴，益精气、多子、妇人癥瘕。久服轻身。"

　　赤箭:现在称为天麻,它属于蘭科植物,与肉苁蓉有类似的生活历程,在地下形成茎,自己不长叶,靠与蜜环菌共生吸收营养,到了开花才从地下长出来,进行有性繁殖。未抽茎之前的肉质茎作为药用。神农选取赤箭有两方面作用:①"味辛,温。杀鬼精物、蛊毒恶气。"这乃"赤箭"之功。②"久服益气力,长阴,肥健,轻身增年。"此与地下根状茎作用一致。

　　茯苓:和苍松同体,松柏千岁,根下可结茯苓,茯苓大者几十斤,硕大之物也,营养靠松根松木提供,这一对生长关系的本草在自然界是绝无仅有的!茯苓之功又养又利又疏,真乃自然给人类提供的良药也。"味甘,平。主胸胁逆气,忧患,惊邪恐悸,心下结痛寒热烦满,欬逆,口焦舌干。利小便。久服安魂养神,不饥延年。"

　　2. 年代长久功亦宏　神农所选本草,人参、黄耆、耆实、石长生与生长年代有关。

　　人参,五加科植物,植物形态奇特,掌状复叶有小叶五枚,叶轮生,在轮生的茎轴生一花序,花后结鲜红色的果实。根可长成人形,野生者,有数十年或更长时间,五加科草本植物根生长这么长时间不腐烂,并且积累仍在增加,这是自然界本草中之精品。神农告诉后人,人参"味甘,微寒。补五藏,安精神,定魂魄,止惊悸,除邪气,明目,开心益智。久服轻身延年。"

　　黄耆之"耆",是年老之义,指60岁以上的人,如果一株草本之根能生长60年可了不起!而在黄土高原和内蒙古草原,那种半干旱土壤中,这种植物根深深扎下去,足有2米深,生长很多年,真是一味非常有价值的本草。"味甘,微温。主痈疽,久败疮。排脓止痛,大风癫疾,五痔鼠瘘,补虚、小儿百病。"这类植物的果实也是一味良药,称之为蓍实,"味苦,平。益气,充肌肤,明目聪慧,先知。久服不饥,不老轻身。"

有一种蕨类植物,长得并不高大,但有一个很好听的名字"石长生"!它长在石缝之中,四季青翠,叶似凤尾,后世只称其为凤尾草,而忘了神农原名为"石长生"。在石上长生之草,"味咸,微寒。主寒热恶疮,大热。辟鬼气不祥。"

3. 习性不同功各异

茜根、紫草、丹参:其根颜色或赤或紫,非常鲜艳,在本草中别具特色。茜草是藤本,全身生有倒毛,叶轮生,根细长,"味苦,寒。主寒湿风痹,黄疸。补中。"丹参为唇形科植物,茎方叶对生,花蓝紫之色,根赤色而粗长,深入地下,能通上彻下,"味苦,微寒。主心腹邪气,肠鸣幽幽如走水,寒热积聚。破癥除瘕,止烦满,益气。"而紫草,生于草原、戈壁、山坡之上,根分软、硬两类,但均紫色,一名紫丹,一名紫芙。"味苦,寒。主心腹邪气,五疸。补中益气,利九窍,通水道。"紫草紫色通水道,丹参赤色破癥瘕,茜根藤本细长祛痹证。

鬼臼、蚤休:生于山中阴湿之处,根状茎横生,一年一节,往前延伸,居湿浊阴暗之处而不腐,茎叶又各具特色。鬼臼叶只一枚,多为八个角,习称"八角莲"。蚤休叶细长轮生,上面花茎,植株两轮,所以习称七叶一枝花、重楼。鬼臼"味辛,温。杀蛊毒鬼疰精物,辟恶气不祥,逐邪,解百毒。"蚤休"味苦,微寒。主惊痫,摇头弄舌,热气在腹中,癫疾,痈疮,阴蚀。下三虫,去蛇毒。"

百合、贝母和知母：百合是百合科植物，具有像大蒜一样的鳞茎，但是它外围主要是片状肉质鳞叶，这种鳞叶每年更换一次，发芽抽茎消耗鳞叶营养，然后再贮营养为下年生长需要。这种替代生长习性导致百合"味甘，平。主邪气腹胀心痛。利大小便，补中益气。"贝母也是百合科植物，它的习性也是下有鳞茎，它的鳞叶更肥大，有的鳞芽也很明显，并且生长季节抓紧在春暖时期，高山种类则在冰融之后。所以，贝母"味辛，平。主伤寒烦热，淋沥邪气，疝瘕，喉痹，乳难，金创，风痉。"知母则更有特色，生长在干旱阳性山坡，根状茎肉质，有黏液，外包鳞毛，保护每节的幼芽，每年逐渐前伸，这种保护下一代的特性，被名为知母，这是《神农本草经》中最多"一名"的本草，足足8个，且其中4个有"母"（虻母、连母、货母、蝭母），这样5个带"母"名称的本草，也是绝无仅有的。能保持体内正常运行，才能健康，知母"味苦，寒。主消渴热中。除邪气，肢体浮肿、下水，补不足，益气。"

六、嗅味功能紧相联

嗅味与功能相联，但嗅维持时间短暂，尤其是药材在贮藏和运输过程中，损失明显。所以，神农创立医学时，以味为主体，嗅兼而顾之。有些嗅之浓者也与味相并，如香气多与辛味相合。

神农将五味排列与今不同，"酸、咸、甘、苦、辛"。

（一）酸味之功古今异

现代认为，酸味本草"能收""能涩"，具有固表止汗、敛肺止咳、涩肠止泻、固精缩尿、固崩止带的功效。如五味子固表止汗，乌梅敛肺止咳，五倍子涩肠止泻，山茱萸涩精止精，赤石脂固崩止带等。

回到几千年前的《神农本草经》,酸味本草仅有14味,上经4味,中经9味,下经1味。

1. 上经4味本草

山茱萸:"味酸,平。主心下邪气寒热。温中,逐寒湿痹,去三虫。久服轻身。"

祛邪,温中,逐寒湿,没有敛和涩之功。

酸枣:"味酸,平。主心腹寒热邪结气聚,四肢酸疼湿痹。久服安五藏,轻身延年。"

也是祛邪为主,祛寒热邪结气聚、四肢湿痹,如何能收能涩?

蓬蘽:"味酸,平。安五藏,益精气,长阴令坚,强志倍力,有子。久服轻身不老。"

只有益和增长,并没有收涩之记载。

曾青:矿物本草,神农记载为:"味酸,小寒。主目痛。止泪,出风痹,利关节,通九窍,破癥坚积聚。久服轻身不老。"

不仅不收、涩,而是出、利、通、破,正好相反也。

2. 中经9味本草

矾石:"味酸,寒。主寒热泄利,白沃,阴蚀,恶疮,目痛。坚骨齿。"如不清其毒,敛涩是何后果,医人应是明白的。

石胆:"味酸,寒。明目、目痛,金创,诸痫痉,女子阴蚀痛,石淋寒热,崩中下血,诸邪毒气,令人有子。"首先是清邪毒之气。

石硫黄:"味酸,温。有毒。主妇人阴蚀,疽痔,恶血。坚筋骨,除头秃。"先去毒,才能愈疾。

其他6味植物本草有五味子、营实、郁李仁、梅实、酸酱与紫葳。均无敛涩之功。

五味子:"味酸,温。益气、欬逆上气、劳伤羸瘦,补不足,强阴,益男子精。"

营实:"味酸,温。主痈疽恶疮,结肉,跌筋,败疮热气,阴蚀不瘳。利关节。"

郁李仁(彩图169):"味酸,平。主大腹水肿,面目四肢浮肿。利小便水道。"

梅实(彩图170):"味酸,平。下气,除热烦满,安心,肢体痛,偏枯不仁,死肌、去青黑痣、恶肉。"

酸酱:"味酸,平。主热烦满。定志益气,利水道。"

紫葳:"味酸,微寒。主妇人产乳余疾,崩中,癥瘕血闭,寒热羸瘦。养胎。"

3. 下经鼠妇

鼠妇(彩图171):"味酸,温。主气癃不得小便,女人月闭血瘕,痫痉寒热。利水道。"

综观神农三品14味酸味本草,根本找不到有收敛固涩的作用。人体维持健康或解除疾苦是不能用固涩之品的,去毒才能治病。彭子益著《圆运动的古中医学》,其学生记载了一则故事,彭先生下乡视察时,见一村庄患发热的病人很多,小儿摘生李子回家煎水服后,病人就会热退而病愈。众所周知的成语"望梅止渴"怎么也无法用固涩来释之。

(二) 咸存动物下品多

神农共选咸味药35味,动物药占主体,有26味,植物药8味,矿物药只有阳起石1味。神农在介绍味时,只介绍主味,而今天的本草往往多种味并列,有主味,有兼味。

咸味未见命名用。在咸味35味本草中,未见到用"咸"字来命名的,是否"咸"已成为生活中离不开的味了,再突出"咸"似乎不再引人注意了。

(三) 甘味虽多罕命名

《神农本草经》中甘味命名的只两味本草,一为"甘草",一为"甘遂"。甘草是本草中使用最频繁的上品本草,甘味独特,自然界似乎除此以外,再也找不到这种甘味了,《伤寒杂病论》的经方使用甘草频率最高,是用甘草为君,主养命以应天之药。而"甘遂"是一味有毒之品,味苦,寒,并无甘味,"主大腹疝瘕腹满,面目浮肿,留饮宿食。破癥坚积聚,利水谷道。"甘遂,从本草之味尝不到任何甘甜之味,但从其主之病及功可破癥瘕积聚,利水谷道,人体这些痛苦祛除了,真是"甘甜"无比了!此"甘"似乎比喻身体疾病治愈了,苦尽甘来了!

味之淡附于甘,在《神农本草经》中甘味药上品最多,占 50%,中品占 15%,而下品只占 3%,三者相合 79 味。甘味虽有良药治病,多为君药,但臣药与佐使多居中、下品,味非甘味。

(四) 本草自然多辛苦

统计《神农本草经》,苦味药最多,共 127 味,占 35.9%,辛味药次之,共 99 味,占 28.0%。曾经对植物本草的茎叶之味进行过统计,发现多为辛与苦,这与它们生活的环境风吹、日晒、雨打、寒暑,以及动物伤害,还要辛苦地进行光合作用有关。所以,它们的味也变成"辛"或"苦"了。

辛味神农命名时只见细辛和辛夷,一是向下生长的细根,一是向上生长的花蕾。苦味本草命名有苦的是瓜菜之类的苦瓠、苦菜及苦参。

辛味与香气有关,如牡丹皮、徐长卿、木香、香蒲、麝香、菖蒲等,但嗅仍是嗅,味还是味,两者毕竟不是一回事,不能相互混淆。

七、命名名称显功能

在神农命名的本草中,有很多名称与功能相关,这些功能既有本草的功效,也有这些本草自身的能力。

矿物本草的消石与朴消,凝水石、阳起石,还有矾石,从名称就能看出其消、凝、升阳之作用。

动物本草之萤火,自然就能放出荧光,照亮自己,照亮前方;鳖甲、龟甲、牡蛎之甲壳均可保护自身;水蛭吸血营养自身,生在水中十分自由;猬皮满身是刺,保护自我;乌贼鱼骨喷出乌墨就是逃避之绝招。

植物本草的命名,很多均与其功能相关,如:

防风、防己、防葵,有"防"在前,远志、独活、续断、决明子,似乎均可以治疗特殊疾病。

羊蹄是治疗羊蹄疫而得名,淫羊藿可以促进羊发情。羊桃之果,羊食之果。鹿藿、白兔藿均为动物食料。

溲疏缩尿;蚤休使跳蚤安稳;荩草,疾病尽去。牛膝最有力量,通草疏通机体。

大戟、天雄功力峻猛。卫矛有保护机体之功。

决明子、王不留行,乃形容治疗之功。

本草命名,最容易见到的是整体或器官的形态、颜色。再深入一步,则是嗅其气,尝其味,了解本质,并结合生态、分布等习性特色。综合本草的特长还能掌握它的习性(如物候、防御能力)及功能特色。命名可以为我们揭开很多本草的秘密,对探索"神农医学"有一定的启示。

八、好名用上千万年

(一)名称朴实无炫耀

神农命名的本草名称,从自然中获取,本色鲜明,直截了当,无文字游戏,无任何修饰,一看就明白,容易记住,不易忘记。

（二）世间万物人为重

神农命名中,用到人者有人参、孔公孽、杜仲、徐长卿、白头翁、石下长卿等;用到王者有王孙、王不留行、王瓜、禹余粮、太乙余粮等;还有用过性别,用到雄者有牡丹、牡桂、雄黄、牡蛎、松脂、松萝(松字是"木"与"公"组成)、丹雄鸡、牡狗阴茎等;用到雌性者如知母、贝母、姑活、女青、鼠妇、女贞实、女菀、女萎、雌黄(彩图172)等。

（三）敬重自然与生命

对天地敬重,用太、大、王、元、山、阳、子等褒义之字,不用小、土、无、野、阴、刺、儿、臭等贬义之字;忠实事物,无仙、神、灵之类,而后来的本草出现了神曲、威灵仙、仙鹤草、灵芝、仙灵脾之类,带有仙、神、灵之类的名称。

（四）名称之中有故事

1. 参类命名天上来　参类,神农共选六种:人参、丹参、沙参、苦参、玄参、紫参。除人参"味甘",其他五参均味苦。味甘之人参主补五藏,而其他五参均以主心腹邪气、癥瘕积聚为主,人参也有除邪气之功。由此观之,神农所用之"参",以通为补也,并且均是寒与微寒之品,兼有益(沙参、丹参)、补(玄参、苦参)之功。它们均是根类,根为植物自己的贮藏部位,只有紫参无补之功,因药用部位是根状茎,每年不断更新,没有较长时间的储备物质。

神农为什么以"参"命名六种药物?后来发现"参"与天上星宿相关。天上二十八星宿,参、商二星,在天穹中一西一东,从来没有机会见面。神农巧妙地运用"参"来命名具有滋补人体功能的六种药物,而用"商"来命名另一类具有峻下逐水作用的泻药商陆。攻补是功效相反的两类药物,犹如二星,参、商互不相见也。

2. 羊蹄牧民大救星　在新疆,羊是牧民的命根子,一旦患上羊蹄疫,羊会一只接一只倒毙在草原上,对牧民来说,就是灭顶之灾。当地牧民将羊蹄全草置于羊圈门口的水池中浸泡,羊出入蹚过此水,就能有效防治羊蹄疫,故称此草为"羊蹄"。此名来于功效而非其形态也。

3. 石斛北优有道理　石斛属为兰科植物,有"石斛兰"之称。神农之"木兰"有两种理解,其一,树木之中,花似兰者,人们多持此论,认为是木兰科植物木兰之木或树皮也。神农为使后人不产生误解,补充"一名林兰"。该药非木之兰,而是林中之兰也,认为是树木之兰者无法与林兰相吻合。其二,与石斛之考互相联系,石斛属生于北方石上为"石斛",生于南方树上称"木兰",石斛与木兰均是生长在林中之兰,所以,两者均有"一名林兰"之称。

以木为基质,生于亚热带南部的石斛属植物,味则苦也。苦寒之品,以清热为主,"主身大热在皮肤中。去面热赤疱酒齇等",因生树皮上,治"恶风癫疾,阴下痒湿",又属其功能也。

同为石斛属植物,因生长基质不同,地理分布不同,药性完全不同。由此可见生态是考察药性的重要因素。生于树上之石斛属植物,个体硕大,缺少滋润物质,茎纤维化,习称"木斛""大黄草",此类植物有金钗石斛、马鞭石斛(流苏石斛)、黄草石斛(束花石斛)、美花石斛等。它们与生于石上的石斛性味不同,功效分异,古人已能分辨清楚,今人不该再次制造混乱。

4. 白棘传承丢一横　皂荚之棘针,分枝多而坚硬,尖锐而长大,植物中少见,神农命名为百棘也,药用破溃力强而能止痛。传承中,丢了"百"字上面一横,遂成"白"字,导致几千年该药失传,后代医家不得不将百棘重新命名为"皂刺"或"天丁"。今补上丢失的一笔,使失传几千年之药再合为一体。

5. 狗脊是草祛风湿　神农以动物之形命名植物,并与人体疾病对应的本草,最典型者狗脊(根状茎如狗之脊梁,粗大而坚强),"主腰背强,关机缓急"。这是巧合还是必然? 值得思忖!

天下真有形如"狗脊"之本草,并在神农时代被发现和运用。它们是高大的蚌壳蕨科植物金毛狗。它的根状茎粗大,形如狗脊,其上密生金黄色长毛,倒置观之,俨似一条伏在地上的黄毛小狗! "狗脊"生于亚热带南部及热带地区沟边或林下湿处,具有强腰膝、祛风湿、利关节之功,药性平和,"颇利老人",是一种强壮腰膝的常用本草。

6. 牛膝力聚膝盖上　牛之力集于膝,膝大强健则名"百倍"。本草中以"牛膝"命名者,必具牛膝之形与功也。

苋科植物牛膝,茎之节膨大明显,正如膝之关节,故以此而名。生长于下湿之地,甚至可以生长在流水之溪沟石边。药用其根,圆柱状而深长,扎入地下颇深。生于湿地,可利湿也;形之似膝,去膝之疾;根在下部,药力下行;去寒湿、缓拘挛,则轻身耐老矣。牛膝之力与药之功相合,给人以启发也。

7. 石上还有长生草　"石长生"之名,云其生于石上而为长生之草。此药自神农记载之后,未能确认何物。现经考证,应为蕨类植物"凤尾草",该植物生于潮湿阴暗的井壁、石缝之中,四季常青,所以神农命名为"石长生"。"一名丹草","丹"之本义指丹沙,转义则为"忠实、赤诚"。凤尾草常年生于井壁之内石缝之中,似丹井之草,忠诚守护也,"丹草"之名由此而来。

生于石壁、阴湿环境之草,味咸而微寒,"主寒热恶疮,大热"乃其本性。在阴暗潮湿生境,可"辟鬼气不祥"也。

8. 车前当道爱光水 此药神农用生态命名,车前,生于车之前,即在车之道上,"一名当道"。其子药用,全称"车前子"。

车前的特殊生态"当道"与"车前",必耐践踏,车前之叶贴地而生,质厚,车碾人踩而不易损坏。在车之前,其他植物难以生长,因而阳光充足,这是"车前"的优越条件也,车前草可充分进行光合作用,积累营养去产生种子而繁殖。车行、人踏之路,土壤坚实,多有低洼积水之处,这正是"车前"喜湿的环境。

土壤坚实,车前之根扎下能力要强;车前环境,要忍耐人马践踏和车行辗轧;车前又喜湿,阳光充足,种子营养储存丰富。这些习性,与车前子"主气癃。止痛,利水道小便,除湿痹。久服轻身耐老"相关也。车前属有多种植物,车前与大车前生于潮湿的路旁车前等环境,叶宽而光滑无毛,根须状多数,此类是正品,具备神农所云功效;同属植物平车前、北美车前等,不生于潮湿环境,叶狭长有毛,有主根,此类与正品生态、形态不同,功亦有区别,不宜混用。

车前药用种子,种子表面有黏液,遇水则粘地,防止被雨水冲走,扎根发芽繁衍新的植株。这种顽强生命能力的种子被充分用于调节人体疾患,在煎煮时,需用布包,否则遇水黏液粘住其他药物,妨碍药液煎出,影响疗效。

后世随意命的名称,有的很快就被淘汰。神农不用传说和神话,名称均来自自然中,可验可证可辨识,传承万年不遗失。

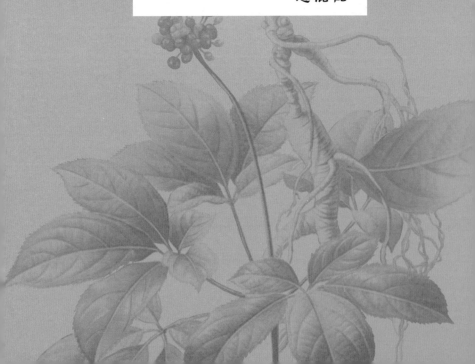

第九章

本草
正名
避混乱

　　《神农本草经》共收录本草 365 种,这些本草之名传承已有数千年,至今大多数名称仍被广泛应用,如大黄、黄连、人参、石韦、菊花、水蛭、蛇蜕、石膏、磁石等。后世也有很多本草书籍,但所载名称失传的很多,如陶弘景的《本草经集注》中收集《名医别录》中本草 365 种,仅不到 500 年历史,就有 177 种已经"有名无实"了,其中玉石类 26 种(玉英、石肺、石肝、五羽石、络石等),草木类 136 种(玉伯、龙常草、兑草、木甘草、徐黄、五母麻等),虫类 15 种(雄黄虫、行夜、扁前、益府、黄虫等),即失传近半数。而后世累加失传本草数目就更多。这与当时命名的本草正名没有抓住窍门有关。

一、本草为何名称多

(一)辨识本草为开端

　　本草无论来自何类——动物、植物、矿物,来自何方——地上地下,高山、大海、沙漠、草原,首先要能识别。尤其形态特征有的极为相似,现代为此专门产生分类学,如近年国内开设《药用植物学》《药用动物学》等课程。从生物分类学中获得的名称为基原名,包括特有拉丁学名,相对应的中文动、植物名。如本草黄连,来源于中国黄连属的几乎所有种类,《中华人民共和国药典》中其基原定为:黄连、三角叶黄连、云连,在历史上,短萼黄连也是道地药材宣连的基原植物。

（二）选择采集与盛产

野生采集和栽培养殖,采集在特定区域、特定种类;栽培养殖在不同区域,选择不同种类或品种(菊花),生产出不同的药材品种。

（三）加工干燥成药材

本草采集之后要加工,不同地区、不同药材有不同的加工方法,形成不同形态,适应不同的治疗需要,从而形成了各种药材。

（四）运输储藏和销售

栽培、野生者质地不同,不同产地的药材有差异,不同基原的药材有区别,销售的药材还有不同的级别。

（五）炮制调剂成饮片

根据临床需要,有的饮片需要炮制才适合临床,如黄连可炮制成黄连(片)、酒黄连、姜黄连、萸黄连等饮片用于临床。

（六）医生处方随习惯

医生在开处方时习惯就更多了,最简单的是用本草名,如黄连,复杂的带上药材名,要求特定地域,如味连、宣连、雅连、川连、云连,有的再加上饮片名,如酒黄连、姜黄连、萸黄连等。

二、本草生物种不同

大别山深处开始种植本草黄精(彩图173),引起县委重视,县委组织大家去考察。考察人员中有一位挂职的科技副县长,考察结束时,他说了一句话,"基地里一株黄精都没有!"这下把大家都说懵了!明明地里黄精长得这么好,他怎么睁着眼睛看不到,县里领导也不知原因,事后来找我去澄清。去了才知道,这位学者型的县长是学农的,他学过植物分类学,植物有一种"黄精",叶轮生,主要分布在淮河以北,而大别山区只适合生长南方的种类"多花黄精",多花黄精的叶是互生的,地里长得十分茂盛的全是"多花黄精",按植物基原来看,地里是没有一棵轮生叶的"黄精",难怪他看过很失望。但这里是种植中药材,中药或称本草的命名与生命种类命名是有区别的,本草分类不分种,本草"黄精"来自同属的植物黄精、多花黄精和滇黄精,它们三种任何一种从本草来看都是正确的。后来我与这个副县长交流,把误解消除了。

(一) 本草之种神农命

《神农本草经》中上品120种,中品120种,下品125种,三品合365种。种的范围:①神农选药来自大自然,主要是三类,最多者是植物,另一类是以植物为生或以其他小动物为生的动物,最少者是矿物。这三类也是人类生活环境和需要的物质。②本草的"种",不是现代生物分类的"种"或其他分类等级,生物专业的科技人员容易混淆这两个"种"的范围。③本草"种"下还有诸多层次,也要避免混淆,如药材、饮片等属于本草"种"以下等级。

(二) 基原并非三六五

本草种是以功能划范围,功能相同的自然之品(植物、动物、矿物)只属于同一本草"种",所以,本草种内可含一个生物"种",也可以含多个生物种,还可以几个本草种均包含在一个生物种内。举例如下表。

表2　本草种和生物种的关系

本草种	生物种	两者关系
杜仲	杜仲	一对一
黄连	黄连	一对多
	三角叶黄连	
	云南黄连	
	短萼黄连等	
桑根白皮(彩图174)	桑	多对一
桑叶		
桑椹		

(三) 神农设岗三六五

1. 一岁365日　一年乃一岁,365度,一度应一日,与365度相应,这是自然的节律,代表人与生物适应地球环境日常变化的最大数目。神农设岗365,每岗有一种最适合本草入选足矣。

2. 进岗首重品　三六五,不包括无品之药,天下称药者多矣,毒药无法控制者害人也,现在则更泛滥成灾的各种药物,如农药、化学药物、成瘾毒品等,这些均无品可言,绝对避之!

3. 优选　进岗者必有品,还得有才! 无才或庸才不用。通常食物可补充人体营养,治病则非其所能,所以,神农仅选择少数特殊有才的食品进入本草。后世不知此理,大量的食品挤入本草,使本草之体越来越庞杂臃肿,药效越来越不可靠。

优选还包括资源丰富,这样才可永续利用,认采方便,唾手可得。神农设定的本草是广适的种类,不仅适宜于本草产地,而且适宜更大范围,甚至全人类疾病的防治。

4. 轮岗 有些岗位上原先选择的类群资源有限,当供不应求时,可以再选一个类群替补上去,一定周期后,原有资源通过生息恢复后,还可调整回来,这种现象称为"轮岗"。如石斛,前些年,真正的石斛资源濒危,改用南方的一些木斛应急,现在优质的铁皮石斛、霍山石斛栽培技术突破而可大规模生产,则石斛又回归原有类群。

5. 换岗 如发现原岗位上的类群有不足之处,并可以寻找到更好的类群,就重新换上这个新类群,此现象称为"换岗"。如紫草,原用的是"硬紫草",资源匮乏,后来发现在内蒙古、新疆及中亚地区有大量的"软紫草",因而替代了原用的硬紫草,此为"换岗"。

(四) 神农命名有法度

1. 神农命名德才备

(1) 神农首提其名:"三品合三百六十五种,法三百六十五度,一度应一日,以成一岁。倍其数合七百三十名也。"该文指出,三六五岗位的本草有名,乃神农所命,倍增成730,仍需增加命名365,这样才使730均有名也。因此,陶弘景的《本草经集注》收集730"名"也,其中365种神农所选并已命名,还有365种乃后世"名医"本草中出现的。辅助种三六五,作为不同时空的替代品。

(2) 德才兼备方入选:"一方水土养一方人,当地本草治当地病",每个地区,每个民族均可根据实际情况选择神农优选之外的本草,这些本草不仅同样命名,入选同样德才兼备。早期本草《名医别录》《新修本草》《经史证类备急本草》均遵此原则,《本草纲目》开始及后来的大多数本草文献,均失德用才,出现了诸多问题。

不同地区,不同国度,不同生态,均会有适合治病的德才兼备本草,同样需要命名才可以入选。

(3) 神农命名有特色:《神农本草经》365 种本草选药精良,命名特色显明,传承几千年不衰。

嗅味:败酱、香蒲、麝香、腐婢、细辛、辛夷、酸酱、酸枣、苦菜、苦瓠、甘草、五味子、龙胆、苦参。

形态:卷柏、百合、贝母、乌头、秦艽、牛膝、猪苓、赤箭、茅根。

功能:远志、防风、独活、羊蹄、续断、淫羊藿、蚤休、溲疏、卫矛、白敛。

习性:合欢、滑石、半夏、夏枯草、款冬花、磁石、冬葵子。

色泽:丹参、黄连、黄芩、大黄、地黄、赤箭、丹沙、黄耆、蓝实、紫草、紫菀、紫参、紫芝、乌头、玄参、女青、青蘘、扁青、白芷、白薇、白敛、白及、白僵蚕、白鲜、白头翁、卤咸、大盐、戎盐。

生态:水苏、水蛭、水萍、海藻、海蛤、泽泻、泽漆、泽兰(彩图 175)、地榆、地肤子、陆英、商陆(彩图 176)、山茱萸、石韦、石长生、络石、石斛、石龙子。

2. 后世命名失法度 《神农本草经》365 名,由于法度严谨,特色明显,几千年后的今天仍然大多数被熟知和广泛运用。2 000 年前的《名医别录》又增365名,但到南北朝时的梁代,已有177味有名无实,人们已经名实无法对应了,只剩下180多种。

(1) 有名无实者:石脾、石肾、五羽石、紫加石、石芸、鬼盖、路石、马逢、神护草、异草、封华、徐黄、白给、麻伯、区余、唐夷、师系、三叶、知杖、常更之生、庆、土齿、让实、赤举、白女肠、地朕等。这批名称有177种,几乎占《名医别录》新增的半数,500年后就无法辨识了。从此只存其名,已无其实。

(2) 极少用的民间药或秽物:东壁土、土阴孽、金屑、银屑、井中苔及萍、牡蒿、垣衣、鸡肠草、屋游、头垢、乱发、兔头骨、鹰屎白、獭肝、蜗牛、孔雀矢、蜻蛉、牡鼠等。这批药物有77味。

(3) 食物类等辅助治疗者:白冬瓜、菘、荠、蓤菜(甜菜)、落葵、蘩蒌、柰、乌芋、芋、甘蔗、樱桃、粟、芰实、柿、梨、小麦、青粱米、粟米、秫米、陈廪米、粳米、稻米、酱、盐、马乳、羊乳、牛乳、鲍鱼、鲜鱼、雉肉、鳗鲡鱼等,此类又有56味。

(4)《神农本草经》中已有记载,但《名医别录》时期未考证出来的本草,如忍冬、菝葜、杜衡、百部根、艾叶、虎杖根、楮实、梅实、马勃、覆盆子、蒟蒻、蛇莓汁,共12味。

(5)《神农本草经》原有本草类同者或再分化者,如玉屑(玉泉)、青石脂、赤石脂、黄石脂、白石脂、黑石脂(五色石脂)、生铁、钢铁(铁落)、黄精(女萎)、昆布(海藻)、荠苨(沙参),共11味。

(6) 导致濒危的动物:虎骨、鲮鲤甲,共2味。

（7）真正传下的可用本草仅 22 味左右：伏龙肝、虎魄、沉香、前胡、槟榔、白前、高良姜、大蓟、小蓟、恶实、莎草根、枇杷叶、芦根（彩图 177）、马鞭草、苎根、木瓜实、豆蔻、芥、荏子、苏、香薷、石决明，仅占 365 味的 6.3%，这里还有后来传入的一些药物。

（8）再后来增加的药，能传承并且安全效佳者数目不多，如《新修本草》《经史证类备急本草》《本草纲目》等。

三、名称为何有混乱

（一）神农命名重功材

"名不正则言不顺"，神农本草命名传承数千年，一直名正而言顺，而《名医别录》增 365，则只有 20 多种后世在用，仅存 6% 左右，两者相比差距太大。

1. 原则

（1）分类不分种：本草的功能相似者往往是多基原，准确辨识，分类而不是精确分种。精确分种是现代生物学所行之法，并不适合本草。

（2）名正言顺利久传：神农所命本草之名正，传承久远。

（3）本草名称辨基原，基原准确保安全：药材特征作辅助，药材有多人操作，易出现不可预测的结果。

2. 神农命名功为主，材为辅，两者兼顾

（1）单生物类群：杜仲、人参、大枣、茅根。

200

(2) 单属多基原:远志、甘草、黄耆、麻黄、大黄、黄连、秦皮、淫羊藿、菟丝子、厚朴、五味子、贝母。

(3) 同科不同属多基原:龙胆、紫草、海藻、地龙、水蛭、乌贼鱼骨。

(4) 不同科属多基原:贯众、鼠妇、蛇蜕、露蜂房。

(二) 后世等级易混乱

1. 本草名 以功分类为主,非以生物种分类。本草名下大多数含有多基原生物类群。

(1) 植物类单基原:大枣来自枣,夏枯草来自夏枯草。

(2) 植物类双基原:远志有远志、西伯利亚远志。

(3) 植物类多基原:大黄基原有药用大黄、掌叶大黄、唐古特大黄。

(4) 动物类单基原:全蝎基原为东亚钳蝎。

(5) 动物类双基原:海螵蛸基原有无针乌贼、金乌贼。

(6) 动物类多基原:地龙基原有参环毛蚓、威廉环毛蚓、通俗环毛蚓、栉盲环毛蚓。

(7) 矿物类单基原:琥珀基原为琥珀,朱砂基原为辰砂。

(8) 矿物类多基原:矿物类本草多是单基原,若有多基原,则是尚未统一的原因。

2. 本草名确定原则

(1) 出现最早、最优,特征明显,以识别基原特征为特点。

(2) 最易懂。

(3) 最方便:与生活物品相关,与熟悉的动物相关,与颜色相关,与气味相关。

(4) 与社会组合相关:王不留行、王瓜、王孙、人参、女萎、女青、腐婢、女菀、紫菀。

(5) 与生态环境相关:石斛、石钟乳、石青、石南、地榆、地胆、水靳、水萍、水蛭、天雄、泽泻、泽漆、泽兰、积雪草、陆英、海藻、海蛤、衣鱼、木虻、天鼠屎。

(6) 与季节相关:夏枯草、款冬花、半夏。

(7) 与兵器相关:大戟、射干、卫矛。

3. 本草名之下出现的各类名称

(1) 基原名:可有多类群,如大黄——掌叶大黄、唐古特大黄、药用大黄。

(2) 药材名:来自本草的材料,西方称为"生药",所涉范围是原料,基原可有多类群,产地可有多处,采集加工方法可有多样,产品可有多等级、多性状,还有质量的优劣……因为药材名最复杂。这是《药材学》所包括的范围,若将药材名与本草名混为一谈,那将会造成极大混乱。如木通吹气,白头翁根头部有白色毛茸,导致历史上混乱不堪,甚至"关木通"畅行数十年,害死了多少病人! 本草功为先,生物材为重,如先驱谢宗万规范药材名,《药材学》《中华人民共和国药典》的药材名称。

(3) 饮片名: 为适合临床使用而进行炮制后形成的本草材料,作为配方运用。同一本草有不同的饮片名。

(4) 处方名: 加地名,如川、广、浙、关、秦、云等;炮制法,如杵、炒、切;地区习惯,如春柴胡、野台参;特殊习惯,如条参、石小、生箭耆、寸麦冬。

(5) 通用名: 后代不使用本草名,有的需要归真,如柏实—柏子仁,药实根—骨碎补,牡桂—桂枝,女贞实—女贞子,蔓椒—威灵仙,菌桂—肉桂,鸡头实—芡实,茈胡—柴胡,黄耆—黄芪,茜根—茜草,石斛—石斛,薯蓣—山药,百棘—白棘。

(6) 演变名: 冒名顶替,如太子参、关木通、广防己、川射干、香五加皮、北五加皮、北沙参。栽培分化,如菊花、术、芍药。误用,如白附子(关白附、禹白附)、白药子、黄药子、红药子。优者上岗,如紫草、细辛(辽)、红花。

(7) 附药名:《神农本草经》365 种,附药有 62 种,主次分明,重点突出。茅根苗,大枣叶,葱实茎,鹿茸角,葛根葛谷,干漆生漆,柳华叶、实、子、汁。

四、命名名称有层次

(一) 神农命名有特点

1. 正名　名不正则言不顺,正名能凸显本草特征、特性,传承几千年不衰。而随意的异名、别名,多是昙花一现。神农的每种本草只有一个名称,如茯苓、卷柏、柏实、杜仲、芡实(彩图 178)等,这是从古至今该种本草一直使用的名称,没有第二个名称出现。因此,正名命名时一定要慎之又慎,一是特色显明,二是来源生活环境,三是易懂易记,便于普及。正名有归真、归正、探源之义。

2. 一名　部分本草还有"一名","一名"的数目多少不定,如茯苓一名茯菟,卷柏一名万岁,杜仲一名思仙,芡实一名马芡,而柏实没有一名。"一名"与现在习称的"异名""别名""地方名"不同,它是辅助正名准确辨识基原特征,在本草准确传承过程中起了重要作用,而不是可有可无的"异名""别名""地方名"等。

3.《神农本草经》之"种"与"名"　神农设岗 365,每岗有"一种",命一"名",此为正名,如:滑石、龙骨、猪苓、牛膝、辛夷、细辛、合欢、甘草、远志、大枣、山茱萸、人参、防风、龙胆、络石、菟丝子、车前子、续断、菊花、茵陈蒿、泽泻、天门冬、薏苡仁、龟甲、阿胶、犀角、羚羊角、石膏、磁石、雄黄、海藻、雷丸、石韦、桑根白皮、桑上寄生、大黄、厚朴、五味子、黄连、白头翁、淫羊藿、通草、牡丹、芍药、地榆、苦参、葛根、黄耆、吴茱萸、枳实、白敛、栝楼根、五加皮、藁本、白芷、紫草、黄芩、丹参、夏枯草、玄参、紫菀(彩图 179)、旋复花、知母、百合、茅根、半夏、干姜、水蛭、牡蛎、桑螵蛸、鳖甲、鹿茸、白僵蚕、麝香、牛黄、狗脊、贯众、萹蓄、商陆、乌头、附子、皂荚、巴豆、泽漆、大戟、甘遂、白鲜、楝实、芫华、狼毒、当归、连翘(彩图180)、白薇、栀子、泽兰、败酱、桔梗、款冬花、贝母、蚤休、射干、白及、蜈蚣、斑猫、露蜂房、蛇蜕、竹叶、鸢尾、羊蹄、水银、萆薢、䗪虫、槐实、郁李仁、卫矛、秦芁、沙参、麻黄、瞿麦、麦门冬、薯蓣、蒲黄、葶苈、石斛、代赭石、蛇床子、秦皮、徐长卿、干地黄、胡麻、肉苁蓉、蒺藜子、干漆、龙眼、酸枣、葡萄、蜀椒、云母、丹沙。

4. 365种之外的"名" 自然界之中可供药用者,并且也具有药德品内之药,绝对不止365种,尤其是不同区域、不同国度、不同生态之类群,这些类群,不在365岗位之内,神农曰:"倍其数,七百三十名也",此称"名",非神农有岗之"种"。神农岗内之种,有"名"岗外之类群,也具有"名"也。但岗仅三六五也。

(二) 名称层次要分清

1. 正名 即本草名,仅一个,如《神农本草经》中的365种名称及后世的使用历史长,应用范围广,具有一定特色的通用名。

(1)《神农本草经》中还有"一名",这也是配合正名去准确把握本草特征的名称,但不作正名使用。

(2) 异名、别名、地方名:这些名称多为不同地区的民间称谓,不严谨,比较随意,甚至有的容易产生混乱。这些名称并不流行,逐渐会被淘汰。

(3) 变化名:这类名称用于在历史过程中,本草类群发生的变化,有的是误用,有的是演变。如百棘,神农之名,后来"百"字上之横丢失,而误传为白棘,而所新指之本草又重新命名为"皂角刺"或

"天丁"。术,神农之名,由于分布广,梯度变化,功效也有差异,后来分化为苍术和白术,苍术又分化为关苍术、北苍术和南苍术,南苍术还有茅苍术、汉苍术。乌头,神农称为乌头,后来人工栽培后,将利用附子后的老根称为"川乌",而将温带山区产的北乌头野生根称为"草乌"。

2. 基原名　基原名来自现代生物分类学(指生物类本草),如本草石韦,基原为石韦、有柄石韦、庐山石韦,其中石韦既是本草名,也是基原名之一;本草地榆,基原为地榆和长叶地榆,"地榆"既是本草名,也是两种基原名之一;本草蚤休,基原为云南重楼和七叶一枝花;本草牡蛎(彩图181),基原为长牡蛎、大连湾牡蛎、近江牡蛎。

基原名使用,可帮助识别来源的生物种类,还有利于国际交流,只要将基原名之后的拉丁学名列出,就可追溯到生物的具体种类。

3. 药材名

(1) 同本草名:基原,器官相同,形成药材方法相同,加工炮制简单(晒干、切碎、去杂)。

(2) 多药材名:比较复杂,或基原不同,或分布有别,或加工炮制方法差异。

基原不同:如川贝(彩图182)、伊贝、鄂贝、平贝等。

加工方法不同:如红参、白参、野山参、别直参,干地黄、鲜地黄、熟地黄,生南星、胆南星(药性也有异)等。

优质产地名:如川贝母、浙贝母、辽五味、宣木瓜等。

替代名:如广防己、关木通、川木通、川射干(鸢尾)、北沙参(珊瑚菜)(彩图183)、北五加皮(杠柳)(彩图184)等。这些名称往往会造成混乱,有的甚至会发生严重医疗事故。

4. 饮片名

(1) 作用:临床需求;炮制方法不同,如生半夏、法半夏、清半夏、姜半夏。

(2) 来源:经过人工参与。

(3) 类别:生、熟或加辅料,如生、炒、煅存性;处理方法有杵、捣、粉碎;产地。

5. 处方名

(1) 作用:临床需要,如先煎、后下、冲服、净化、粉碎;选择最优饮片,如产地、季节、大小、性状;或调剂用;或传承用,如医案之用;或合称,包括习惯;或交流用。

(2) 来源:地域性;时代性;个人习惯。

(3) 类别:加处理方法;加优质药材地域;习惯称谓。或简写,或别出心裁,现已规范,但医案上可能会看到不少,如石小(泽泻)。

(4) 处方名举例

◎ **注明煎煮先后**:先煎有细辛、海蛤壳、生磁石、紫石英、白附子、附片、礞石、煅牡蛎、水牛角、生牡蛎、代赭仁、煅龙骨、生鳖甲、生龟板、生石膏、制川乌、生龙骨。冲服有青黛、沉香粉、琥珀、肉桂粉。

◎ **分布南北**：南沙参、北沙参；南五味子、北五味子；关苍术、南苍术。

◎ **生、熟**：生三棱、生莪术、生桃仁(带皮尖)、生炉甘石、生远志、生地黄、生山药、生黄耆、生龙骨、生牡蛎、生赭石(轧细)、生杭芍、生薏米、生芡实、生硫黄、生明乳香、生明没药、生箭耆、鲜茅根、生地榆；熟地黄、熟大黄。

◎ **炙**：如麻黄、甘草等。

◎ **药用部位**：如牡丹皮等。

◎ **炮制添加辅料**：如朱茯神、酒大黄等。

◎ **数味合并**：如二术(苍术和白术)、二活(羌活和独活)、龙牡(龙骨和牡蛎)、三消(神曲、山楂和麦芽)等。

◎ **杵捣**：如酸枣仁、杏仁、桃仁、火麻仁、生鸡内金等。

◎ **烊化**：如阿胶珠等。

◎ **炒、捣**：如炒麦芽、牛蒡子、苏子、补骨脂(酒炒)、酸枣仁、五味子、柏子仁、椒目、小茴香、莱菔子、吴茱萸(盐炒)、黑芝麻、菟丝子炒熟等。

◎ **习惯**：如灵磁石、镜面砂、附片、大生地、箭耆、粉甘草、嫩桑叶、香白芷、朱砂末、淡苁蓉、净萸肉、油肉桂细末、真辽人参、寸麦冬、茯苓片、乌附子、真阿胶、鸭蛋子(鸦胆子)、真鹿角胶、真羚羊角(另煎兑服)、大葱白、真西洋参等。

◎ **地名**：如野台参、怀山药、杭白芍、广陈皮、川续断、川萆薢、潞党参、川厚朴、川大黄(细末)、怀熟地、于术、辽沙参、广三七、高丽参、广肉桂等。

◎ **部位**：如当归身、寸麦冬带心、桂枝尖、钩藤钩、枸杞果等。

◎ **煅存性**：如花蕊石、血余等。

◎ **净化**：如五倍子去净虫粪、鸦胆子去皮、肉桂去粗皮、蝉退(蝉蜕)去足土等。

◎ **特殊法**：如肉豆蔻面裹煨、花椒微焙、香附醋炒、远志肉不炙、竹茹粉、青连翘、滴乳香、常山酒炒、鳖甲醋炙、马钱子法制、干寸冬带心、朱血竭、生马钱子剪碎熬制消瘰膏、碎竹茹、大甘枸杞、大枸杞子、鸦胆子仁成实者、建神曲等。

五、本草的名称举例

本草主要来源于三类：矿物、植物与动物。下面选择常用的矿物本草石膏，植物本草麻黄、大黄和人参，动物本草地龙，来了解本草的各种名称和相互关系。

(一) 矿物本草石膏

正名：石膏。

异名：细石(《名医别录》)、软石膏(《本草衍义补遗》)、寒水石

(《本草纲目》)、白虎(《药品化义》)、玉大石(甘肃)、水石(甘肃)。

基原名:硫酸盐类石膏族矿物石膏。

饮片名:生石膏、煅石膏。

注:《神农本草经》为帮助正确辨识本草,有的附有"一名",在石膏下未附。药材名同正名,处方名同饮片名,历史上一直称"石膏",只有一些古代文献列了一些异名,还有不同地区有不同的称谓。

(二) 植物本草麻黄

正名:麻黄。

一名:龙沙(《神农本草经》)。

异名:狗骨(《广雅》),卑相、卑盐(《名医别录》)。

基原名:《中华人民共和国药典》规定的三个种,草麻黄 *Ephedra sinica* Stapf、木贼麻黄 *E. equisetina* Bunge、中麻黄 *E. intermedia* Schrenk ex C. A. Mey.。不同地区还有一些习用种,如山岭麻黄 *E. gerardiana* Wall.、丽江麻黄 *E. likiangensis* Florin、矮麻黄 *E. minuta* Florin、单子麻黄 *E. monosperma* Gmel. ex C. A. Mey.、藏麻黄 *E. saxatilis* Royle ex Florin。

饮片名:麻黄、蜜麻黄、麻黄绒、蜜麻黄绒、炒麻黄、生姜甘草制麻黄。

处方名:麻黄(炙)、麻黄(去节)、麻黄(烧灰)。

注:《神农本草经》专有"一名"项,"一名"不同于后代的异名、别名、地方名等,它命名严格,特征明显,并且可以帮助识别。有的甚至数千年后还能通过"一名"考证出该本草来。并且神农一名是精选出来的,有很多药物未列"一名"。

基原名分为两类,前三种为目前《中华人民共和国药典》认可的种类,后五种乃是不同地区习用种类。有些植物类基原还有"又名",如上面的华麻黄、山麻黄等名称。植物的基原名,最前面列的是中文植物名,后面是拉丁学名。拉丁学名第一部分为"属名",列举的8种植物均属"*Ephedra*"麻黄属植物,它们的首字母大写;第二部分是"种加词",即每个植物名的特色部分,首字母小写;最后部分是替该植物命名的作者,有一位、两位或更多,多位作者中间用"et"或"ex"相连。

麻黄的药材名同基原名,也是"草麻黄""木贼麻黄"和"中麻黄"。

(三) 植物本草大黄

正名:大黄。

异名:将军(李当之《药录》),黄良、火参、肤如(《吴普本草》),蜀大黄(《药性论》),锦纹大黄(《备急千金要方》),牛舌大黄、锦纹(《本草纲目》),川军(《中药材手册》),香大黄、马蹄大黄、生军(《全国中草药汇编》)。

基原名:掌叶大黄 *Rheum palmatum* L,又名葵叶大黄、北大黄、天水大黄;唐古特大黄 *R. palmatum* L. var. *tanguticum* Maxim. ex

Regel,又名鸡爪大黄、北大黄;药用大黄 *R. officinale* Baill.,又名南大黄、马蹄大黄、雅黄。

药材名:现代对应于基原分为掌叶大黄、唐古特大黄和药用大黄,商品规格又分为西大黄、雅黄和南大黄,古代根据产地或集散地、加工方法,分为西宁大黄、铨水大黄和马蹄大黄(又分为雅黄与南川大黄)。

饮片名:大黄、酒大黄、酒熟大黄、大黄炭、醋大黄、蜜大黄、制大黄(车前草、侧柏叶制)。

注:大黄基原中的唐古特大黄是掌叶大黄的变种,所以它的拉丁学名在掌叶大黄拉丁学名之后再加上"var."(变种代号),"*tanguticum*"(变种加词)和"Maxim. ex Regel"(变种命名人)。

大黄的药材名比较复杂,有的根据基原而定,也有的根据商品的规格而定。古代的商品则是根据产地或集散地和加工方法而定。

大黄的处方名有的与饮片名相同,如大黄、酒大黄、大黄炭、制大黄等,还有的喜欢用一些异名,如将军、锦纹大黄、川军、生军等。

(四) 植物本草人参

正名:人参。

一名:人衔、鬼盖(《神农本草经》)。

异名:黄参、玉精、血参、土精(《吴普本草》),地精(《广雅》),金井玉蘭、孩儿参(《本草纲目》),棒锤(《辽宁主要药材》)。

基原名：人参 *Panax ginseng* C. A. Mey,又名神草、百尺杆。

饮片名：栽培参(园参)加工后分为生晒参、红参、糖参(白参);移山参;山参(野生品)。

商品名：野山参,移山参,园参(边条鲜参、普通鲜参、边条红参、普通红参、全须生晒参、生晒参、白干参、白糖参)。

处方名：生晒参,红参。

注：《神农本草经》中人参有两个"一名"——人衔、鬼盖。

人参的药材名称和商品名称较多,尤其是根据野生、半野生、家种以及产地的不同,分为辽参(我国东北)、高丽参(韩国)。野山参已极罕见,栽培的园参规格较多,半野生的移山参是近年形成的。因产地不同,曾将我国东北所产者称为辽参,韩国所产者称为高丽参,也称别直参。

清代曾将小的人参称为"太子参",供儿童使用,后被石竹科的孩儿参冒充取代了。

古代的人参曾分布于山西上党地区,古代医生处方也有"上党人参"之名。

(五) 动物本草地龙

正名：白颈蚯蚓(《神农本草经》)。

通用名:地龙(《圣惠方》)。

异名:蚯蚓(《礼记·月令》),螼蚓、螜蚕(《尔雅》),丘蟥(《淮南子》),蜷端(《淮南子》高诱注),蜿蟺、引无(《广雅》),附蚓、寒蚓(《吴普本草》),曲蟺(崔豹《古今注》),曲蟮(《小品方》),土龙(《名医别录》),地龙子(《药性论》),朐腮、土蟺(《本草纲目》),虫蟮(《贵州民间方药集》)。

基原名:参环毛蚓 Pheretima aspergillum (E. Perrier)、威廉环毛蚓 P. guillelmi (Michaelsen)、通俗环毛蚓 P. vulgaris Chen、栉盲环毛蚓 P. pectinifera Michaelsen、湖北环毛蚓 P. hupeiensis Michaelsen、秉风环毛蚓 P. carnosa (Goto et Halai)、直隶环毛蚓 P. tschiliensi (Michaelsen)、背暗异唇蚓 Allolobohpora caliginosa trapezoides (Duges)、赤子爱胜蚓 Eisenia foetia (Savigny)、红色爱胜蚓 E. rosea Savigny。

药材名:广地龙、沪地龙。

饮片名:地龙、酒地龙、炒地龙、制地龙、甘草水制地龙。

处方名:蚯蚓、大蚯蚓、白颈蚯蚓、生地龙、干地龙、蛐蟮。

注:正名,《神农本草经》命名为"白颈蚯蚓",蚯蚓是民间最常见之名,有白颈则为成熟的特征。后来《圣惠方》将名称换为"地龙",成为现在的通用名。异名较多,但均围绕蚯蚓、曲蟮之音变化而成。药材"广地龙"的基原为"参环毛蚓",而"沪地龙"的基原为"威廉环毛蚓、通俗环毛蚓和栉盲环毛蚓"。另外六种则为不同地区曾经用过的蚯蚓。

处方名称与正名、药材名称有关,古代处方也有称蚯蚓、蛐蟮之类名称者。

六、名正言顺才传真

(一) 神农命名特色显

◎ 以基原为主命名:乃源头,顺理成章,神农就已注意到。

◎ 抓住常用本草:分品、设岗、选良药。

◎ 本草正名命得好,有利传承几千年:神农命名重基原,层次分明功能显;从源到流不紊乱,名正言顺万世传。

◎ 未标器官不妨碍(器官特色、功效特长、毒性强弱):杜仲、牡丹、细辛、大黄、川芎、乌头、附子、人参、黄连、合欢、甘草、黄耆、麻黄、独活、防风、远志、徐长卿、龙胆、天门冬、麦门冬、薯蓣、石斛、白头翁、地榆、卫矛、白敛、白及、白芷、秦艽、龙胆、紫菀、知母、贯众、石长生、泽漆、白鲜、桔梗、蚤休、荩草、鸢尾、白薇、羊桃(根)、羊蹄蹢(根)、钩吻(藤)。

◎ 善抓两端:源头基原,最终体现的是功能,两者结合则利于传承久远而不乱。佳名传万世,恶号昙花现;名正言必顺,药香飘宇寰。

(二) 命名混乱需纠正

◎ 药材居于中部,前见不着源,后见不着果:这是药材经营人员观察的范围,若仅凭此点,名不正,言也不顺,造成很多新的混乱。

◎ 梳理历史,不以地域而随便命名:①"鸢尾"本为《神农本草经》中一种本草,已命名为"鸢尾"。而现代竟然用"川射干"再次命名,用以替代射干,既不懂历史,又不管药性。②"百蕊草"之名出现在《本草图经》中,观图,知"百蕊"之形指地下丛生的块根,此乃是百合科一种天冬形态。近代竟把一种抗菌效果好的地上有丛生枝条的小草张冠李戴,误定为"百蕊草",并把宋代本草的功效照录下来,更是风马牛不相及。其实此草在调查中,产区均有相同之名"麦黄草",麦子黄时而生长成熟,正是采收季节,故名之。③石斛,由于传承"丩"字断笔而误判为"斗",由"觩"变"斛",霍山石斛形态解开了石斛命名之秘。

(三) 统领还需本草名

◎ 基原名称数不同。

◎ 药材名称商业用:不同品种均统一,药材虽异名仍同,运储出售名不变。

◎ 饮片处方不影响:炮制之后仍一致,处方虽异仍同名。

◎ 统领仍需本草名:如细辛、合欢、甘草、蒲黄、人参、茈胡、龙胆、麻黄、石韦、贯众、款冬花、贝母等。

(四) 名正言顺是真理

1. 随意命名易失传 历史本草失传多,民间医生使用的名称(仅在局部,没有比较,并非特有特征)、民族药(语言风俗习惯不同,不易明白)、别名(有随意性,并没找出特有特征,后世混乱无法解),有意掩盖,为隐藏秘密,更无法去辨识。

2. 命名正名需谨慎　正名只一个,慎重又慎重;功材并重是关键;一名有特殊作用,补充特色,便于后世辨识。

第十章

探性
十
药
明源流

　　《神农本草经》最大的谜乃 365 味本草药性是如何确定的？几千年前定下来的药性，准确到几千年后还在遵循，并且仍然找不到为什么会这么制定？只知其然而不知其所以然。

　　历代医家、本草学家一直不断有人进行探索，试图揭开这千古之谜，但所取方法有的过于简单，抓不住根本，只知其一，不知其二，难以推广，无法广泛运用。

　　现代众多学者试图揭示神农药性探索之秘，但多用还原方法，越探越繁，最后连不到一起来，还是无法解决。

　　首先，我们要明白，神农选择的本草有三类，植物最多，动物次之，矿物最少。生物类约占 90%，如果从被选择作为本草的动物和植物自身着想一下，就会明白，它们出现在地球上，形成群体，并繁衍茂盛之时，还看不到人类，因此，它们的出现与人类无关；它们的形态特性与其遗传相关，又与人类无关；它们的习性与环境、气候息息相关，又与人类无关。所以，神农选择的本草，它们都是为自己而生而长而繁衍，甚至自我防御系统（包括抵御外来动物侵犯及自然灾害）都是为了自我产生的，不是为了人类治病。人类治病只是利用了它们的特性而已！

　　探索药性必须从源头药源探起，这样才有可能解决问题，否则建立那么多空中楼阁,解决不了根本问题。

那么,我们来看本草来源的三大类群,哪些特征可帮助我们揭开本草药性呢?

一、遗传基因和分类

俗话说:"龙生龙,凤生凤,老鼠的儿子会打洞",所有的生物都是由遗传基因繁衍出同类生物,未突变与杂交,在生物分类上还属于原来的分类群(种)。本草主要来自生物,当然与遗传基因密切相关,与现代生物分类同样也是密切相关的。

我们通过生物遗传分类,了解很多生物种类的分类位置(界、门、纲、目、科、属、种以及种以下类群),掌握它们的分类特征和生长特性,就便于识别本草基原了。

但是本草分类与生物分类还有一个本质上的不同,它是以药性为单位的,正如《神农本草经》中记载的 365 味本草,它是 365 类药性单位,每味代表一类药性特点,如本草"麻黄""杜仲""白胶""鹿茸""鹿角"及后世使用的"鹿角霜"。

(一) 麻黄

味苦,温。
主中风伤寒头痛,温疟。
发表出汗,去邪热气,止欬逆上气,除寒热,破癥坚积聚。
一名龙沙。

本草"麻黄"代表的一类药性特点如下。①味、气:味苦,温。

②主:中风伤寒头痛,温疟。③辅:发表出汗,去邪热气,止欬逆上气,除寒热,破癥坚积聚。④本草"麻黄"的名称,正名为"麻黄",一名为"龙沙"。

符合以上药性特征和名称特色的一类生物类群就是本草"麻黄"。神农及其后代寻找到3种,裸子植物门的麻黄科麻黄属草麻黄、木贼麻黄、中麻黄最为符合,几千年来这个群体的茎枝就被选作本草"麻黄"使用。当然民间还选择了麻黄属的其他一些植物种类作为本草"麻黄"使用,但不普遍,最常用的、使用最久的则为以上3种麻黄属植物。

(二) 杜仲

味辛,平。

主腰脊痛。

补中,益精气,坚筋骨,强志,除阴下痒湿、小便余沥。

久服轻身耐老。

一名思仙。

本草"杜仲"代表的一类药性特点如下。①味、气:味辛,平。②主:腰脊痛。③辅:补中,益精气,坚筋骨,强志,除阴下痒湿、小便余沥。④久服,这是上品本草专有的药性,杜仲久服可轻身耐老。⑤本草"杜仲"的名称,正名为"杜仲",一名为"思仙"。

符合此药性特色的一类生物类群就是本草"杜仲"。神农及其后代仅寻找到一种植物,它属于被子植物杜仲科杜仲属植物杜仲。杜仲这种植物,树皮、枝、叶、种子均有丝状胶质,尤其是树皮胶质很多,折断有胶质相连。说来奇怪,这种有很好治疗作用的植物在全世界只有这一科,这一属,这一种,你找遍地球上任何角落也找不到类似的植物了。

以上举了两类植物本草,再举一类动物本草,以白胶、鹿茸、鹿角为例。

(三) 白胶

味甘,平。
主伤中劳绝腰痛,羸瘦。
补中益气、女人血闭无子,止痛,安胎。
久服轻身延年。
一名鹿角胶。

本草"白胶"代表的一类药性特点如下。①味、气:味甘,平。②主:伤中劳绝腰痛,羸瘦。③辅:补中益气、女人血闭无子,止痛,安胎。④久服,白胶久服可轻身延年。本草"白胶"的名称正名为"白胶",一名为"鹿角胶"。

(四) 鹿茸

味甘,温。
主漏下恶血,寒热惊痫。
益气强志,生齿不老。

本草"鹿茸"代表的一类药性特点如下。①味、气:味甘,温。②主:漏下恶血,寒热惊痫。③辅:益气强志,生齿不老。

(五) 鹿角

味甘,温。

主恶疮痈肿。

逐邪恶气、留血在阴中。

本草"鹿角"代表的一类药性特点如下。①味、气:味甘,温。②主:恶疮痈肿。③辅:逐邪恶气、留血在阴中。

符合"白胶""鹿茸""鹿角"药性特色的一类生物类群就是哺乳动物的鹿科动物梅花鹿、马鹿。鹿科动物梅花鹿与马鹿成年雄性生长鹿角,每年脱落一次。如雄性梅花鹿出生后8~10个月开始生长初生茸(未骨化的幼角),到秋后脱落,形成锥形的角盘,以后每年重新长出新茸角。如不锯取鹿茸,茸毛脱落后变成老鹿角。隔年在2—3月份自然脱落,4—5月份又长出新的茸角。神农选取了雄鹿角未骨化的"鹿茸"、骨化后的"鹿角"以及将鹿角煎煮的"白胶",成为3种本草,但它们的基原是一致的。

以上举的5味本草,按现代生物分类,杜仲是单来源,麻黄是多来源(3个或更多),鹿茸、鹿角、白胶是同来源,来源动物主要是2种。

由此可见,本草药性分类,与现代生物分类不同,生物分类的基本单位是"种",而药性分类的基本单位是"药性群"。所以,我们总结了一句,本草的药性分类不分种,以示与现代生物分类的本质区别。

二、先用形态识类群

本草均来自实体,90%以上是生物,极少数是矿物及其他。生物既有活着的生命状态(有生命时还存在着与环境、与自然相协调以及自身的生长发育过程),还有任人采集加工炮制而成的药材、饮片甚至制剂(膏、丹、丸、散等)。这些特征把握了没有? 如果没有把握,就想与它们深交,那是很困难的事! 把握特征最好是活态,而不是失活的药材等。源头把握好,后端错不了! 源头乱了,后患无穷!

(一) 局部形态非整体

大家都听过"盲人摸象"的故事,不同的盲人摸到大象身体的某个部位,就言之凿凿说出形状,但他们得出的结论在我们不盲的人看来全是错误的,因为他们每个人说的只是大象整体的某一器官,或鼻、或耳、或身子、或大腿,我们听了往往觉得好笑,为什么? 因为我们不是盲人,能看到整体,他们是盲人,看不到整体。他们虽然看不到整体,但已经接触了象的身体,感觉到大象某个局部的质地、状态等。要谈到对大象的感觉,他们还真的有实际感觉,而旁观者,虽见象之形,却不知象之体。

中医用的本草,就像大象一样。历史上却很少有人关心:这些本草活着时是什么样? 长在什么地方? 虽然不是盲人,却不屑于到大自然中关心一下本草是什么形态,也有一些中医满足于认识药柜中的几种饮片。他们凭着书上介绍的功效,参考配伍的方剂,而针对疾病进行调治。这种与"本草"的"神交"状态已经养成了习惯,在谈论中药功效时,人人都能说上一套,但是有很多本质的内容均不知道,缺少与本草的深交,甚至互不认识,你敢把治病的重任委托给这些不认识的"朋友"吗?

(二) 形态具有多特征

现代数码技术日新月异,很多中药也被拍出彩色照片,出版了很多图书。但人们拿着彩图到野外有时还是很难辨清楚,原因如下。

1. 缺少度量无大小 图像上,没有比较,往往为了显示出本草的特色部位,特色的内容较多。看着一张张美丽的图片,就不知它实际的大小尺寸,在自然界对应不上。

从本草基原的植物来看,有生长型的划分。

乔木:植株高大,具有明显主干,下部少分枝,如杜仲、槐树、合欢、皂荚等。

灌木:茎质地坚硬,主干不明显,植物矮小,在近基部发生数个丛生植株,如卫矛、南天竹、五加、木芙蓉等。

藤本:茎细长,不能直立,缠绕或攀缘他物,有木质藤本,如大血藤(彩图185)、凌霄花、五味子、木通等;草质藤本,如牵牛、菟丝子、栝楼、茜草、山药等。

草本:茎草质,直立而高大者有白芷、紫苏(彩图186)、苍耳、菊花、黄花蒿等;矮小者有蒲公英、车前、紫花地丁、贝母、延胡索、人参等。还有匍匐在地的连钱草、蒺藜、地锦草、萹蓄等。

2. 植物器官各不同 植物一般具备两类器官,营养器官包括根、茎、叶,生殖器官包括花、果实和种子。

根由主根和侧根等组成,主根粗大者有人参、桔梗、蒲公英等;如果根系为须根系,药用植物有白薇、徐长卿、龙胆等。根兼储藏作用者,有肉质直根甘草、黄耆,有呈块根状如麦门冬、天门冬、白蔹、百部等。

茎多为地上生长,也有地下茎,形状都有很多变化。

刺状茎:皂荚刺。

钩状茎:钩藤。

根状茎:白茅、苍术、蚤休、玉竹、黄精、生姜。

块茎:天南星、半夏。

球茎:慈姑、荸荠。

鳞茎:百合、贝母。

叶的形状多种多样,可以用生活中常见的物体形状来形容,如针形、条形、卵形、匙形、菱形、心形、肾形、盾形、披针形、三角形、箭形、戟形、圆形、镰形等。

叶还有单叶和复叶,一个叶柄上只生一个叶片称单叶,如辛夷、柳树、栀子;一个叶柄上生有 2 个或 2 个以上叶片时,称为复叶,如三出复叶的葛、半夏,掌状复叶的人参、五加,一回羽状复叶的苦参、黄耆、甘草、决明,两回羽状复叶(彩图 187)的合欢、云实,三回羽状复叶的苦楝、南天竹等;另外,橘子之类叶很特殊,由于两侧小叶退化成翼状,称为单身复叶。

花的颜色多姿多彩,赤、橙、黄、绿、青、蓝、紫、白等色。形态大小不同,大者以单朵开放,如牡丹、芍药、蚤休;小者则呈花序取胜,如葛、丹参、当归、女贞、天南星。

花的形态更是五彩缤纷,如白菜、荠菜的十字花冠,豆类的蝶形花冠(彩图 188),菊花等具有管状花冠和舌状花冠,丹参、紫苏、藿香为唇形花冠,枸杞等为辐状花冠,还有桔梗、党参等的钟形花冠,牵牛的漏斗状花冠等。

果实大者数十斤,小者甚至肉眼看不清,它们分了许多类型。果实较大者,多以单个存在,如肉质者:核果有桃、杏、梅、人参等;浆果有枸杞;柑果有橘、柚;梨果有梨、苹果;瓠果有西瓜、栝楼等。

干果的蓇葖果有萝藦、芍药;荚果(彩图 189)有扁豆、槐实;角果有萝卜、菘蓝、葶苈;蒴果有贝母、桔梗、车前、王不留行;瘦果有虎杖、红花、蒲公英、野菊花;颖果有薏苡、大麦;坚果有益母草、紫苏;翅果(彩图 189)有杜仲、榆;双悬果有小茴香、南鹤虱等。

如果果实个头太小,或者以特殊方式生长,它们就聚合在一起,有时甚至形成很庞大的形状。聚合果是在一朵花中形成的,有厚朴、辛夷、白头翁、覆盆子、金樱子、莲、五味子、八角等,若是一个花序形成者,如凤梨(菠萝)、菠萝蜜、桑椹、薜荔、无花果等。

另外,动物的外形和器官比植物还要复杂,它们大者如犀牛、鹿、马,小者如蜈蚣(彩图190)、蝉蜕、蟅虫等,并且动物本草有些特殊器官,如龟甲、鳖甲、鹿角、犀角、羚羊角、血余炭、牛黄、麝香等。

还有矿物本草,它们埋在土中,多与含的成分关系密切,如含汞、砷、铁、铜、钙及各类盐等。

一名临床医生,如果对这些基原仍是那么陌生,怎么能成为一名高级医生呢?

另外,生物的不同器官,自身就有不同功能,它们作用于人体也会发生不同的作用。这些也应该是医者具备的知识,如桑树——桑白皮、桑椹、桑叶、桑枝,就属于不同的本草,它们有不同的功效。如果认识了基原,并且能分辨出器官,就会给临床带来很多启迪和帮助。

三、适应生态为生存

我们使用的本草,均是来自地球表层,岩石圈中的矿物,土壤和地表生长及活动的植物与动物。在地球表面有大海、高山、沙漠、草原、平原、山川河流。温度不同导致了从寒到温的温度带有寒带、温带(寒温带、中温带、暖温带)、亚热带[北亚热带(北半球)、中亚热带和南亚热带]及热带和高寒带(青藏高原)。水分分布不匀会出现湿润区(如中国东部沿海、四川)、亚湿润区、亚干旱区(如山西、陕西、甘肃)和干旱区(如新疆天山以南地区、柴达木、西藏北部地区等)。光照强度、光质、风力大小、土壤类型均会影响植物的生长。

为适应地球表面的生态,地表生物将会选择适合自己生长的区域和环境,形成各自特有的生长节律(生物学上称为物候),并对不同环境中的不利因素采取不同的防御方法,体现出不同的特性。人类在优选本草时就会参考这些特性,去发掘优质良效的本草。

(一) 生态本是药性魂

生物皆"居住"在特定的生态环境中,它与生态环境长期适应而形成的默契,也会影响本草的药性。如大黄(彩图 191)生长环境与海拔高度关系密切,海拔 3 000 米至 4 000 米生长的唐古特大黄(叶分裂细而深)质量最佳,稍低一些则是产量大、质量中等的掌叶大黄,它们只分布在青藏高原的甘肃、青海一带,而在较低的 2 000 多米海拔环境下生长的药用大黄,质量较次。欧洲没有优质大黄生长的环境,曾经移栽,最后只能变成食用叶柄的蔬菜了。"良药变蔬菜",也是历史上一个本草典故了!

(二) 阳生要比阴生多

影响药物的因素虽然很多,但最主要和关键的因素则是光照、温度与水。

在本草中,使用的阴生草本真是屈指可数,如人参、蚤休、黄连、石菖蒲、麦门冬、细辛、天南星、半夏、杜衡、络石、鬼臼、贯众、鹿藿(彩图 192)、连钱草、石长生。如果连生长在深水中的海藻也算其中,《神农本草经》也只选了不足 20 种。大多数植物类本草均是阳生本草。这与人的需求也是相关的,人是需要阳气的,所以神农优选的本草主要还是阳生为主:木本、木质大藤本都是阳生,如厚朴、杜仲、桑、松、柏、合欢、大枣、葛、钩藤、云实(彩图193)、忍冬等。草本中也有大多数是阳生的,如甘草、黄耆、大黄、牛膝、茈胡、防风、徐长卿(彩图194)、益母、地黄、车前、菊花、茵陈、薏苡(彩图195)、蒲黄、白头翁、淫羊藿、芍药、地榆、苦参、白芷、紫草、夏枯草、紫菀、草蒿、知母、百合、茅根、萹蓄、羊蹄、泽漆、大戟、连翘、白薇、泽兰、白及、败酱、桔梗、贝母、射干等。

(三) 水湿旱生不一样

东部大海中有海藻;水生本草有泽泻、芡实;湿生本草有薄荷、泽兰、车前、石韦、屈草(彩图196);中生本草更普遍,如杜仲、茵陈、防风、白芷、芍药、桔梗;旱生本草有麻黄、甘草(彩图197)、肉苁蓉等。动物本草海水之中有牡蛎、乌贼鱼骨,淡水之中有龟甲、鳖甲、水蛭、蟹,陆生动物有蜈蚣、牛、马、羊、猪、羚羊、鹿、麝、熊等。对水分的适应导致不同环境产生的本草药性会有很多不同。

(四) 气候影响本草长

人参属植物在全国分布很广,但受现代气候的影响,包括温度、水分等因素,人参(直根)只生长在东北的长白山区;羽叶三七、珠子参(彩图198)、竹节参则生长在从青藏高原东部边缘向东沿秦岭东到黄山、九华山、大别山、天目山,台湾的玉山,都广为分布,日本也有,这些都是以根状茎为主的状态;再往南部,至云贵高原,则出现三七,它的根短,根状茎粗、直立,药用以根状茎为主。不同地区因受气候影响,生长出来的同属植物形态不同,药性作用不同。

（五）综合效应更关键

生态因子作用于生物,不是单一因子,往往是综合效应,如贝母属植物,它们在低海拔就是夏眠植物,春天匆匆出土,60~100天完成生活周期,至夏天气温升高后它已匆匆结实枯萎;若分布至高海拔地区,它们只能跟其他高山草坪植物一样,用短短的七八月份快速生长,因为这种环境已无夏天,它们当然不再需要夏眠了!

长江中下游区域是贝母属植物分布密集地区,最东部的浙江省、江苏省,自然分布有浙贝母,鳞茎最大,味苦而清热之功显;往西进入安徽省,在皖东南与天目山相连地区,形成了天目贝母,曾有大量栽培,药用效果良好!再往西进入南陵、铜陵,出现了铜陵黄花贝母;越过长江,进入大别山区,则为安徽贝母,小鳞茎可有多枚,安徽科技人员曾做过大量研究,药效很好。再往西,进入湖北省,肖培根先生牵头研究的湖北贝母成为《中华人民共和国药典》品种,偏北的舞阳贝母,再向西进入秦岭,则有太白贝母,现已列入川贝母体系。进入青藏高原,梭砂贝母、川贝母、暗紫贝母、甘肃贝母、瓦布贝母等一系列贝母都作川贝母药用。

在中国,还有两个特殊区域,一是东北长白山,有海拔高度,也有较湿润气候,同样可以生长贝母,这里的贝母种类被称作平贝母,《中华人民共和国药典》收载可作川贝母替代品;另一地区在新疆的西北部,那里受大西洋影响,有一定的湿度,也可以生长贝母,这里生产的贝母有伊犁贝母、新疆贝母,药材名为伊贝。这些贝母也是作为川贝母的代用品。

在安徽省大别山区和皖南的沿江地区所产的安徽贝母、铜陵黄花贝母、天目贝母，一直是安徽民间使用的传统药材，并且立项研究（安徽贝母）也取得了成果，虽然暂时未录入《中华人民共和国药典》，但它们的药效是实际存在的，历史上也是民间使用的有名本草，现在只好期待着药典的慢慢验证。

（六）选择最适环境居

不同本草，它们选择最适合自己的环境居住，这就是"分布"。

青藏高原虽然环境严酷，但当归、大黄、秦艽、红耆、党参、茈胡，以及藏药冬虫夏草、红景天就喜欢这些地域。

沙漠地区极度干旱，但有些著名的本草却以此处为佳，如麻黄、肉苁蓉、甘草等。

山西是半干旱地区，这里可长出质量很佳的黄耆、党参（潞党）。

东北虽然寒冷，五味子、细辛、人参、防风、龙胆却都戴上"辽"或"关"的帽子成为道地药材。

从北向南逐渐分布的有山茱萸、大枣、酸枣、远志、茜草、地黄、山药、菊花、紫菀、知母、黄芩等道地药材。

进了亚热带，分布有石斛、贝母、白术、茅苍术、女贞、栀子、杜仲、厚朴、天麻、防己、淫羊藿、黄连、牡丹、梅实、枳实、橘柚、五加皮、沙参、干姜、狗脊、钩藤、蚤休、射干，直至热带的肉桂（彩图199）、广藿香、八角（彩图200）等。

每味本草均有特定的分布区和最优分布区。

（七）安排最适季节长

农民掌握了很多民谚，帮助记住农作物及蔬菜等物候，这样可以不误农时，如江淮之间农谚："三月三，南瓜瓠子都上摊"，农历三月初，葫芦科的南瓜、瓠子都要下地了，迟了就会影响收成。

"小满栽秧家把家，芒种栽秧普天下"，插秧在"小满"时还少见，到了下一个节气"芒种"就普遍插秧了。

"栀子开花不去做，蓼子开花把脚跺"，栀子开花是插秧最佳季节，若耽误至蓼子开花了，这就迟了，急得直跺脚，秧苗这时插下去生长就来不及了。

农民种地，虽然种植品种数目少，也要掌握它们的物候，安排适当时候去耕作。本草种类这么多，它们还有多种形态和习性，物候更是多样，探索本草药性也要掌握本草这些特性。

"三月茵陈四月蒿，五月砍来当柴烧"，这是介绍茵陈采收应在三月，生长的是基生叶，带着白毛茸茸的，若到四月份，茵陈就会抽出茎来，这时就不是"茵陈"了，而成为蒿草，"蒿"字就是"高的草"了，就不适合药用了。待到五月份，一点儿药用价值也没有，只有砍来当柴草！

夏枯草，到了初夏，它的果序就成熟了，采收必须抓住这个时期；一大批夏眠植物，如白毛夏枯草、贝母、蒲公英、紫花地丁（彩图201）、光慈菇、延胡索、蛇床子、菘蓝、猫爪草、天葵、泽漆、杜衡、葫芦巴、葶苈子（彩图202），均是初夏成熟，不抓紧此时收获，将会一无所获。

(八) 防御方法有奇招

动物本草有驱逐能力,有的还会主动攻击,它们的防御方法包括逃脱捕杀,或攻击侵害者,或有毒性。这方面常识大家多有了解,但植物本草,它们无法自主随意运动,防御侵害有何方法呢? 与动物互惠,如禾本科植物叶子,可供食草动物食用,但它们有快速恢复生长的功能。通过动物食用,它们被传播到更广的范围。有的植物本草种子量大,它们为动物提供食粮,动物帮助它们搬运出种子播向四面八方。

有很多植物的茎、叶上长有棘刺(酸枣、皂荚、花椒、蓬藁等),或木栓(卫矛木栓成翅,乔木树干上厚的木栓),动物侵扰就受到了阻挡。

绝大多数植物还会产生对不同动物的"拒食剂",植物的嗅气及有些味道与此有关。"拒食剂"多为味辛、苦,也有部分物质对某些动物是具有毒性的,这样的植物,动物就会避而远之。

另外,还有一类植物,动物若尝上一口,或触碰一下,就会疼痛难忍、红肿难受,这类物质不一定完全是化学毒物,它们有的可能是物理刺激。如含有针晶的本草,对皮肤黏膜刺激明显,碰到手奇痒或疼痛难受,如山药、芋头洗涤时,不戴手套就会刺激皮肤,食用时未煮透,会刺激口腔而产生麻舌的感觉。黄精可以食用,但不经九蒸九晒同样也会引起口腔刺激,尤为剧烈的如半夏的针晶束(植物细胞中的一种草酸钙晶体)对口腔、咽喉刺激非常厉害,误食可使动物疼痛难忍!

毛茛科有一类植物,含有一种白头翁素的物质,一旦接触人的皮肤,就会引起红肿焮痛,甚至会产生水泡,如毛茛、回回蒜、石龙芮、威灵仙等,但经过煎煮或干燥后,这种刺激也就不存在了。

还有很多植物会放出挥发性物质,如漆树、明党参,可致过敏者产生比较严重的过敏现象,领教过的人甚至一生也不敢接触这类植物。

有很多动、植物本草,其体内的防御物质,就是对人类治病有价值的物质。

(九) 朝开暮合更奇妙

动、植物本草对一年四季的适应习性中,冬眠、夏眠的生长节律(物候)十分神奇。为避免寒冷,动、植物都有冬眠的现象,偌大的熊也需要冬眠,所以,熊脂被神农选作本草。夏天太炎热了,有很多植物本草夏眠了,前面谈到的夏枯草、延胡索、石龙芮、泽漆等,它们中有很多也被神农选作本草。

动物大多数是白天活动,夜间休息,当然也有夜间活动的鼠类、蝙蝠、蛇类、萤火等。植物本草的叶是进行光合作用制造营养的,所以,叶片多以薄而扁平增大接受阳光的面积。有一类植物特别有趣,它们日出而作,太阳出来了,它庞大的复叶每个小叶均舒展开来,快乐的一天开始了;傍晚太阳落山了,这些复叶当中的小叶互相合并,好像闭合起来,也安安静静地休息了。这种本草植物大家可能都见过,它就是栽培作为风景树的合欢,神农在远古就使用了这个名称作为正名,并记录了它的药性。合欢“味甘,平。安五藏,利心志,令人欢乐无忧。久服轻身明目,得所欲。"由神农记载的药性可以看出,它属于上品,可以久服;味甘,平(无毒性);安五藏,利心志,令人欢乐无忧。后人喜欢用"安神"来总结其功效。合欢,它与地球自转节律一致,使人五藏平安,心态不乱,欢乐无忧。多好的本草!植物知道与自然节律一致,得所欲。人逆自然节律,不仅不能得所欲,反而容易导致心神不宁,该睡睡不好,该醒又醒不了。人不仅要使用这些植物作为本草来调理身体,甚至还得向生物学习,与自然融为一体而欢乐无忧也!

有人会问,神农就讲了"合欢",类似的例子好像并未听说。其实,有一种植物是家喻户晓的,人人都吃过它,那就是落花生,它本来并不是我国本土的,到了明代才从南美洲引入。人们最感奇怪的是它地上开花,地下结果,"落花生"名称也与此相关。但落花生最有趣的现象乃是叶子白天张开,到傍晚,小叶就合并到一起而整整齐齐准备"睡觉"了。这种现象只有农民年年可以观察到。花生的茎叶到了冬天是家畜的很好饲料,以前其他的作用并未听说。直至一位老师指导研究生开展项目研究,从民间发现,有一单方,即用花生叶治疗失眠症还颇有疗效。再后来这个单方已在较大范围使用,广泛传播是 20 世纪 70 年代,我后来询问刘劲松老师,得知已由上海王翘楚先生制成"落花安神合剂",治疗效果还比较理想。原来除了神农介绍的合欢有安神作用,有此特性的其他植物也有类似功效!我们查阅了一些草药,民间称为"夜关门"的,往往或多或少有安神之效。

有一种蕨类植物,叫蘋,因叶由四片小叶组在一起,整个合在一起像汉字"田"字,又有一别名叫"田字草"。它生长在池塘、河沟的淹水之处。有一次我从池塘边上挖出了一些"蘋"带回办公室,用花钵养起来,放入一些从池塘带回的淤泥,并且再灌入浅水。它们在办公室的窗台上生长得很好。一天晚上回家较迟,天已黑了很久,我突然发现窗台上的"田字草",四个小叶并在一起休息了!以前我从来没有天黑后到池塘边去观察它,这次偶尔的发现,引起了我的思考。从古代神农知道的合欢,到农民种植的落花生及其他名称中有"夜关门"者,多有安神功效,难道蕨类的水生植物蘋也能安神吗?我查阅了《中华本草》,蘋还真有安神之功!这个发现使我高兴了很长时间。

原来本草之中存有很多奥秘,等待我们去观察、去实践、去体悟!

当我们到自然之中,与本草生物交朋友,倾听它们的声息,观察它们的习性,就会发现本草的药性并不神秘,几千年前神农已经做到,我们必须走神农之路,才能真正明白自然要向我们展示什么!

四、药性探索路艰辛

被列为中医四大经典的《神农本草经》《黄帝内经》《难经》《伤寒杂病论》为学医者必读的经典。但历史上读过《神农本草经》的人为数不多,真正能"登堂入室"者,更是寥寥无几。步入近现代,中医药院校普遍已成立60多年,至今只有安徽中医药大学及安徽的几所学校开设了"神农本草经导读"课程,其他省区仍是空白。

（一）经典再现弘景功

神农,炎帝者,是中华"三皇"之一,距今已有六七千年历史。那个年代形成的医药一定有时代的背景,那时初创农耕,利用自然,观察星象,掌握季节。所以,那时的本草医学必然是自然完整的医学,不可能有后世的分解医学。黄帝作为五帝之一,他善于征战,取代了炎帝统治后,由他或臣民们创编了另一部医学经典《黄帝内经》,《神农本草经》的辉煌不可能超出《黄帝内经》,所以在《黄帝内经》之后,《神农本草经》几乎销声匿迹,在历史上不再见到传承,但它一直流传在民间,并未消失。

后来到了东汉末年,张仲景面对兵荒马乱、疾病流行、民不聊生的状态,用已掌握的《伤寒杂病论》治疗并传播经典,以致后来成为历史上的经方,中医的第四大经典!但张仲景在写作《伤寒杂病论》时并未提及《神农本草经》,因为他当时并未看到冠以神农之名的本草经,只见有《胎胪药录》之类改名或传承之本草著作。但后世医学知道经方与神农的关系,陈修园在《神农本草经读·凡例》中有一段话:"明药性者,始自神农,而伊尹配合而为汤液,仲景《伤寒》《金匮》之方,即其遗书也。"

张仲景将《神农本草经》药性用于临床而成《伤寒杂病论》,但遗憾的是他并不明白哪些内容是神农之言。又过了 500 年之后,直至南朝梁代的梁武帝时期,道家出了一个钟情于医药的人物陶弘景先生,他曾整理葛洪的《肘后备急方》,保存了青蒿鲜汁治疗疟疾的方法,屠呦呦深得此法,拯救了无数疟疾病人而获得了诺贝尔奖。陶弘景更大的贡献则是发现并完整传承了《神农本草经》,并用朱书经文,而使后世流传 1 000 多年不乱,发掘保护《神农本草经》的功臣也,中华医学文献整理的伟大人物也。陶弘景居住于江苏茅山,梁代开国皇帝梁武帝建都金陵(南京),他非常尊重陶弘景,称他为"山中宰相",因而陶弘景有机会阅读皇家藏书,并发掘出《神农本草经》。

(二) 重新编辑失序度

唐、宋两代的皇家,对本草重视起来了,唐代编了世界首部药典《新修本草》,将《神农本草经》相关内容拆开,塞入《新修本草》相关章节及条目之下,虽然有陶弘景用朱砂书写的《神农本草经》原文,不致内容张冠李戴,避免了这类错误,但神农原书完整的结构、本草的排序不见了。

再到宋代,仍然继承唐代的遗风,一次次编辑,最后以《经史证类备急本草》流行于世,广而传之。《经史证类备急本草》经过数百年的风波,至今仍完整地保存下来,这是对《神农本草经》传承的再一次贡献。但自唐、宋开始,割裂编辑的方法使后人再也看不到《神农本草经》原貌了。想了解《神农本草经》,得费很大气力,翻阅浩瀚的文献,才能找出部分内容。南宋虽有王炎重新辑出《神农本草经》原文,而初刊本早佚,重刊本在清代有发现,但内容有杂糅移夺之处。根据马继兴《神农药学文化研究》一书,后来传承下来的辑本如下。

孙星衍、孙冯翼辑本,刊于 1779 年。

狩谷望之志辑本,成书于 1824 年(日本文政七年),现仅知两种抄本。

顾观光辑本,成书于 1844 年。

森立之辑本,成书于 1854 年。

王闿运辑本,成书于 1885 年。

姜国伊辑本,成书于 1892 年。

黄奭辑本,成书于 1893 年。

刘复辑本,1942 年上海古医学会铅印本。

尚志钧校注本,1981 年安徽科技出版社。

马继兴辑注本,1995 年人民卫生出版社铅印本。

这些辑本集中在清代中、晚期,影响大的几本如 1779 年孙氏辑本、1844 年顾氏辑本、1854 年森立之辑本及尚志钧的校注本和马继兴先生的辑注本。但这些辑本多从文献的角度入手,没有考虑到《神农本草经》的序与句读,甚至有的作者还以自己理解改变原文的表达方式,如每味本草的"主"字,有竟自改为"主治"或"治",把神农原义全部改错了。这种仅从文献着手的辑复,有的造成了新的混乱,所以,至今《神农本草经》虽被称为学医的四大经典之一,但是没有学校和教师敢接这个满身是疑问的"烫手山芋"!

(三) 临床学者多探索

《神农本草经》最终是指导临床,当人们认识到《神农本草经》的价值后,有学者在辑复,有临床家在探索,较早的是张志聪的《本草崇原》,他说:"《神农本草经》词古义深,难于窥测,后人纂集药性,不明本经(指《神农本草经》),但言某药治某病,某病须某药,不探其原,只言其治。"这种从个人主观认识各抒己见,造成历代绝大部分与《神农本草经》相关书籍之间没有整体关联性,成为独立的一家之言。

皇甫谧在《针灸甲乙经》序中说:"是仲景本伊尹之法,伊尹本神农之经。"仲景广汤液而有伤寒。《神农本草经》《伤寒杂病论》可谓一脉相承,陈修园在《神农本草经读·凡例》中说:"明药性者,始自神农,而伊尹配合而为汤液,仲景《伤寒》《金匮》之方,即其遗书也。阐阴阳之秘,泄天地之藏,所以效如桴鼓。"

(四)三足鼎立探本草

《神农本草经》完整地被辑复已有 200 多年,清代那么多仁人志士进行探索,但至今仍有很多谜解不开,普及还那么困难,为什么?

1. 部分本草已失传 我们在探索过程中,发现神农优选的 365 种本草中有约 90 种已来源不明,或药用器官不明,这给临床选用带来了很大困难。

2. 年代久远易割裂 虽然《神农本草经》中文字精炼通俗,但中断几千年再次被发现,本草理论和运用前后连贯性有偏离,后人对神农的理论和临床应用有一定的割裂,以致通俗的文字读起来也困难,常识中的句读也会产生很重要的错误,如药性之"主",硬被塞进一个"治"字,完全改变了神农原意,导致断句也要发生异变,使原本简单的表达成为难懂的文句了。

3. 传承脉络未探明　虽然前人一再证明,张仲景的《伤寒杂病论》与《神农本草经》一脉相承,但后人未读《神农本草经》,而用自己接受的后来记载的药性去运用经方,若有效那是后世成就,若无效,那是前人罪过,前后割裂明显。

4. 药性探索无门径　神农优选的本草,药性描述十分清晰,指导后世临床十分有效。但后人只知其然,而不知其所以然,欲探也找不到门径,茫然不知所措。

5. 命名道理已失传　神农对 365 味本草命名道理深远,这些名词有的是保障正确识别,有的是功效准确表达,有的有特殊的背景。但后人由于历史的断裂联系不起来,神农本草命名的深刻道理已渐失传。

如何完全读懂、理解和运用好神农医学? 中医学专业学生单一接触临床的人才培养模式要改变,还要增加两方面的基础,本草的理论体系和本草的基础知识,需要三足鼎立,这样才能为中医药的发展开辟出一条崭新的道路。

(五) 回归传统才归真

《神农本草经》产生于农耕时代,那时的先人会用什么思维,采取什么方法和技术创立这本伟大的著作,并且能指导几千年的临床仍然有效,还能传播到全世界,广泛适用于人类甚至动物? 这种医学之路必定走得正,才能经受住这么久的历史考验。当我们回归传统,踏上新的征途进入探索,那真是一番新的境界,满目春光,通过四季的循环,已逐渐收获取得的成果。这条道路,我们初步归纳成

"本草药性十探"。

首先,考虑本草基原多是植物与动物,因而用生物分类方法去辨识本草基原,并分清本草分类与生物分类的相同点和不同点。这就是我们创立的《本草分类学》。

其次,要考虑这些本草基原主要是生命体,它们生活在地球表面,具有特有的形态、器官、生态、分布、习性,并产生一定的嗅、味特征。这些主要内容涵盖在《本草地理学》等学科范围内。

1. **类别** 指不同类别(植物、动物、矿物)及不同的类群(生物科、属之下的单位,它们与本草是何关系)。

2. **形态** 通过视觉、触觉感知,了解生物的生活类型(生活型)、外部形态、颜色和内部构造(如分泌物等)。

3. **器官** 植物具有根、茎、叶——营养器官,花、果实、种子——生殖器官;动物器官更为复杂多样。

4. **生态** 大的方面与气候相关,气候又体现在经纬度位置、海拔高度和特定的区域;小的方面则与生物的环境相关,它们与光照、温度、水分、土壤、大气等密切联系。

5. **分布** 生物及矿物均有特定的分布区域,它们受历史和现代的一些因素影响,与经纬度、海拔高度、生态环境相关,甚至还与生态系统相关。

6. **习性** 生物对环境的适应产生特定的物候和习性,如春生、夏长、秋收、冬藏等,种子的贮藏、萌发特性、营养生长和生殖生长需要的特殊条件等。

7. 嗅味 通过嗅觉和味觉感知本草的嗅与味,它们直接来自本草体内,体现本草治病的本质,所以神农首先强调了"尝",神农尝百草,成为中华民族最熟悉的故事。

8. 三品 所有本草被神农选择之后,必然要按三品排队,上药为君,主养命以应天,无毒,轻身益气,不老延年;中药为臣,主养性以应人,无毒有毒,遏病,补虚赢;下药为佐使,主治病以应地,多毒,除寒热邪气,破积聚,愈疾。定为三品,德才兼备,用之放心,各司其职,君、臣、佐、使组织严明,此为经方之源头理论。

9. 大病之主 这是神农本草之中贯穿始终的内容。学习、了解本草的最终目的是治病,但任何一味本草均有它最具特色的能力,而不是所有能力,用其所长,才能人尽其才,物尽其美。

10. 神农医学传承 《神农本草经》传出就是救苦救难,拯救百姓身体疾苦。她是如何指导治疗疾病的,历史上众多的"伊尹本神农,仲景扩伊尹",证据在哪儿?必须找出《伤寒杂病论》与《神农本草经》的关联度,这样我们才能大胆地说,中国的传统医学是"神农医学"。

以上是探索《神农本草经》的十个方面内容,分为三个境界。

境界一:类,也就是第一条的类别。

境界二:态,包括形态、器官、生态、分布、习性、嗅味六个方面,是本草表现出来的不同状态,共同体现本草药性的内、外本质。

境界三:能,神农本草与一般民间草药以及世界各地分布的一些传统医学最大的不同则在其"能"上,这是神农医学与其他医学最重要的"试金石"。

不傷人。欲輕身益氣，不老延年者，本上經。

中藥一百二十種爲臣，主養性以應人。無毒有毒，斟酌其宜。欲遏病，補虛羸者，本中經。

下藥一百二十五種，愈疾者，本下經。多毒，不可久服。欲除寒熱邪氣，破積聚，愈疾者，本下經。

三品合三百六十五種，法三百六十五度，一度應一日，以成一歲。倍其數，合七百三十名也。

藥有陰陽配合，子母兄弟、根莖花實、草石骨肉。

藥有君臣佐使，以相宣攝合和。宜一君二臣三佐五使，又可一君三臣九佐使也。

藥有單行者，有相須者，有相使者，有相畏者，有相惡者，有相反者，有相殺者。凡此七情，合和視之。

相使者良，勿用相惡相反者。若有毒宜制，可用相畏相殺者，不爾，勿合用也。

第十一章

优质本草
自然成

人类社会随着科学技术的发展，人的能力越来越大，就有欲望想干预自己生存的地球及居住的环境，给自己带来更多的舒服和享受。但自然界有些是不可变的，如生命的"生、老、病、死"是变不了的。改变自然，不仅今人在做，古人也一直在做，中国从秦朝(或更早)直至汉、唐、宋、明、清，哪一朝的帝王不想通过人为的方法延长寿命，多享荣华富贵和特权！结果呢，有那么多的人因为服食仙丹断送了性命。有一些人恬淡少欲，反而寿终正寝，百岁以上老人屡见不鲜。神农从自然中获取智慧，取自然之品调整人体，因此，使得《神农本草经》传承久远，并且当拭去灰尘后，再度光彩夺目！

一、自然之品三大类

(一) 人为多干扰

先讲一个 40 年前的故事，那时有两位从事化学方面工作的朋友委托我到中国西南采集香茶菜样品。因当时河南民间用冬凌草(唇形科香茶菜属植物)治疗消化道肿瘤有一定效果，化学工作者想从中发现抗癌的成分，然后再制成治疗癌症的新药，这是一个非常诱人的想法。我帮助他们在四川省、云南省以及安徽省的滁州、黄山等地采集了一些香茶菜属样品，供给他们研究，他们用这些材料，发现了一些新的化学成分，先后也发表了不少文章。后来，他们送了我一本著作《中国香茶菜属化学成分研究》，这是他们团队几十年的科研成果,大概发现了100多种新的成分。

我问:"你们研究香茶菜属植物目的是什么?"

他答道:"当然是想发现抗癌新药!"

我继续问:"发现了吗?"

他接着答:"一些成分抗癌活性很强,越提纯,活性越强,但毒性越大!没有办法开发新药。"

十分遗憾!冬凌草虽然治癌有效,提取的成分却无法用于临床。

这是医药行业的一个现象,违背自然规律,则无法获取理想的回报。

实际上,在我们日常生活中何尝不一样,化肥、农药、除草剂、转基因种子,破坏了我们的饮食环境,大量污染无法清除,甚至污染进入了人体内,对下一代也会产生影响。各方面的干扰,相信大家还可以举出很多。

(二) 自然与人和

神农从自然界选择出的植物、动物和矿物本草,尽管有一部分是有毒性的,但它们被使用了数千年,一直疗效可靠,很多种类仍是常用的本草。

这是因为它们是自然之物,和人类在同一个环境之中,适应与人类相同或相似的环境,与人类遇到类似的生存危机,促进它们锻炼出新的能力。当人类对环境适应有了偏差,医生就利用它们来进行纠正。所以,神农选择以生物为主体的本草,它们是动态变化地适应自然,人类纠正失常的身体就会请它们帮忙,与它们形成朋友关系和谐共处。

有人会问,神农时代距今已数千年了,世界在变,环境在变,那时选择的本草还能适应现代人类的疾病治疗吗?是的,如果本草还是那时生长采集的,也许与今天人类的疾病不一定十分吻合了,但这些本草都是近年采收加工的,它们与人类在同一个生态圈中适应着、变化着。神农给我们的是本草与人类的对应关系,调整原理,优选对象,这些原则并不随着时间迁移而随时变化。有的人寄希望于高科技,将中药的种子带到天空中促使其变异,然后再生产出产品,期望获得更高的产量,更优质的产品,但他们忘了,那不是人类生活和需要的环境,这种变异的种子生长出来的变异物,人类没有能力去适应它,或者会给人类带来灾难!转基因食物,人类已在逐渐限制它的扩散,以防给人类健康带来新的不安全因素。

这也提示我们,与我们生活环境相差太远的东西,我们并不一定需要,如深海鱼油、雪域虫草等,若经济不充裕,花费那么昂贵的代价去获取并不值得。但如果你去深海潜水,到青藏高原生活,服用一点儿倒是适合的。

二、重品有德用放心

人的身体需要适度呵护,才能保持其正常运转。看起来活力四射的年轻人,精力旺盛的中年人,甚至体力仍很健康的老年人,有时是非常脆弱的,毕竟是血肉之躯!药害有时十分惨烈,碰上甚至一生都无法恢复健康,有的还会命归黄泉! 在使用本草时,首先是安全第一。

(一) 治病勿致病

人一旦生病,无奈而可怜。社会上绝大多数人并不留心医药、精究方术,而是如东汉张仲景所说:"卒然遭邪风之气,婴非常之疾患,及祸至而方震栗……赍百年之寿命,持至贵之重器,委付凡医,恣其所措,咄嗟呜呼! "这是仲景当年的哀叹,现代这样的情况也不少,让人痛心。

(二) 神农首重品

1. 有品才放心 本草有品,犹如有德! 神农从自然之中选择 365 味本草,个个有品,使用几千年,使医生和病人都放心,安全有保障,治病效果好。

2. 三品控毒数 在《神农本草经》中,对本草的毒性做了一个量的限定,上品无毒,可久服;中品有毒或无毒,斟酌其宜;下品多毒,不能久服。按此计算,《神农本草经》对有毒本草限制在一半左右,另一半则为无毒本草。神农所选之本草至今仍是医生常用的本草。民间有一种说法,"是药三分毒",后来医生也相信了,传得很广。其实,作为医生,怎能不阅读本草经典《神农本草经》呢? 而该书开篇就谈了三品毒药的限定,怎会不知道? 所以,我们医药人员应该有自己的头脑,别人怎么说,就随声附和,那很不好。因为这样会给病人带来错误的信息。

3. 本草与药勿相混 民间相传的"是药三分毒"有无道理?

换个角度理解,此话也对! 因为现代"药"的范围很广,本草是沿用最久的药,但近几百年发展起来的化学药品也被称为药,在农业上使用的农药、除草剂也是药,甚至毒品、毒药也是药。本草三品原则限制下,仅半数有毒,还有避免伤害人的办法! 其他所称为"药"的那就不敢保证了,有的何止三分毒,毒药、农药随时都会毒死人的!

4. 珍视三品直至明 神农重视三品,开篇详论三品,365味按三品排列。汉末的《名医别录》也仍遵神农之旨,把新发现的365味按三品排列,南北朝时期梁代陶弘景更是一位了不起的本草学家,他把秘传的《神农本草经》公开,并想到保存原文,不致后世混淆的朱墨分录的方法,将《神农本草经》与后世的《名医别录》合成一书,即《本草经集注》,该书中,严格按神农的三品分排。若没有陶弘景发掘整理,本草的传承真的有可能断了根!

由于陶弘景的做法对后人的影响,唐代的《新修本草》,宋代的《本草图经》《经史证类备急本草》都严格遵守三品原则,直至明代刘文泰主持的《本草品汇精要》,还保持了三品分类。《神农本草经》三品体系从远古走来,经过秦、汉、唐、宋、元及明的早期,均保持非常完好,这是一个了不起的贡献!

5. 废除三品忘了根 明代的《本草纲目》载药1 892种,自创了纲目分类,这是一种分类尝试,针对繁多的事物而创造的一种系统分类。这种纲目分类方法受到西方兴起的生物学等效仿,并被重视,因而《本草纲目》被西方推崇为科学巨著,翻译成多种文字,并被联合国教科文组织列入世界记忆名录,闻名于世。本草的分类与生物分类是有区别的,丢掉了三品分类实在太可惜了! 从《本草纲目》之后的本草巨著,就不用三品了,如《中华本草》《中药学》《中华人民共和国药典》，都未提及本草之"品"。首先，安全性难以保证；其次，很多疗效一般的本草纷纷涌入，良莠不分，疗效也没有保障。这与本草发展和提升的方向相悖。

6. 无品本草可避免 在远古时代，神农可以为我们优选出365种有品的本草，几千年来，这些本草在保障身体健康、治疗疾病方面建立了不朽功勋！这些本草疗效好，使用安全，很多至今仍是常用本草。神农凭什么能获取这么多有效、有品、安全的本草？我们若回归，探索神农已走过的路，结合现代的科学技术，就一定会有效地寻找出有品的本草，避免无品无德本草再给人类带来灾难。

避免的方法大概有以下几种。

(1) 道听途说不可信："何首乌"（彩图203）就属于这方面的一个故事，唐代文学家李翱，曾写过一篇故事"何首乌传"，实际上是来自民间传说的文学作品，相当于一篇寓言。传说有一个姓何的老人患有疾病，不能生育，倦卧山中，见到一种藤本植物，互相交缠，然后又散开。他挖取了根带回去服用，身体居然恢复健康，后来生育了很多儿女，并且头发到老仍不变白，子孙众多、寿大，发黑，因此其孙得名"何首乌"。人们也把他家族服的药称为"何首乌"了。

这个故事在唐代只是一个寓言，并没有人真正地去采何首乌治病。到了宋代《开宝本草》《太平圣惠方》才记载了何首乌，但他们经过临床验证，并没有听信文学家的传说，仅作为外用治疗疮和瘰疬等疾病。

到了明代，嘉靖年间，有人将一种滋补成药敬献皇帝，并云内有"何首乌"，皇帝服了觉得好，引起了皇家推崇，百姓效仿，想头发变黑都加入何首乌。其实关于何首乌在历史上引起中毒的病例很多，清代的陈修园在医疗实践中也发现病人服用何首乌中毒不少。关于何首乌的补益作用，一直有很多人反对，直至不久前，才真正引起医药工作者的重视，经过研究发现，何首乌有肝毒，尤其是对一些何首乌敏感体质者伤害较大。

（2）胡乱取代不负责：我国地域广大，药材资源时有紧缺，或运输困难，尤其古代交通闭塞地区，则在本地寻找替代品。若尊重自然法则，替代本草至少不会产生危害；若不负责任，仅从药材方面考虑，有时能导致很大的灾难，这方面的教训很多。危害较大的有东北的"关木通"和岭南的"广防己"事件。"关木通"是在东北发现的一种马兜铃科大藤本，其木质藤导管粗大，产量大，形状美观，被冠以"道地药材"之名"关木通"来替代木通科传统本草"木通"。木通是常用本草，但服用此种"关木通"，有很多人出现了肾功能衰竭。"广防己"是两广地区用马兜铃科植物取代了防己科的防己，因含马兜铃酸导致了多人中毒。

四川省过去是一个交通比较闭塞的地方，需要的各类本草若全部从外运进，有很多困难，因而有一些药材，就采取当地寻找的方式，取代外地的药材，如以川牛膝取代怀牛膝，以鸢尾取代射干，并称为"川射干"，以川木通（毛茛科铁线莲属植物）取代木通等，这类取代比较慎重，功效近似，使用安全，解决了资源紧缺，也情有可原。但鸢尾和射干在《神农本草经》中是并列的两味本草，把"川射干"之名强行戴到传承几千年的神农命名的"鸢尾"头上，仅仅因为它们同属鸢尾科植物，这样做可能会带来很多危害。

神农时代的五加皮是非常有名的本草，因为它来自五加科，与人参是同科植物,滋补之功颇为明显,还有可靠的祛风湿作用。后人在温带地区发现一种萝藦科藤本植物,它的根皮厚而发达,并具有香气,居然被药商冠名为"北五加皮""香加皮"挤入药材市场,逐渐地取代了正统的五加皮,而真正的五加皮,也被强行改名为"南五加皮"。由于北五加皮药材资源充足,野生量大,采集方便,成本低,市场上已多年难以寻觅到"南五加皮"了!但是这种替代的"北五加皮",来源于萝藦科植物杠柳,它不仅不具备五加皮的滋补功能,还有毒性。其实,真正的五加皮资源并不缺乏,栽培技术也成熟,就是因为北五加皮药材成本低廉,导致排挤了优质的正品五加皮,以劣充优,并且保证不了原有的疗效。

(3) 民间发现缺验证:民间药物使用的频率不高,使用的地区有限,缺少广泛的临床验证。古今众多的本草著作均收集了大量的民间药物,现在知道较早的有马王堆汉墓出土的《五十二病方》,其中有很多民间药物,东汉时期的《名医别录》中又系统地收录了很多。再往后,唐、宋、明、清的诸多本草均大量收集了民间药物,如《新修本草》《本草拾遗》《本草图经》《经史证类备急本草》《本草品汇精要》《本草纲目》《本草纲目拾遗》,甚至到现代的《全国中草药汇编》《中药大辞典》,各省中草药手册及《中华本草》。1999 年出版的《中华本草》,共收录 8 980 种,如此庞大的数目,谁来做系统临床验证? 初始记录的文字可能也就小范围传播一段时间后就束之高阁了。这种滚雪球式的增大,良莠不分,可能会有众多无品的药物隐身其中,也会有效果不佳的种类混在一起,这给广大医学工作者的临床工作带来困难。针对这种情况,应系统进行整理,整理的方法是先两端、后中间的顺序。首先,以《神农本草经》为基础,增加那些后代出现的临床疗效好的、使用安全的或虽然有一定毒性,但已掌握了一些可靠的加工炮制直至煎服方法,能确保临床安全的品种,将它们仍然分成三品,与《神农本草经》合二为一。优选的种类也不要过于庞杂,以总数 500 味上下为宜,这样供临床医生使用比较方便。其次,将现代与近代发现的一些新的本草,从其中优选出有品的、使用安全的、特色鲜明的、疗效可靠的,增入常用本草。并将无品的、毒性大无控制的、疗效泛泛而无特色者剔去一批。再次,对中间庞大的群体,由历代增加的品种,按照不同的药用价值、安全性能等级,逐步系统整理,这样可避免广大医药工作者处于面对药山药海茫然不知所措的尴尬局面,在临床治疗中,选择本草就有特色了,有的放矢,治疗效果也就会理想了。

(4) 现代分类多参考:现代发展较快的生物学、矿物学,已包括了本草基原的几乎全部内容。因此,了解矿物分类、植物分类及动物分类,不仅可以帮助识别本草基原,还可以了解它们内在的特性及与现代化学的关系。在生物界,往往分类系统是靠近的,它们遗传也接近,化学成分也相近。矿物分类也是按其所含的阳离子或阴离子来分类的,每类也有其共性。

对现代分类、现代遗传、现代化学的了解,可以帮助我们掌握本草基原各类群特征,以便准确鉴别;从不同类群的共性和不同去探索它们之间的药效差异,可以为正确优选本草奠定基础;从相同类群内在的化学共同性或相似性,可以探索毒性的相关性,尽量避免无品药物混入纯洁的队伍而祸害人类健康事业。

(5) 有毒类群多设防:神农在非常慎重地优选并精心安排了三品之后,还不断提醒有毒本草的注意事项,在序录中,神农曰:"若用毒药疗病,先起如黍粟,病去即止。若不去倍之,不去十之,取去为度。"我们对已知有毒的一些矿物、植物、动物类群更要慎重,如矿物的硇砂、砒霜、雄黄、雌黄、礜石、朱砂、水银、密陀僧、铅丹、硫黄等同类品都应慎重!

在植物类群中,如桑科的见血封喉类、大麻类,蓼属与何首乌分类接近的种类,八角属的莽草、红茴香等,乌头属的大多数类群,八角莲属,马兜铃属,细辛属的茎叶,藤黄属,槐属的草本植物,大戟属,楝属,卫矛科的雷公藤属、南蛇藤属,瑞香科的不同属,杜鹃花科的黄杜鹃类,马钱科的多数种类,夹竹桃科大多数热带种类(络石、鸡蛋花除外),萝藦科杠柳及部分有毒属,茄科天仙子和洋金花类,菊科的苍耳及菊三七(彩图 204)类,百合科的蚤休属,薯蓣科的黄独类,天南星科的半夏属、天南星属等,我们对这些有毒的类群都要慎重。

动物类如蜈蚣、樗鸡、九香虫、斑猫、蟾蜍、蕲蛇(彩图 205)等,为有毒的类群。

在矿物、植物、动物三类自然本草中,可能出现有毒的种类,都得小心谨慎,以确保用药安全,避免无品的本草被拉进本草大家庭中!

(6) 生物设防须小心:生物类群的本草,它们在自然界中生活,面对风、寒、暑、湿,需要设防,尤其面对其他生物侵害时,更是必须全力保护自己,否则有可能很快从自然界中被淘汰。首先植物的器官对植物生命传承的重要性不同,如植物的种子,若产生数量少者,它必须保证传播安全及正常生长,这类器官往往对动物会有一定的毒性,人类在选择时要十分小心。有些生长在土壤浅表的块茎、块根及根茎,它们为了防止动物啃食,也会产生拒食的物质,如半夏、天南星、魔芋、蚤休、八角莲、黄药子等,它们往往含有拒食的刺激性或毒性物质,在使用时必须慎重。

三、实地考察读"天书"

神农传的本草,都在我们周围环境中,它们不仅有形态,还有性格;它们多为生命,能运动,会变化;如果仅是一面之交,下次见面还是不认识。因此,要真正了解本草,就要走出去,观察它们不同季节的变化,对环境的适应方式,以及它的特色,要同它们交朋友!中国古代的儒医,多习惯儒学的方式和学习方法,两耳不闻窗外事,一心只读圣贤书,那就少获得了很多该获得的宝物!历史上的中医临床家们,未能很好地重视实地考察,部分本草混乱,甚至千年也说不清道不明。

(一)"天书"自然有特色

1. "天书"更真切 我们到自然界考察本草,可以获得丰富的信息,这些信息,在用文字编写的书上是无法获取的。首先看到的是实物,它是立体的,多层面的,看上一眼就可获取多方位、多层面的信息。并且信息来得快,互相有联系,不是简单的点、线、面。动物本草、矿物本草还可以听到它们发出的声音,如动物的鸣叫,矿物互相敲击发出的声响等,这种亲耳所闻的信息有时也是很微妙的。

2. "天书"是动态的、活的生命体 具有生命的本草,它们在生活状态下,是动态的、活的生命体,每时每刻都在变化着,变化有着自身的规律。只要有时间深入观察,随时都有发现,都有启发。

由此及彼,互相联系,思路被不断地打开!

(二) 生物与人更贴近

1. 神农本草重生物　神农只选 365 味本草,绝大多数是植物和动物,只有少数来自矿物。因为在自然界中,生物与人更贴近,有类似的组织或构造,在相似的环境中,采用类似的适应方式。人类在治疗疾病过程中,生物之间有一些理是共通的,可以互相启发。

2. 生物多选身边物　为证实神农所选的生物本草是身边物,我们将《神农本草经》中的本草分为动物类、木本植物类、草本植物类、藤本植物类、食品类,发现除了少数生物由于时间演替而发生变化外,其余的都是不同的伴人生物,都生长在人的周围。

(1) 动物类本草:蜜蜂、露蜂房、蚕、虻虫、萤火、鼠妇、蛞蝓、蜈蚣、衣鱼、马陆、水蛭、蚯蚓、蝼蛄(彩图 206)、蚱蝉、雀瓮、斑猫、蛴螬、蛴螬、蟅蠊(彩图 207)、鲤鱼、蠡鱼、鳖、龟、蟹、贝子、马刀、文蛤、海蛤、牡蛎、乌贼、蛇、天鼠、刺猬(彩图 208)、伏翼、石龙子、鸡、鸭、燕、虾蟆、鮧鱼、豚、狗、马、鹿、麝、麋、牛、羖羊、羚羊、犀、驴、熊等。其中的犀牛、羚羊、鮧鱼现在稀少了,但在神农时代是在人周围常见的动物。

(2) 植物类本草:①木本类,如松、柏、银杏、彼子(彩图 209)、榆、杏、梅、桃、桑、楮、栾、杜仲、合欢、女贞、辛夷、牡桂、菌桂、酸枣、大枣、石南、干漆、龙眼、山茱萸、吴茱萸、枳实、橘柚、厚朴、槐、楝、皂荚、柳、连翘、栀子、桐、梓、竹、秦皮、莽草、腐婢、卫矛、麻黄、五加皮、枸杞、牡丹、溲疏、黄常山(彩图 210)、蘗木、秦椒、蜀椒、蕤核等。②藤本类,如葡萄、葛、栝楼、络石、别羁(彩图211)、巴戟天、黄环(彩图212)、萆薢、薯蓣、五味子、天门冬、百部、茜草、旋花、白敛、紫葳、蔓椒、通草、防己、营实、菟丝子、蔓荆实、蓬蘽、云实等。③草本类,如海藻、松萝、石韦、狗脊、药实根、贯众、卷柏、石长生、灵芝、猪苓、茯苓、雷丸、麻黄(彩图213)、蓼实、大黄、紫参、瞿麦、黄连、乌头、附子、白头翁、鬼臼、芍药、淫羊藿、葶苈、蒲蓄、羊蹄、商陆、青葙、牛扁、地榆、仙鹤草、鹿藿、景天(彩图214)、瓦松、蛇莓、泽漆、大戟、茴茹、甘遂、白鲜、黄耆、甘草、酸酱、藁本、蘼芜、白芷、秦艽、紫草、黄芩、夏枯草、丹参、假苏、马矢蒿、爵床、泽兰、积雪草、藿香、徐长卿、陆英、人参、独活、茈胡、蛇床子、防风、龙胆、茺蔚子、水苏、干地黄、漏芦、屈草、蓝实、王不留行、地肤子、蒺藜子、牛膝、石龙芮、细辛、杜若、薢茩子、决明子、蓍实、防葵、远志、肉苁蓉、车前子、苦菜、续断、白蒿、天名精、蠡实、莫耳实、菊花、庵䕡子、茵陈蒿、术、泽泻、女菱、麦门冬、石龙刍、薏苡仁、菖蒲、香蒲、蒲黄、赤箭、蘭草、石斛、木蘭、败酱、桔梗、飞廉、款冬花、贝母、茛草、蚤休、鸢尾、白及、芎䓖、当归、草蒿、知母、百合、茅根、半夏、虎掌、玄参、沙参、紫菀、旋复花等。④瓜菜食品类,如胡麻、青襄、麻子、苋实、鸡头实、藕实茎、冬葵子、白瓜子、瓜蒂、苦瓠、葱实、薤、乌韭、水靳、大豆黄卷、干姜等。

植物类本草几乎都在人居住环境的周围,与人贴近,这些植物人们容易见到,便于辨认准确,一年四季均可以见面,它的变化也一目了然。这些本草采集容易,栽培扩展也方便。

在对神农选择的本草粗略地整理后,我们明白了一个大道理:神农选的本草就是我们的身边物,是人类永远的好朋友!和这些本草做知心朋友,就会有取之不尽、用之不竭的本草资源,当我们需要时,它们会挺身而出,哪怕粉身碎骨也从无怨言,这就是神农凭自己的智慧给子孙后代留下的宝贵遗产,使我们合理应用就可以保证健康!

同时,这个整理也使自己明白了,学本草太容易了,本草就在身边,只要平时多注意,人人都会懂本草!

3. 不同生境涵盖广　神农选择的 365 种本草,来自中华大地四面八方:既有青藏高原的大黄、当归、秦艽、川贝母,也有大海中的海藻、牡蛎、乌贼鱼骨、海蛤;有长江流域的黄连、龟甲、鳖甲、乌鳢、鮀鱼甲、牡丹皮;也有黄河流域的枸杞(宁夏)、麻黄、连翘、黄芩;有沙漠草原生长的肉苁蓉、麻黄、甘草、马矢蒿;有东北北温带和中温带山区生长的人参、细辛、五味子、防风、龙胆、威灵仙;华北与中原大地生长的有菊花、山药、黄芩、紫菀、远志、连翘、知母、苍术;中部秦岭东下直至大别山区分布有细辛、秦椒、秦皮、辛夷、茯苓、灵芝、天麻、霍山石斛;四川盆地与相邻湖北盛产川乌、附子、巴豆、厚朴、续断(彩图215);东部向南低山丘陵的亚热带环境有葛根、防己、前胡(彩图216)、蔓荆子、栀子、延胡索、浙贝母、山茱萸、枳实、麦门冬、泽泻、杭菊花、贡菊花、滁菊花等。两广(广东、广西)是祖国大陆最南端,盛产肉桂、广藿香、沉香、桑寄生等,西南部的云贵高原上也有一些特色本草,如蚤休、茯苓等。

以上介绍了我国神农时期选择的一些与气候地貌和生态相关的有特色的本草,包含了气候带的温带、亚热带到热带边缘,还有青藏高原的高寒山区;从气候大区看,既有海洋性气候,也有湿润、半湿润、半干旱和干旱气候;从海拔比较,从东部的大海到青藏高原 4 000~5 000 米环境;从地貌看,有草原、沙漠、平原、丘陵、高原、高山,还有海洋。神农不仅选择与人生活贴近的本草,还注重选择的特色性、广泛性,包括气候、生态、物候、形态、类别。这些本草的适应面就很广泛,不仅对中国大地上各民族的疾病具有广适性,并且逐渐传遍世界各地,对全人类的疾病均具有广泛的有效性。

(三) 本草之秘藏自然

人类在与自然接触过程中,不断地学习、发现和体悟了很多自然界的奥秘,分门别类地记载在各类文献中,但随着探索的深入,还会发现更多的奥秘,尤其是本草之秘,人类尚未深入到自然之中探索,有太多的奥秘等待我们去发掘。

探索本草,只要走入自然,随时都可有发现,在此基础上体悟,往往就会有很多有趣的道理浮现出来。

1. 常绿木本植物叶的替代规律 曾有一天,听楼下打扫卫生的老宋在抱怨,这樟树真讨厌,一年要落很多次叶,我听了一愣!樟树是常绿植物呀,怎么会落很多次叶呢? 后来,我留心了常绿植物树叶的替代现象。原来从整株树来看,一年四季郁郁葱葱,但每一片叶却仍然摆脱不了萌发、生长、枯萎、凋落的规律,并且,它们在树上生长的时间还不如落叶树树叶生长的时间长。冬眠的木本植物多是春天萌发新叶,夏天旺盛生长,到了秋天,当感受到温度降低后,叶就逐渐枯黄,(或变红)脱落,一年就生长一次新叶。而常绿木本植物冬天的叶子到了春天要脱落,秋天的叶子过冬前也要换叶,有些种类在中途也要替换,因此,它们一年至少生长换叶两次,多者三至四次。难怪清洁员要抱怨樟树太脏,叶子扫不尽。

知道了常绿植物叶子生长是分季节的,若这类植物叶子作为本草应用,应选何时的叶? 何时采为好? 这就要我们本草学者来解决了。如枇杷叶是治咳嗽的本草,咳嗽病人多是冬天发病,那么枇杷冬天生长旺盛的叶效果是否更好呢? 而不是常年可采!

2. 万紫千红才是春 "万紫千红才是春",这是一句民谚,赞誉春天的美景。顺便问一句"春天来了,什么颜色最醒目? ""当然是红色,万紫千红才是春嘛! "这句话回答对吗?

仔细想想,这句话值得考虑! "万紫千红","万"大还是"千"大? 相差多少? "万"是"千"的十倍,那么应该理解为春天来了,主色调是紫色,另外还有十分之一是红色。按照习惯的认识,以上的结果有人不认可。红色、紫色不是一回事吗? ! 我们平时多说成"紫红色",所以谚语称"万紫千红",这只是一个大概的说法,民谚还能去一个一个计算春天的野外植物显示出来的颜色吗?

话是这么说,如果民谚说得很认真,那么"紫色"与"红色"并不是一回事! 大家都知道光谱的排序:赤橙黄绿青蓝紫,这七种颜色排列之序"赤"在第一位, "紫"在最末一位。按光谱之序,首位是最亮的阳色,逐渐至末位是最暗的阴色。春天,万物复苏,从阴转阳,一开始是阴色紫为主,很多植物春天初发之嫩芽顶着初春的寒意,紫色与气候更适宜,很多植物开的花,也带点儿紫色! 只有天气暖和并且稳定了,红色的花朵才露出笑脸! 这就是"万紫千红"原来的意思! 大家不妨想想曾经去过的长白山天池或草原之上,只有到了七八月份,高山草甸或草原上才开满了鲜花,这些花的颜色多为蓝色或紫色,因为七八月份,这些地方的温度才相当于低海拔地区的初春呢!

3. 半夏之名哪里来 神农命名与夏季相关的有"夏枯草""半夏",关于夏枯草,容易理解,就是像小麦、油菜、萝卜等一样,它们是夏眠植物,冬天或春天生长,气候炎热的夏天来到时,它就匆匆结果枯萎,夏枯草是明显的夏季枯萎植物,在野外初夏见到它们,枯萎的枝叶顶着硕大的圆柱状蓬松而呈黄褐色果序,它的果序被后人作为夏枯草药用。

"半夏"这个名称如何理解呢?古人有据名称之字来判断,夏天的一半应该是五月,所以"五月半夏生,盖当夏之半也,故名"。若注意留心观察半夏生长,都很清楚,半夏春天就萌发,并很快抽出箭头状的花序(佛焰苞),到了夏天,天气炎热时,若无遮阴环境,它茎叶就枯萎了。但夏、秋天,若有一段时间雨水多,天气温度下降,有一些半夏又会长出苗来,温度升高,再次枯萎。神农根据此种特有的习性而命名为"半夏",即夏天,它也可以有一半时间生长!若不观察,怎么也想不到神农是经过深入观察得出的命名。

为什么四川省、浙江省、安徽省常用本草数目较多

我们要回答这个问题,必须对历史、地理和生态有所了解。

四川省西靠青藏高原,东、南、北三个方向也都有高山遮挡,形成了一个硕大的盆地,北方冷空气进不去,而南部印度洋的雨水又可以进来,形成了中国特有的海洋性气候。盆地环境又隔离了与四周的交通,在古代交通困难时,人们形容"蜀道难,难于上青天",盆地以外的本草很难进入,所以造成了四川省习惯于寻找类似功效的种类作为替代,诸如以川牛膝替代牛膝,以川木通替代木通,以川麦冬替代杭麦冬,以川木香替代木香,以川赤芍替代赤芍。另外,四川省本身的气候、地貌、生态的特色,也形成了自己有特色的道地药材,如川黄连、川贝母、蜀椒、

川黄柏等,由于这两种原因,历史上以"川""蜀"开头的本草特别多。

浙江省的本草比较多,这是什么原因呢? 浙江省东部邻海,南部低山较多,自身物产较为丰富,加上在宋代时,金人的侵犯,皇帝被掳,后在临安建都,成为南宋。南宋政权与北方交通断绝,北方本草无法南来,当地就自己栽培或寻找一些种类来替代,如杭菊花替代怀菊花,杭白芍替代亳白芍,浙地黄替代怀地黄,延胡索替代早先北方的种类。当然浙江也有自己的优势种类,如温郁金、杭麦冬、浙贝母等,这些原因导致了浙江省道地药材比较丰富。

安徽省历史上既未封闭,也未建都,而常用的本草为什么也比较丰富呢? 这是由于安徽省特殊的地理位置,特殊的气候、地形所致。安徽省在中国中东部,北部是华北平原一部分,适合根类药材的种植,如亳白芍、白芷、亳紫菀等,中部有淮河流经东西,淮河秦岭一线是亚热带和温带分界线,在这条线的两侧有一些南北过渡的药材,如白头翁、白薇、白鲜皮、明党参、滁菊花等。安徽省东部的皖东和皖东南丘陵是中国为数不多的丘陵地区,生长了很多有特色的本草,在宋代的《本草图经》中,曾记录了很多有种滁州本草。西部有大别山区,大别山区是西部秦岭东延余脉,有特色的、易粉碎的花岗岩地貌,适中的降雨量,生长有潜白术、茯苓、霍山石斛、天麻、灵芝、五加皮等特色药材,另外,长江及以南的皖南山区,又盛产贡菊、宣黄连、宣木瓜、凤丹皮等特色道地药材。

所以,每个地区的特色本草都是有原因的,这些都需要我们对历史、地理、气候、地质、地貌各方面深入调查了解,才可以获取比较符合自然的答案。

四、尝味方知本草质

治病的药物要有物质基础,神农在几千年前就懂得了这个道理,并且经过大量的实践,品尝每味本草最主要的味道,记载下来以供后世应用。

（一）神农尝百草

植物类本草占神农选定的 365 种的一大半，所以习惯上谈到尝百草，就是尝"本草"。神农每尝一种本草就把"味"记录下来，然后再考察它的治疗效果。

1. 尝味的诀窍　当一位厨师做了一道菜肴，到底是否可口？看，只能通过视觉了解其表面之色；闻，只能通过嗅觉感受飘离菜肴的气体，要想知道这道菜好不好，只有通过口尝了！这是通过味觉感知菜肴内部之味的最简单、直接的过程。

本草外形、色泽，甚至飘荡的嗅味，这些对于治疗疾病都不是根本的特征，所以神农用味来标示本草的最重要特征，并直接去尝！又简单，又快速，又准确，并且最接近本草的本质！尽管人的味觉有个体差异，只要多用几个人尝，就会得出较具普遍性的、相对准确的答案。

2. 神农主味定药性　任何本草体内都会含有很多化学物质，它们在生物体内以不同的方式结合而组成更大的分子，也可以在不同条件下，分离成更小的粒子，甚至再组合、再利用。当用口尝一味本草时，会同时反映出来多种味，最突出的例子是"五味子"，它之所以被称为"五味子"，就是果实具有五种味道，辛、甘、酸、苦、咸全有，那么神农如何确定本草"五味子"之味呢？神农选择了五味子最具特色的、最主要的"酸味"作为主味，其他辅味只作为参考。神农记载本草药性第一、第二个字就是"味×"，描述五味子时，开始就是"味酸……"，到了后来，人们判断本草之味时，为了记载全面，同一味本草有记载两种味或更多味,如《中华人民共和国药典》记载五味子的味就有两种,"酸,甘"。

其实,神农把握了关键,本草中主味可以确定治疗的主要价值,其他兼味只能作为了解本草药性的参考。

(二) 味从何处来

1. 味在体内有变化 很多果实类,干果未成熟时则苦,成熟后转甘;水果类,未成熟时酸涩难尝,成熟时则香甜可口。这是植物根据自己的需要在调整自己体内的物质转变。我们利用的味则是这种综合物质在生物体内体现的能力。

2. 器官不同味有别 多器官可作为本草者,不同器官味不相同,功亦不同,如桑树的桑根白皮,味甘;桑叶,味甘、苦;桑枝,味微苦;桑椹,味甘、酸。它们功能各不相同,桑根白皮泻肺平喘,利水消肿;桑叶疏散风热,清肺润燥,清肝明目;桑枝祛风湿,利关节;桑椹则滋阴补血,生津润燥。

3. 外来之味不可依 芍药在《神农本草经》中不分赤、白,"味苦,平"。但到后来,开始栽培,野生者为赤芍,栽培采挖者刮皮则为白芍。白芍之味后来逐渐变化,如《名医别录》《医学启源》直言"味酸",而《本草正》云:"味微苦、微甘、略酸";《汤液本草》云:"味酸而苦";《药品化义》云:"味微苦略酸"。为什么会出现味转酸了呢?

芍药栽培后,为了药材美观,烫煮后刮去外皮,颜色白洁美观,称之"白芍",为了保持药材颜色白洁,药商采用了硫黄熏制,这样药材颜色被漂白，并且还不生虫，这是一个"好办法"，若不影响功效，也确实不错。但逐渐人们发现"白芍"与"赤芍"不同，味苦不明显，反而变酸了，所以后代记载的味大多数直言味酸，或兼有味酸。古代的医生根据味的特点，来阐述白芍的功效，如成无己在《注解伤寒论》中说："芍药之酸收，敛津液而益荣""酸，收也，泄也，芍药之酸，收阴气而泄邪气"。苏廷琬《药义明辨》云："白芍药味酸，气微寒，主收脾之阴气，泄肝之阳邪。"芍药本不酸，酸味来自硫黄熏制的结果，熏得次数越多，芍药中的芍药苷被二氧化硫破坏，酸味就越重。这种酸味怎么能拿去乱释白芍的功效呢？

五、本草优选有原则

本草产生于自然界，但质量有优劣，如何优选，这得有一定的原则。《神农本草经》中藏有很多奥秘。

（一）一方水土一方人

在自然界中，各种生命均与自然产生适应，以便长久和谐共存。我们在调查本草资源时，经常发现，蛇藏身之处多有治疗蛇伤的本草，如毒蛇出没之处多有七叶一枝花、八角莲，竹叶青藏身之处多可见到天南星科的滴水珠，而田垄、庄稼地里容易见到蝮蛇，周围也会生长着半枝莲、垂盆草之类可治疗蛇伤的草药。

（二）广适本草产中国

中国有很多伴人的易见、易采、易用的优良本草，它们与人相邻，功效优良，资源丰富，价廉物美，如常见的**食用本草**：桃仁（彩图217）、杏仁、梅实、芡实、蜀椒、橘柚、龙眼、大枣、酸枣、百合、葱实、薤、薯蓣、薏苡、干姜等;常见的**花草树木**:淮木(彩图 218)、松脂、柏实、杜仲、桑根白皮、蓼实、地肤子、合欢、牡丹、芍药、槐实、栝楼、女贞实、栀子、枸杞、凌霄、车前、别羁、葸耳、菊花、青蒿(彩图 219)、麦门冬、竹叶、茅根、菖蒲、蒲黄等;周围**常见植物**:石长生、楮实子、萹蓄、羊蹄、牛膝、泽漆、夏枯草、络石、益母草、射干、鸢尾、爵床、石龙芮等;常见的**动物本草**:乌贼鱼骨、牡蛎、石蜜、鲤鱼、蟸鱼、蟹、龟甲、鳖甲、丹雄鸡、白僵蚕、阿胶、鹿茸、白胶、羖羊角、白颈蚯蚓、水蛭、蜈蚣、蚱蝉、露蜂房、蛇蜕、䗪虫、桑螵蛸(彩图 220)、蝼蛄、石龙子、刺猬皮等;常见的**矿物本草**:食盐、石膏、滑石、明矾、硫黄、石灰、石钟乳、白石英、磁石等。

中国有很多具有特色的地貌、生态,因而产生很多特色的本草,如青藏高原是世界第三极,高寒的气候、广袤的旷野哺育了最有特色的大黄、当归、秦艽、川贝母、红耆等。黄河从青藏高原而下,经过了干旱和半干旱的沙漠、草原、高原,带来了勃勃生机,沿途的黄土高原有党参、黄耆、茈胡,宁夏有枸杞,内蒙古沙漠上有甘草、麻黄、肉苁蓉、紫草等。温带的山区产有人参、龙胆、赤芍、黄芩、知母、紫菀、平贝母、五味子、细辛等;广阔的温带平原山区,适合一些深根草本生长,如薯蓣、牛膝、桑根白皮、地黄、桔梗、丹参、苦参、防风、茜根、远志、白头翁等;东部与东南沿海有大量的海洋本草,如海藻、牡蛎、乌贼鱼骨等;秦岭淮河是中国温带与亚热带分界线,既有中高海拔的秦岭、大别山,也有丘陵、平原,分布着较多的与气候变化有关的本草,如续断、秦皮、辛夷、山茱萸、连翘、茵陈蒿、细辛、威灵仙、款冬花、猪苓、附子、乌头、南沙参、夏枯草、桔梗、葛根、白及、五加皮、明党参、菊花、半夏、蜈蚣、牡丹皮、覆盆子、茯苓、天麻、百部、宣黄连、半夏、霍山石斛、石韦、苍术、白术、厚朴、粉防己、鹿藿、栀子、枳实等。云贵高原有三七、蚤休、吴茱萸、茯苓等;广大亚热带与热带边缘有骨碎补、桂枝、沉香、狗脊、广藿香、莪术、郁金等。

(三) 优选德才必齐备

民间有一句俗话:"认识遍地都是宝,不识遍地皆是草"。这是指遍地都是草药,认识就可以拿来治病。其实本草要选精品,精品要"德才兼备"。"药德"是指本草服后不害人,或虽有一定的毒性和烈性,但可以通过炮制、配伍达到控制。人患疾病已属不幸,救苦救难是一位医生的责任。医生得有菩萨心肠,减轻病人痛苦,使之避免更大的苦难。使用本草治病,"雪中应送炭,不能雪上再加霜"。神农确定了一个重要的优选原则,被选者一定是品内之药,品分上、中、下,各具不同能力。每品均有特定的标准。后代本草虽然也套用神农这种形式,品分上、中、下,但如何分品,并未深究。随着后世药物种类不断增加,似滚雪球式地极速膨大,糟粕与精华共存,在这种重重包裹的情况下,尽信书可能要上大当,如何首乌自唐代之后即作为一味本草收录,并且置于上品之中,近年发现何首乌导致很多服用者肝受损伤,甚至不可救治。

神农优选的本草仅 365 味,后世不断增加,到明代《本草纲目》已增至 1 892 味,清代赵学敏《本草纲目拾遗》又拾捡了很多,《中华本草》增加至 8 980 种,已成庞然大物也。李时珍当时面对 2 000 种不到的本草,已无法再分三品,只能采取不同类别的纲与目来分类,现代的本草,更是完全采用了现代生物和矿物分类来排列了!这种分类根本无法分辨本草之德,所以,大量无品的坏药可能也混入了本草队伍。

神农优选的本草不仅重"德",同时也重"才",德才兼备才能入选,如果无才,就同人们在组织团队工作,滥竽充数会影响整体治疗效果,甚至耽误了病情！临床用药,千万不要用"庸才"的药去治疗。我们再回顾一下《神农本草经》能食用的植物,虽然也有一定的功能,神农却很少选用,如果被选中,必然不是食用的部位,或者人们多食用,但药用专门加量来体现出独特的疗效。后世本草,大量庸才涌入,很多食用植物打包进入,数量越来越多,只顾数量,不讲质量,如果不能分辨,则会影响治疗效果！

(四) 设岗定位不泛滥

为什么后世本草泛滥成灾？因为人们已经失去优选的法度,以数论"英雄",实际上是增加本草学者及临床医生无穷无尽的负担,他们努力一生,也无法知其一二,最后也只得做一个汤头歌或药性赋式的医生,即背诵前代文人编写的药性赋词或汤头歌诀,套用这些简单的方法治病,而本草、医学、经方的原理也不去管了。

其实,《神农本草经》选择365味,绝对不是365种基原(或资源的种类),神农的本草是分类不分种的,即同类功效,集合成一类,如黄连属植物、贝母属植物基本上都作为本草"黄连"与"贝母",淫羊藿属的很多种均作为本草"淫羊藿"使用,蕨类的多种生态、形态相似的植物均作为本草"贯众"使用。

神农的365是设立的岗位,一年四季365天,只需设365个岗位,同类功效并在一起,并从中选择出德才兼备的最优的种类上岗,不同地域也能适当调整一些种类,当一些资源出现短缺时,还可以找一些替代种类进岗,所以,资源源源不断用了几千年,保障了供应。

这种设岗定位,数量适中,能者上岗,运用过程中可以换岗,优选替代(如紫草的软紫草替代硬紫草,粉防己替代汉中防己等),这样可以始终保持优质本草上岗,使用安全,疗效有保障! 有了这个原则,神农医学就可以长用不衰,永继发扬优势。

六、本草药性藏自然

人如果想交一位知心朋友,必然要接触、融入,然后经受考验,才能真正认识、了解一个人。对于本草也是同理,它们均生活在自然之中,神农时代没有现代科学技术去指导,他们必然直接接触自然,去解读这些本草朋友,而将这批经过考验、信得过的本草留给后代,用于治病救人,真是用心良苦。

(一) 观察"天书"有特色

本草生物,它们均是自然界鲜活的生命,有自己完整的生命体,有不断生长运动的姿态,有与自然或其他生命体接触、交流适应的各种表现,丰富多彩。虽然看不到文字,但全是归真的全息图画,比转化出变质的文字及各种方法描述的内容,均更直接、全面、整体、动态、联系,甚至不是呆板的形态,而是直接可获取这类生命体的"神"态。因此,这是归真的好办法。

(二) 观察"天书"交朋友

当我们走入自然,哪怕只是在家前屋后、草地、庄稼地里看看,就会认识很多本草朋友,蹲下看看,每天注意一下它们的生长过程,就可了解它们的很多特点,再联系它们的习性和能力,对我们探索本草就会有很多帮助,如本书中谈到的很多现象,就是我们在自然界中观察所体悟到的内容,下面回忆与一些本草朋友交往的体悟。

1. 车前草 从命名了解到,这种草生长在古代的大道上,古代的大道行车,车碾出车轮之道,往往有积水,所以车前草喜光照(道路上),喜水湿(车轮道中易积水),叶基生厚实耐碾压,根须状,可吸土壤表层之水。这种生长在阳光下,耐水、耐碾压的植物,自身就会具有排水、耐热、耐碾的特性,这与神农记载的"味甘,寒。主气癃。止痛,利水道小便,除湿痹。久服轻身耐老"有紧密的联系。

2. 石韦 从名称知道它长在石头上,叶为厚厚的皮革——"韦"也。石韦不生泥土上,多附生于石壁上,但它生长的环境必然是这些石头上常年有涓涓细流,有细流之处就会生长绿色的藓类和藻类,石韦也就顺着这样的环境延伸。另外,石韦不耐光照,选择山凹之中半阴的石壁上,山凹之中,每日的光照时间短,石壁上多有丛林郁闭。叶质厚如皮,冬天仍绿。它畏热耐寒,通利水道。神农记载其:"味苦,平。主劳热邪气,五癃闭不通。利小便水道。"

3. 卷柏 全国均有分布,蕨类植物,生于山区岩壁之缝中,耐旱、耐阳,长成俨然似一棵小柏树,干旱时枝叶卷曲,形如一拳头状,得到雨水很快舒展变绿,是植物界中失水后还可以再生的特殊植物,神农给其一名是"万岁",可活万年也,民间则称"九死还魂草",自然界有这种现象的植物还真的见不到,却被神农选了出来,描述为:"味辛,温。主五藏邪气,女子阴中寒热痛,癥瘕血闭绝子。久服轻身和颜色。"

4. 泽泻 名称两字均带"水"旁,一名称为"水泻",更与水有关系,它完全长在水中,属于沼生植物,地下有块茎,球形。喜温暖,喜阳光,畏寒冷。神农介绍:"味甘,寒。主风寒湿痹,乳难。消水,养五藏,益气力,肥健。久服耳目聪明,不饥延年,轻身,面生光,能行水上。"

5. 麻黄 生长在干旱的沙漠中,缺水、风大、寒冷、强光、强蒸腾,因而根深、枝细,叶退化成鳞片状,绿色的茎行使光合作用,如此严酷的环境,欲生存下去,抗寒冷的能力要足够强。神农描述麻黄药性:"味苦,温。主中风伤寒头痛,温疟。发表出汗,去邪热气,止欬逆上气,除寒热,破癥坚积聚。"

6. 肉苁蓉 也是沙漠的客人,但它自己却没有生存的能力,必须寄生在抗性很强的无叶沙生植物梭梭之根上,喝饱吸足,到进行生殖生长开花、结果时才伸出地面。它的茎在地下是肉质的,采集时是挖出地下肉质的茎干燥药用。这种沙生抗性和寄生习性,形成多肉体质,神农称其:"味甘,微温。主五劳七伤。补中,除茎中寒热痛,养五藏,强阴,益精气、多子、妇人癥瘕。久服轻身。"

7. 石斛 蘭科植物,这是一类在植物界属于进化顶端的植物类群,多数喜欢生活在树上,开花艳丽,成为所谓的"空中花园"。而能长在土壤里的蘭科植物不多,少数生长在温带。石上生长的蘭科植物石斛,生长环境就特别严酷,选择了亚热带偏北地区,安徽大别山和河南桐柏山一带正好是其北界,生长缓慢,茎肉质,甘润而黏滑,枝细而短,弯而不直,似生病的小山羊角,因而神农命其为"石斛",不是后来误写的"石斛"。根据石斛生长环境,植物生长形态,神农描述其:"味甘,平。主伤中。除痹,下气,补五藏虚劳羸瘦,强阴。久服厚肠胃,轻身延年。"

8. 乌头与附子 两者同株、同器官,只是生长发育期不同,要是把生长发育期弄错,一切均错,功效全无。按现在习惯理解,两者均是大热的回阳救逆之品,并且毒性较大,应用于临床要十分小心,量要控制得很严格。可现在的附子,有人一天用量竟达 500 克,比一个成年人一日食的粮食还要多。前段时间一位学生告诉我,四川的朋友欲送他 1 000 克附子,他很诧异:"我要那个干什么?""冬天补身体呀!"附子之功怎么变化这么大呀?若明白近千年的栽培历史,就明白功效变化的根源。乌头生长在凉爽的山区,畏热抗寒,春天冬眠植物尚未感受到变暖的气候,乌头已长出粗壮的抗寒紫色茎苗,药用则是采自春天初萌的块根和芽头入药,神农告诉我们,它"味辛,温。主中风,恶风洗洗出汗。除寒湿痹、欬逆上气,破积聚寒热。"用于人在春天萌动的天气下易患的疾病。附子是附在乌头四周的,在高山上,由于天气寒凉,土壤贫瘠,生长速度很慢,从春至秋,逐渐长大,待其成熟,已是深秋,这时植株才开紫蓝色花朵,在寒风中摇曳,告诉人们"我长到季节了,成熟了,你们可以来采用了!"

可是聪明的人们为提高产量,增加效益,改变了附子的生活环境,把它从高山移到平坝,施足肥料,这样它生长迅速,缩短了生长期,到了五月底,附子已生长足够大了。六月份,四川盆地气温升至 30℃以上,不挖起,则在地里很快腐烂;挖起后,用胆巴水浸泡,加工成又大又漂亮的附子,并形成了上千年的名产道地药材。岂不知,光为了药材产量高、漂亮,但本草质量却发生了重大变化,这样就无法形成好的质量,反而严重影响疗效!试想春天二月顶霜冒雪在山顶寒冷的环境中发出紫色的苗,在刚萌发时连根采集才会"味辛,温。主中风,恶风洗洗出汗。除寒湿痹、欬逆上气,破积聚寒热。"

再试想,乌头经春、夏、秋三季生长,才能形成可以药用的正常附子,因为这是附子的正常生长节律,它必须经过三个季节的生长,历经过冬抗寒、春天萌发、夏季生长完整周期,深秋才是采集季节,而低坝栽培,强阳光,快生长,未经寒冷考验,初夏就得采挖,否则在地下腐烂。这样的药材挖出来不快速加工也会腐烂,因而因地制宜地采用胆巴为主的盐类防腐,药材漂亮了,"毒"输进去了。人们吃猪肉还知道吃那些生长约一年的猪肉,而不喜欢吃四月肥的加激素快速长成的猪肉,何况本草,能这样误用千年人竟不知?! 这样生产出来的附子,能有神农介绍的药效吗? "味辛,温。主风寒欬逆邪气。温中,金创,破癥坚积聚血瘕、寒湿踒躄、拘挛膝痛不能行步。"

9. **款冬花** 生于凉爽的山顶,向阳水沟旁,花序"冬月在冰下生,十二月、正月旦取之"。神农记载的药性为:"味辛,温。主欬逆上气,善喘,喉痹,诸惊痫寒热邪气。"

10. **夏枯草** 唇形科植物,花序棒状,大而摇曳,一至盛夏,早已花落果熟,叶枯而耸立在湿草地上,它喜阳,早春草地阳光充沛,雨后有水流过的湿地,适合它的须根发育生长需水和需光的要求(有积水的草地长不出遮阴的大树)。影响它药性的最大要素是神农观察到的"夏枯",这是由于寒凉与炎热气候交替,它生长只需寒凉,炎热天气就休眠。神农记述其功为:"味苦、辛,寒。主寒热瘰疬,鼠瘘头疮。破癥,散瘿结气,脚肿湿痹、轻身。"有祛毒、散结、利湿、轻身之功!

11. **甘草** 是一类生态、味与功效很特殊的植物,根味甜,除神农命名的"甘草"外,还有称为"甜草""甜根子""蜜草"的,这是它的味道甘而正。甘草抗寒、抗旱和喜光,喜生于河岸沙质土等地,是钙质土的指示植物。同属数种均可应用,尤其是"甘草",分布在东北、华北、西北等地,根粗壮,皮红棕色,质量上乘。从分布看,我国三北地区,沙质土壤,寒、旱、风均强烈,甘草必然能适应这么严酷的环境,它的根可扎入地下一米多深,粗壮,而根皮红棕色。多年前,到内蒙古自治区赤峰市考察,有人曾赠送给我两支药材甘草,根色红棕、粗壮、紧实,每根切成一米长。我带回挂在家中,多年没有霉蛀,今年用了一支,味浓质佳,真良药也。神农称其"味甘,平。主五藏六府寒热邪气。坚筋骨,长肌肉,倍力、金创尰,解毒。久服轻身延年"的上品君药,难怪张仲景经方使用次数最多,绝非等闲之辈可比。

12. 乌梅 是蔷薇科木本植物,适合在亚热带地区生长,在温带只能开花,结不了果,甚至培育的观赏梅花也是人工选育的品种。它的果实只要是口尝过了,无论生熟,均是果实中酸度强者,食用可加工成话梅,药用现称乌梅,神农称"梅实",包括果及内含的种子,神农描述它的功效:"味酸,平。下气,除热烦满,安心,肢体痛,偏枯不仁,死肌,去青黑痣、恶肉。"从最早本草记载中,未见到乌梅酸可收敛、固涩,治疗的疾病若是敛涩之功,一定会把病治坏!我们从民间谚语也可知道,梅子并无涩敛之功,因"望梅止渴",敛往哪里了,涩往何器官?

13. 五味子 是另一种酸味特殊的本草,它是一种藤本,东北的五味子质量最佳,油润饱满,又称为"辽五味子"。神农曰:"五味子,味酸,温。益气、欬逆上气、劳伤羸瘦,补不足,强阴,益男子精。"五味子,五味均有,神农选其五味中最主要的记为该本草之味,从其功效来看,有益,有补,还能降气,哪有敛涩之功?

14. 贯众 在本草药用史上可能是基原最复杂多样的本草,神农命名"贯众"具有最独特的特点,它们是一类植物的共性,这类植物是蕨类,它们都是草本,根状茎横生,每年发的新叶密集排列在根茎上,次年再发新叶,枯死的叶柄基部膨大而贮存贯众需要保留的物质,甚至可以贮藏多年。每年往前生长一段,根状茎增粗一些,形成一个形如鸡头状的中心有根茎串着的叶柄。有这种形态者,从分类上一定是蕨类植物,从生态上判断,它们一定生长在山涧阴暗潮湿的环境中。这样"贯众"的来源种类比较复杂,曾经有过调查,多至6个科,几十个种作为"贯众"药用。现在将东北产的东北鳞毛蕨作为"贯众"来源,而真正历史上常用的、有良效的都退出历史舞台了。

15. 羊蹄 是一种现代不常用的本草,它生长独特,首先是阳生,喜欢阳光,又如夏枯草,夏天地上茎叶枯死,并且喜水,可以长到水中去。但其根与夏枯草明显不同,夏枯草的根是纤维状细根,靠近地面很浅,而羊蹄生于水边、沼泽地中,或地下水位较高的草地上,直根粗壮而长。它的喜水到了没有选择的地步,只要有水,再污秽它都能生长,并且长得更好! 多亏朋友相告,因为它可以治疗羊蹄疫,拯救了遭此灾难的牧民,被神农或牧民命名为"羊蹄",这是一种值得纪念的本草救星,尤其是对牧民来说。神农描述其功效:"味苦,寒。主头秃疥瘙。除热、女子阴蚀。"此功与治羊蹄疫非常一致。这不是巧合,是明白此理,在人畜身上应用均有良效。

16. 葛根 至少自神农时代已用此称谓,可现代中国的植物、本草学者仍然用西方拉丁学名硬拼凑出一个"野葛"之名,而"野葛"在本草中往往与"钩吻"弄混,葛根却已用了几千年都不混乱。葛根分布广泛,除西藏、新疆没有外,全国各省区都有分布,圆柱状块根很粗大,重达百余斤或更大,藤叶特别茂盛,或生于林中攀到树冠,或铺于坡脚,漫山遍野。块根可深达地下3米以上,真的庞然大物也。

神农介绍葛根:"味甘,平。主消渴,身大热,呕吐,诸痹。起阴气,解诸毒。"根深达地下,能起阴气,除身大热,解诸毒。根含甘平之物(现代研究认为可用作糖尿病补充食品),而主消渴;根深入地下,茎粗大攀至巅,对诸痹均有疗效。

17. 白棘 此名不是神农原名(原名为"百棘"),在传承过程中,"百"字首笔丢了而成"白",因此后人找了千余年(南朝梁代开始)均未找到,误认为是酸枣之刺,但既无此药材,又未见人使用,更无使用记录的处方。通过对比功效,再与现常用的皂荚刺的形态、功效比较,竟完全一致!这样就在"白"字顶上加"一",一切"豁然开朗"。神农记载其:"味辛,寒。主心腹痛,痈肿。溃脓,止痛。一名棘针。"

18. 茅根 神农命名为"茅根","茅"者为根状茎前端尖,有穿破硬物和树根的力量,生长成片而有界。成片,生境一致,地下一定深度有可用得上的地下水,地下水位过高或过低就无法生长,所以在山坡路旁就可看到成片成丛的"茅根"。神农介绍茅根:"味甘,寒。主劳伤虚赢。补中益气,除瘀血血闭寒热,利小便。"味甘,有滋补功能,"中(品)药养性以应人……欲遏病,补虚赢者,本中经。"茅根生长环境与地下水相关,根状茎端特别尖锐,所以,又能"除瘀血血闭寒热,利小便"。

以上选择了《神农本草经》收录的一些本草,从不同角度破译它们的药性,能起到一定的启发作用。

生于水中的泽泻,生于潮湿阳生之处的车前,生于山涧阴湿石上的石韦,生于阳生石壁上的卷柏,它们的功效与有水的生长环境关系较密切,当然还与光、温度、石质等相关。

肉苁蓉寄生沙地,石斛生于石上,它们呈肉质,滋补之功来自植物自身的积累。麻黄则能抗寒、旱、热,和风、沙关系很大,因而具备特殊的"主中风伤寒头痛,温疟"功效。

款冬、夏枯草,神农命名时就提醒,这与物候(生长季节)相关,果然如此,款冬治咳喘,夏枯草解热毒,主疮瘘。

甘草味甘,非常特殊,再加上特殊的沙漠生境,造就了最有特色的"君药",仲景竟选用次数最多。

乌梅、五味子两者是南北生长的典型本草,并且是酸性很强的本草,神农介绍的功效及民间使用的习性,并无酸敛、酸涩之用,不知是如何总结出来的。

贯众,特殊植物,特殊生境,特殊形态,使全国各地所产均可利用,以致古代使用的品种非常多样,但主特征均一致。"贯众"是一致的,叶柄残基贮藏,生于阴暗环境均为一致,以致功效相似。

葛根、百棘、茅根的形态为功效的特色,还有生态也有一定的作用。

羊蹄之名,提示人兽共效,若无牧民使用,很可能还未发掘出来,神农考察得深入也。

在前面还谈过花生叶、合欢的安神作用,未经过大量观察者,往往很容易怀疑这些带有臆测之意。因为现在人们接触自然太少了,难以深入了解这些本草的习性。

我正好经历了特殊的年代,回乡知青,自1965年就回乡务农,接着又选择了从中药学中医的路,随后在读书和工作中,均紧密接触和深入了解自然,悟到的这些信息,提供大家共同去体悟。

七、本草地理优选法

(一) 疾病产生与治疗

人类疾病是在人生命过程中产生的,主要由于对环境的不适应导致,治疗是寻找可调节环境因素,而不是改变人的基因结构。本草生物遗传物质对人体疾病治疗难起关键作用,而本草生物适应环境所产生的物质和能力则是调整人体失衡最重要的因素。因而生态是本草药性之魂。

(二) 生态因子分层次

温度、湿度、光照是最关键的因子,另外,还有海拔及生物本身适应生态的器官、形状、颜色、嗅味及习性等。

温度:本草生物在分布上选择不同纬度、不同海拔高度和不同的小环境,均与选择生长环境的温度有关。

湿度:我国东部季风区湿润,向西逐渐干旱,东西分布是本草生物生长所需水分不同的环境,另外,还有不同的小环境也是本草生物特定的选择。

光照:大环境的海滨、高山、草原是光照强的地方,还有太阳直射的热带、南亚热带。而在高纬度地区,林缘、峡谷、多雾的环境则光照较弱。

海拔：是光、温、水的综合效应，还有大气稀薄、紫外线强烈等因素。

器官、形状、颜色、嗅味、习性：这些均是本草生物对生态的适应所显示出来的特征、特色，也能体现与本草分布的关系，如根类在干旱、土层深厚地区则生长深长，而在潮湿地区分支较多；热带、亚热带芳香植物较多，辛味本草多，而高纬度、高海拔地区，甘、苦等味本草较丰富，这些均与功能有关。

(三) 本草分布多式样

本草在地表有水平和垂直两种主要分布式样，水平分布还可沿着经度或沿着纬度，或广度（不定）；垂直分布则是沿着海拔不同高度范围分布。

优质本草分布往往不在主产区或分布的中心区域，而在其边缘或端域（不是一个点，而是有一定范围的区域）。我们通过考察，总结出本草端域优选方法。

(四) 端域优选新方法

本草生物中心区域是最适宜生长区域，可以大量繁衍，资源集中，产量大，但质量不一定是上乘的。在它们分布的某一端则可能是质量最优，但最端之处，通常也是该本草生物生长比较艰难之处，难以形成丰富的资源。质优而又有一定产量的地域在最端点的内侧一定范围内，并且是一个区域，所以称之为端域。端域优选有以下几种形式。

1. 同本草单向优选　同纬的麻黄属植物,选东侧的草麻黄为优。同纬的甘草属植物,选东侧的乌拉尔甘草为优。同纬的肉苁蓉属植物,选东侧的荒漠肉苁蓉为优。同经的细辛属植物,选最北的辽细辛为优。同经的远志属植物,选最北的远志为优。

2. 同本草双向优选　同纬度的厚朴属植物,东选温厚朴,西选川厚朴。同纬度的麦冬属植物,东选杭麦冬,西选川麦冬。同经度的黄柏属(彩图221)植物,北选关黄柏,南选川黄柏。同经度的桑寄生科植物,北选槲寄生,南选桑寄生。

3. 同本草多向选择　菊花,南部低纬度,东选杭白菊,西选贡菊,中间选择滁菊花。北部高纬度,选择亳菊,并延伸出怀菊、济菊和祁菊。

4. 异本草双向选择　同纬度的人参和西洋参,一选东亚,一选北美。同纬度的苦楝皮和川楝子,一选东部,一选四川。同经度的枸杞子与地骨皮,一选北部宁夏,一选南部江淮。同经度的人参与三七,一选东北吉林,一选西南云南。

5. 异本草多向选择　如异经异纬的川乌、草乌、附子、天雄,选择北部的关白附、草乌,四川省、陕西省的附子,四川省栽培的川乌,还有青藏高原边缘的天雄。

6. 同本草多域选择　如同纬度的陈皮,从东部浙江省、福建省,中部广东省、广西壮族自治区、湖南省,直至西部的四川省,均被选择。同经度的淫羊藿,从北至南有多种——朝鲜淫羊藿、淫羊藿、柔毛淫羊藿、箭叶淫羊藿、巫山淫羊藿。同经度的黄精,北为黄精,中部为多花黄精,西南为滇黄精。

7. 随机选择 如半夏,为杂草性,全国广布,符合条件就可生长。天名精、豨莶草、萹蓄、垂序商陆、地锦草等本草,为伴人植物,只要有人居住之处,即有可能分布而被选择。

8. 人为选择 有很多称为道地药材的本草,当人为地辅以各种方法和技术时,若不符合其自身产生治病能力物质的规律,则会使药性发生变化。这样的过多人工参与,最终导致本草由于缺乏治疗效果而被淘汰。

(五) 优质本草出自然

1. 本草分布式样

纬度:中温带东西分布。秦岭淮河一线东西分布,南岭一线东西分布。

经度:全跨度南北分布、温带南北分布、亚热带南北分布。

海拔:全跨度海拔分布、高海拔分布、中海拔分布、低海拔分布。

其他:空间综合分布,时空分布,点状分布。

2. 本草分布等级 分布区,产区,主产区,优质区,地道(道地)产区。

3. 端域优选方法 同本草单向优选(同纬度单向,同经度单向);同本草双向优选(同纬度双向,同经度双向);同本草多向选择

(菊花);异本草双向选择(同纬度双向,同经度双向);异本草多向选择(乌头属之例);同本草多点选择(同纬度,同经度);随机选择;人为选择。

4. 端域优选的对比　优质本草的端域选择,成功的多为单向,双本草双向也是比较成功的,而多向往往是优选的初始阶段,随机选择、人为选择的规律还有待更深入的探索。

不傷人。欲輕身益氣，不老延年者，本上經。

中藥一百二十種爲臣，主養性以應人。無毒有毒，斟酌其宜。欲遏病，補虛羸者，本中經。

下藥一百二十五種，……相病以應地。多毒，不可久服。欲除寒熱邪……愈疾者，本下經。

三品合三百六十五……八十五度，一度應一日，以成一歲。倍其數……也。

附　篇

《神农本草经》原文

藥有君臣佐使，以……宜一君二臣三佐五使，又可一君三臣九佐……

藥有陰陽配合，子母……花實，草石骨肉。

藥有單行者，有相須者，有相使者，有相畏者，有相惡者，有相反者，有相殺者。凡此七情，合和視之。當用相須相使者良，勿用相惡相反者。若有毒宜制，可用相畏相……

附篇的特色

————

1. 本书篇末附有《神农本草经》原文，并且首次改用正名、味气、主、辅、久服、一名与生态分段叙述，这样可使读者一目了然，更便于诵读和理解。

2. 音序索引：该项索引便于读者查阅《神农本草经》原文，并且本草名称又增加了"一名"、"附药"名，这样使该索引更完整。

3. 附图：神农所选本草分布广泛，本草的物候期各不相同，实地拍摄到适合应用的照片要花大气力。这些照片均是我们自己多年野外考察中拍摄积累的，部分还请了朋友和学生帮助，这也是一项大的工程。

《神农本草经》原文

目 录

卷一 序录

上药一百二十种为君，主养命以应天。无毒，多服久服不伤人。欲轻身益气，不老延年者，本上经。

中药一百二十种为臣，主养性以应人。无毒有毒，斟酌其宜。欲遏病，补虚羸者，本中经。

下药一百二十五种为佐使，主治病以应地。多毒，不可久服。欲除寒热邪气，破积聚，愈疾者，本下经。

三品合三百六十五种，法三百六十五度，一度应一日，以成一岁。倍其数合七百三十名也。

药有君臣佐使，以相宣摄合和。宜一君二臣三佐五使，又可一君三臣九佐使也。

药有阴阳配合，子母兄弟，根茎花实，草石骨肉。

有单行者，有相须者，有相使者，有相畏者，有相恶者，有相反者，有相杀者。凡此七情，合和视之。当用相须相使者良，勿用相恶相反者。若有毒宜制，可用相畏相杀者，不尔勿合用也。

药有酸咸甘苦辛五味，又有寒热温凉四气及有毒无毒。

阴干暴干，采造时月，生熟，土地所出，真伪陈新，并各有法。

药性有宜丸者，宜散者，宜水煮者，宜酒渍者，宜膏煎者；亦有一物兼宜者,亦有不可入汤酒者。并随药性,不得违越。

欲疗病,先察其源,先候病机。五藏未虚,六府未竭,血脉未乱,精神未散,服药必活;若病已成,可得半愈;病势已过,命将难全。

若用毒药疗病,先起如黍粟,病去即止。若不去倍之,不去十之,取去为度。

疗寒以热药,疗热以寒药;饮食不消以吐下药;鬼疰蛊毒以毒药;痈肿疮瘤以疮药;风湿以风湿药。各随其所宜。

病在胸膈以上者,先食后服药;病在心腹以下者,先服药而后食;病在四肢血脉者,宜空腹而在旦;病在骨髓者,宜饱满而在夜。

夫大病之主有:
中风伤寒寒热。
温疟,中恶,霍乱。
大腹水肿,肠澼下利,大小便不通。
贲㹠上气,欬逆呕吐。
黄疸,消渴。
留饮癖食,坚积癥瘕。
惊邪,癫痫,鬼疰。
喉痹齿痛,耳聋目盲。
金疮踒折。
痈肿恶疮,痔瘘瘿瘤。
男子五劳七伤,虚乏羸瘦;女子带下崩中,血闭阴蚀。
虫蛇蛊毒所伤。
此大略宗兆,其间变动枝叶,各宜依端绪以取之。

卷二　上经

1. 滑石

味甘,寒。

主身热泄澼,女子乳难,癃闭。

利小便,荡胃中积聚寒热,益精气。

久服轻身,耐饥长年。

生山谷。

2. 龙骨

味甘,平。

主心腹鬼疰,精物老魅,欬逆,泄利脓血,女子漏下,癥瘕坚结,小儿热气惊痫。

久服轻身,通神明,延年。

生山谷。

3. 龙齿

味甘,平[1]。

主小儿大人惊痫,癫疾狂走,心下结气不能喘息,诸痉。

杀精物。

久服轻身,通神明,延年。

生山谷。

[1]注:自"龙骨"条中移"味甘,平"于此。

4. 石脂[2]

味甘,平。

主黄疸,泄利肠澼脓血,阴蚀下血赤白,邪气痈肿,疽痔,恶疮,头疡,疥瘙。

久服补髓益气,肥健不饥,轻身延年。

生山谷中。

[2]注:该条原名"五色石脂"与全经文体有别;首句为"青石、赤石、黄石、白石、黑石脂等";最后还有一句"五色石脂各随五色补五藏"三部分内容,这种文体、文风与全书不同,应为后世五行学说掺入,非神农原旨,删之。

5. 云母

味甘,平。

主身皮死肌,中风寒热,如在车船上。

除邪气,安五藏,益子精,明目。

久服轻身延年。

一名云珠,一名云华,一名云英,一名云液,一名云沙,一名磷石。

生山谷。

6. 白石英

味甘,微温。

主消渴,阴痿不足,欬逆,胸膈间久寒。

益气,除风湿痹。

久服轻身长年。

生山谷。

7. 紫石英

味甘,温。

主心腹欬逆邪气。

补不足,女子风寒在子宫、绝孕十年无子。

久服温中,轻身延年。

生山谷。

8. 空青

味甘,寒。

主青盲,耳聋。

明目,利九窍,通血脉,养精神。

久服轻身,延年不老。③

生山谷。

③注:"延年不老"后原有"能化铜、铁、铅、锡作金",显系丹士之文掺入,删之。

9. 曾青

味酸,小寒。

主目痛。

止泪,出风痹,利关节,通九窍,破癥坚积聚。

久服轻身不老。④

生山谷。

④注:"久服轻身不老"后原有"能化金铜",显系丹士之文,删之。

10. 扁青

味甘,平。

主目痛。

明目,折跌、痈肿、金创不瘳,破积聚,解毒气,利精神。

久服轻身不老。

生山谷。

11. 白青

味甘,平。

明目,利九窍、耳聋、心下邪气,令人吐,杀诸毒三虫。

久服通神明,轻身,延年不老。

生山谷。

12. 丹沙

味甘，微寒。

主身体五藏百病。

养精神，安魂魄，益气，明目，杀精魅邪恶鬼。⑤

生山谷。

⑤注："恶鬼"后原有"久服通神明不老。能化为汞。"显系丹士之文掺入，删之。

13. 玉泉

味甘，平。

主五藏百病。

柔筋强骨，安魂魄，长肌肉，益气。久服耐寒暑，不饥渴，不老。⑥

一名玉醴。

生山谷。

⑥注："不老"后原有"神仙。人临死服五斤，死三年色不变"，非神农关心之事，乃方士之文误入，删之。

（"玉泉"考证为产玉之处流出的泉水）

14. 紫芝

味甘，温。

主耳聋。

利关节，保神益精，坚筋骨，好颜色。

久服轻身不老延年。

一名木芝。

生山谷。⑦

⑦注：原有 15~19 条白芝、黄芝、赤芝、青芝、黑芝，是套用后世五行配五味，主五藏，对应五色，并且作为服食之品，非本草服用之品，与紫芝显然有异，因而判断是丹士伪作之文，非神农经典之作。宜删之。附 15~19 条以辨之。

15. 白芝

味辛，平。

主欬逆上气。

益肺气，通利口鼻，强志意勇悍，安魄。

久食轻身不老，延年神仙。

一名玉芝。

生山谷。

16. 黄芝

味甘，平。

主心腹五邪。

益脾气，安神忠信和乐。

久食轻身不老，延年神仙。

一名金芝。

生山谷。

17. 赤芝

味苦,平。主胸中结。

益心气,补中,增慧智不忘。

久食轻身不老,延年神仙。

一名丹芝。

生山谷。

18. 青芝

味酸,平。

主明目,补肝气,安精魂,仁恕。

久食轻身不老,延年神仙。

一名龙芝。

生山谷。

19. 黑芝

味咸,平。

主癃。

利水道,益肾气,通九窍,聪察。

久食轻身不老,延年神仙。

一名玄芝。

生山谷。

20. 猪苓

味甘,平。

主痎疟。

解毒、蛊疰不祥,利水道。

久服轻身耐老。

一名猳猪屎。

生山谷。

21. 茯苓

味甘,平。

主胸胁逆气,忧恚,惊邪恐悸,心下结痛寒热烦满,欬逆,口焦舌干。

利小便。

久服安魂养神,不饥延年。

一名茯菟。

生山谷。

22. 麻黄

味辛,平。

主五劳七伤。

利五藏,下血寒气,多食令人见鬼狂走。

久服通神明,轻身。

一名麻勃。

生川谷。

("麻蕡"考证为灰包科脱皮马勃、大马勃等的子实体)

23. 卷柏

味辛,温。

主五藏邪气,女子阴中寒热痛,癥瘕血闭绝子。

久服轻身和颜色。

一名万岁。

生山谷石间。

利水道,除邪气。

久服轻身不饥。

其实尤良。

一名零榆。

生山谷。

24. 松脂

味苦,温。

主痈疽恶疮,头疡白秃,疥瘙风气。

安五藏,除热。

久服轻身,不老延年。

一名松膏,一名松肪。

生山谷。

27. 杜仲

味辛,平。

主腰脊痛。

补中,益精气,坚筋骨,强志,除阴下痒湿、小便余沥。

久服轻身耐老。

一名思仙。

生山谷。

25. 柏实

味甘,平。

主惊悸。

安五藏,益气,除风湿痹。

久服令人润泽美色,耳目聪明,不饥不老,轻身延年。

生山谷。

28. 白英

味甘,寒。

主寒热八疸,消渴。

补中益气。

久服轻身延年。

一名穀菜。

生山谷。

("白英"考证为桑科构树的果实)

26. 榆皮

味甘,平。

主大小便不通。

29. 麻子

味甘,平。

301

补中益气。

久服肥健不老。

生川谷。

30. 屈草

味苦,微寒。

主胸胁下痛,邪气肠间寒热,阴痹。

久服轻身益气耐老。

生川泽。

("屈草"考证为蓼科虎杖的根状茎与根)

31. 蓝实

味苦,寒。

解诸毒,杀蛊蚑、鬼疰、螫毒。

久服头不白,轻身。

生平泽。

32. 王不留行

味苦,平。

主金创。

止血,逐痛,出刺,除风痹内寒。

久服轻身,耐老增寿。

生山谷。

33. 地肤子

味苦,寒。

主膀胱热。

利小便,补中,益精气。

久服耳目聪明,轻身耐老。

一名地葵。

生平泽及田野。

34. 苋实

味甘,寒。

主青盲。

明目,除邪,利大小便,去寒热。

久服益气力,不饥轻身。

一名马苋。

生川泽。

35. 牛膝

味苦,平。

主寒湿痿痹,四肢拘挛,膝痛不可屈伸。

逐血气、伤热火烂,堕胎。

久服轻身耐老。

一名百倍。

生川谷。

36. 辛夷

味辛,温。

主五藏身体寒热,风头脑痛,

面黠。

久服下气,轻身明目,增年耐老。

一名辛矧,一名侯桃,一名房木。

生山谷。

37. 牡桂

味辛,温。

主上气欬逆,结气,喉痹,吐吸。

利关节,补中益气。

久服通神,轻身不老。

生山谷。

("牡桂"考证为樟科肉桂的幼枝)

38. 菌桂

味辛,温。

主百病。

养精神,和颜色,为诸药先聘通使。

久服轻身不老,面生光华,媚好
常如童子。

生山谷。

("菌桂"考证为樟科肉桂的树皮)

39. 石龙芮

味苦,平。

主风寒湿痹,心腹邪气。

利关节,止烦满。

久服轻身明目,不老。

一名鲁果能,一名地椹。

生川泽石边。

("石龙芮"考证为毛茛科石龙芮的全草)

40. 鸡头实

味甘,平。

主湿痹,腰脊膝痛。

补中,除暴疾,益精气,强志,令
耳目聪明。

久服轻身不饥,耐老神仙。

一名鴈喙实。

生池泽。

41. 藕实茎

味甘,平。

补中,养神,益气力,除百疾。

久服轻身耐老,不饥延年。

一名水芝丹。

生池泽。

("藕实茎"考证为睡莲科莲的根状茎)

42. 细辛

味辛,温。

主欬逆,头痛脑动,百节拘挛,
风湿痹痛,死肌。

久服明目,利九窍,轻身长年。

一名小辛。

生山谷。

一名覆盆。

生平泽。

（"蓬蘽"考证为蔷薇科蓬蘽的果实）

43. 杜若

味辛,微温。

主胸胁下逆气。

温中、风入脑户、头肿痛、多涕泪出。

久服益精明目,轻身。

一名杜蘅。

生川泽。

（"杜若"考证为马兜铃科杜衡的全草）

44. 蒺藜子

味辛,微温。

明目、目痛泪出,除痹,补五藏,益精光。

久服轻身不老。

一名蒺藜,一名大藏,一名马辛。

生川泽及道旁。

45. 蓬蘽

味酸,平。

安五藏,益精气,长阴令坚,强志倍力,有子。

久服轻身不老。

46. 蕤核

味甘,温。

主心腹邪结气。

明目、目赤痛伤泪出。

久服轻身,益气不饥。

生川谷。

（"蕤核"考证为蔷薇科单花扁核木的核仁）

47. 合欢

味甘,平。

安五藏,利心志,令人欢乐无忧。

久服轻身明目,得所欲。

生山谷。

48. 云实　华

味辛,温。

主泄利肠澼。

杀虫蛊毒,去邪恶结气,止痛除热。

久服轻身,通神明。

生川谷。

华　主见鬼精物。

多食令人狂走。

49. 决明子

味咸,平。

主青盲,目淫肤赤白膜,眼赤痛泪出。

久服益精光,轻身。

生川泽。

50. 蓍实

味苦,平。

益气,充肌肤,明目聪慧,先知。

久服不饥,不老轻身。

生山谷。

("蓍实"考证为豆科背扁黄蓍的种子)

51. 甘草

味甘,平。

主五藏六府寒热邪气。

坚筋骨,长肌肉,倍力、金创尰,解毒。

久服轻身延年。

生川谷。

52. 蒺藜子

味苦,温。

主恶血。

破癥结积聚、喉痹、乳难。

久服长肌肉,明目轻身。

一名旁通,一名屈人,一名止行,一名豺羽,一名升推。

生平泽或道旁。

53. 防葵

味辛,寒。

主疝瘕,肠泄,膀胱热结溺不下,欬逆,温疟,癫痫,惊邪狂走。

久服坚骨髓,益气轻身。

一名梨盖。

生川谷。

("防葵"考证为大戟科地锦草和斑地锦的全草)

54. 蜀椒

味辛,温。

主邪气欬逆。

温中,逐骨节皮肤死肌、寒湿痹痛,下气。

久服头不白,轻身增年。

生川谷。

55. 秦椒

味辛,温。

主风邪气。

温中,除寒痹,坚齿发,明目。

久服轻身,好颜色,耐老增年,通神。

生川谷。

("秦椒"考证为芸香科竹叶椒的果实)

主五藏邪气。

安志、厌食。

久服强魂聪明,轻身不老,通神明。

一名益智。

生山谷。

56. 远志

味苦,温。

主欬逆伤中。

补不足,除邪气,利九窍,益智慧、耳目聪明不忘,强志倍力。

久服轻身不老。

叶名小草。一名棘菀,一名葽绕,一名细草。

生川谷。

57. 干漆　生漆

味辛,温。

主绝伤。

补中,续筋骨,填髓脑,安五藏、五缓六急、风寒湿痹。

久服轻身耐老。

生川谷。

生漆　去长虫。

58. 龙眼

味甘,平。

59. 大枣　叶

味甘,平。

主心腹邪气。

安中,养脾,助十二经,平胃气,通九窍,补少气少津液、身中不足、大惊、四肢重,和百药。

久服轻身长年。

生平泽。

叶　覆麻黄能令出汗。

60. 酸枣

味酸,平。

主心腹寒热邪结气聚,四肢酸疼湿痹。

久服安五藏,轻身延年。

生川泽。

("酸枣"考证为鼠李科酸枣的果实)

61. 葡萄

味甘,平。

主筋骨湿痹。

益气,倍力,强志,令人肥健,耐饥,忍风寒。

久食轻身不老延年。可作酒。

生山谷。

62. 冬葵子

味甘,寒。

主五藏六府寒热,羸瘦,五癃。

利小便。

久服坚骨,长肌肉,轻身延年。

63. 姑活

味甘,温。

主大风邪气,湿痹寒痛。

久服轻身,益寿,耐老。

一名冬葵子。

("姑活"考证为锦葵科冬葵的全草)

64. 白瓜子

味甘,平。

令人悦泽好颜色,益气不饥。

久服轻身耐老。

一名水芝。

生平泽。

65. 山茱萸

味酸,平。

主心下邪气寒热。

温中,逐寒湿痹,去三虫。

久服轻身。

一名蜀枣。

生山谷。

66. 人参

味甘,微寒。

补五藏,安精神,定魂魄,止惊悸,除邪气,明目,开心益智。

久服轻身延年。

一名人衔,一名鬼盖。

生山谷。

67. 独活

味苦,平。

主风寒所击,金创。

止痛、贲豚、痫痓、女子疝瘕。

久服轻身耐老。

一名羌活,一名羌青,护羌使者。

生山谷。

("独活"考证为伞形科羌活和宽叶羌活的根)

68. 茈胡

味苦,平。

主心腹肠胃结气,饮食积聚寒热邪气。

推陈致新。

久服轻身,明目,益精。

一名地薰。

生川谷。

69. 蛇床子

味苦,平。

主妇人阴中肿痛,男子阴痿湿痒。

除痹气,利关节、癫痫恶疮。

久服轻身。

一名蛇米。

生川谷及田野。

70. 防风

味甘,温。

主大风头眩痛,恶风,风邪目盲无所见,风行周身骨节疼痹,烦满。

久服轻身。

一名铜芸。

生川泽。

71. 秦皮

味苦,微寒。

主风寒湿痹,洗洗寒气。

除热、目中青翳白膜。

久服头不白,轻身。

生川谷。

72. 翘根

味甘,寒。

下热气,益阴精,令人面悦好,明目。

久服轻身耐老。

生平泽。

73. 女贞实

味苦,平。

补中,安五藏,养精神,除百疾。

久服肥健,轻身不老。

生山谷。

74. 龙胆

味苦,寒。

主骨间寒热,惊痫邪气。

续绝伤,定五藏,杀蛊毒。

久服益智不忘,轻身耐老。

一名陵游。

生山谷。

75. 络石

味苦,温。

主风热死肌痈伤,口干舌焦,痈肿不消,喉舌肿水浆不下。

久服轻身明目,润泽好颜色,不老延年。

一名石鲮。

生川谷。

76. 徐长卿

味辛,温。

主鬼物百精,蛊毒疫疾邪恶气,温疟。

久服强悍,轻身。

一名鬼督邮。

生山谷。

77. 菟丝子　汁

味辛,平。

续绝伤,补不足,益气力,肥健人。

久服明目,轻身延年。

一名菟芦。

生川泽。

汁　去面䵟。

78. 蔓荆实　小荆实

味苦,微寒。

主筋骨间寒热,湿痹拘挛。

明目,坚齿,利九窍,去白虫。

久服轻身耐老。

生山谷。

小荆实　亦等。

79. 茺蔚子　茎

味辛,微温。

明目,益精,除水气。

久服轻身。

一名益母,一名益明,一名大札。

生池泽。

茎　主瘾疹痒。

可作浴汤。

80. 水苏

味辛,微温。

下气,辟口臭,去毒辟恶。

久服通神明,轻身耐老。

生池泽。

("水苏"考证为唇形科薄荷的地上部分)

81. 枸杞

味苦,寒。

309

主五内邪气,热中消渴,周痹。

久服坚筋骨,轻身不老。

一名杞根,一名地骨,一名枸忌,一名
地辅。

生平泽。

("枸杞"考证为茄科枸杞的根及根皮)

82. 干地黄

味甘,寒。

主折跌,绝筋,伤中。

逐血痹,填骨髓,长肌肉。

作汤除寒热积聚,除痹。

生者尤良。

久服轻身不老。

一名地髓。

生川泽。

83. 漏芦

味苦,寒。

主皮肤热,恶疮疽痔,湿痹。

下乳汁。

久服轻身益气,耳目聪明,不老
延年。

一名野蘭。

生山谷。

("漏芦"考证为玄参科阴行草的全草)

84. 胡麻

味甘,平。

主伤中虚羸。

补五内,益气力,长肌肉,填髓脑。

久服轻身不老。

一名巨胜。

生川泽。

叶名青蘘。

85. 青蘘

味甘,寒。

主五藏邪气,风寒湿痹。

益气,补脑髓,坚筋骨。

久服耳目聪明,不饥不老增寿。

巨胜苗也。

("青蘘"考证为胡麻科芝麻的茎叶)

86. 肉苁蓉

味甘,微温。

主五劳七伤。

补中,除茎中寒热痛,养五藏,
强阴,益精气、多子、妇人癥瘕。

久服轻身。

生山谷。

87. 车前子

味甘,寒。

主气癃。

止痛,利水道小便,除湿痹。

久服轻身耐老。

一名当道。

生平泽。

88. 苦菜

味苦,寒。

主五藏邪气,厌谷胃痹。

久服安心益气,聪察少卧,轻身
耐老。

一名荼草,一名选。

生川谷。

("苦菜"考证为败酱科白花败酱的全草)

89. 续断

味苦,微温。

主伤寒。

补不足、金创、痈伤、折跌,续筋
骨、妇人乳难。

久服益气力。

一名龙豆,一名属折。

生山谷。

90. 白蒿

味甘,平。

主五藏邪气,风寒湿痹。

补中益气,长毛发令黑,疗心
悬、少食常饥。

久服轻身,耳目聪明,不老。

生川泽。

("白蒿"考证为菊科鼠曲草的全草)

91. 天名精

味甘,寒。

主瘀血血瘕欲死,下血。

止血,利小便。

久服轻身,耐老。

一名麦句姜(薑),一名虾蟆蓝,一名
豕首。

生川泽。

92. 蠡实 花、叶

味甘,平。

主皮肤寒热,胃中热气,风寒
湿痹。

坚筋骨,令人嗜食。

久服轻身。

一名剧草,一名三坚,一名豕首。

生川谷。

311

花、叶　去白虫。

（"蠡实"考证为菊科天名精的果实）

93. 菜耳实

味甘,温。

主风头寒痛,风湿周痹,四肢拘挛痛,恶肉死肌。

久服益气,耳目聪明,强志轻身。

一名胡菜,一名地葵。

生川谷。

94. 菊花

味苦,平。

主诸风头眩肿痛,目欲脱泪出,皮肤死肌,恶风湿痹。

久服利血气,轻身耐老延年。

一名节花。

生川泽及田野。

95. 庵蕳子

味苦,微寒。

主五藏瘀血,腹中水气,胪胀留热,风寒湿痹,身体诸痛。

久服轻身延年不老。

生川谷。

（"庵蕳子"考证为菊科艾的果实）

96. 茵陈蒿

味苦,平。

主风湿寒热邪气,热结黄疸。

久服轻身益气,耐老。

生丘陵阪岸上。

97. 术

味苦,温。

主风寒湿痹,死肌,痉疸。

止汗,除热,消食。

作煎饵久服轻身延年,不饥。

一名山蓟。

生山谷。

98. 泽泻

味甘,寒。

主风寒湿痹,乳难。

消水,养五藏,益气力,肥健。

久服耳目聪明,不饥延年,轻身,面生光,能行水上。

一名水泻,一名芒芋,一名鹄泻。

生池泽。

99. 女萎

味甘,平。

主中风暴热,不能动摇,跌筋结

肉,诸不足。

久服去面黑䵴,好颜色,润泽,轻身不老。

生山谷。

100. 天门冬

味苦,平。

主诸暴风湿偏痹。

强骨髓,杀三虫,去伏尸。

久服轻身益气延年。

一名颠勒。

生山谷。

101. 麦门冬

味甘,平。

主心腹结气,伤中伤饱胃络脉绝,羸瘦短气。

久服轻身不老,不饥。

生川谷及堤阪。

102. 薯蓣

味甘,温。

主伤中。

补虚羸,除寒热邪气,补中益气力,长肌肉。

久服耳目聪明,轻身不饥,延年。

一名山芋。

生山谷。

103. 石龙刍

味苦,微寒。

主心腹邪气,小便不利,淋闭,风湿,鬼疰恶毒。

久服补虚羸,轻身,耳目聪明,延年。

一名龙须,一名草续断,一名龙珠。

生山谷。

("石龙刍"考证为灯心草科野灯心草的全草)

104. 薏苡仁　根

味甘,微寒。

主筋急拘挛不可屈伸,风湿痹。

下气。

久服轻身益气。

一名解蠡。

生平泽及田野。

根　下三虫。

105. 菖蒲

味辛,温。

主风寒湿痹,欬逆上气。

开心孔,补五藏,通九窍,明耳目,出音声。

久服轻身不忘,不迷惑,延年。

一名昌阳。

生池泽。

106. 香蒲

味甘,平。

主五藏心下邪气,口中烂臭。

坚齿,明目,聪耳。

久服轻身耐老。

一名睢。

生池泽。

("香蒲"考证为天南星科水菖蒲的叶)

107. 蒲黄

味甘,平。

主心腹膀胱寒热。

利小便,止血,消瘀血。

久服轻身益气力,延年神仙。

生池泽。

108. 赤箭

味辛,温。

杀鬼精物、蛊毒恶气。

久服益气力,长阴,肥健,轻身增年。

一名离母,一名鬼督邮。

生川谷。

109. 蘭草

味辛,平。

利水道,杀蛊毒,辟不祥。

久服益气,轻身不老,通神明。

一名水香。

生池泽。

("蘭草"考证为蘭科建蘭、春蘭等的全草)

110. 石斛

味甘,平。

主伤中。

除痹,下气,补五藏虚劳羸瘦,强阴。

久服厚肠胃,轻身延年。

一名林蘭。

生山谷。

111. 石蜜

味甘,平。

主心腹邪气,诸惊痫痓。

安五藏诸不足,益气补中,止痛

解毒,除众病,和百药。

久服强志轻身,不饥不老。

一名石饴。

生山谷。

112. 蜂子　大黄蜂子、土蜂子

味甘,平。

主风头。

除蛊毒,补虚羸伤中。

久服令人光泽好颜色,不老。

一名蜚零。

生山谷。

大黄蜂子

主心腹胀满痛。

轻身益气。

土蜂子　主痈肿。

113. 龟甲

味咸,平。

主漏下赤白。

破癥瘕、痎疟、五痔、阴蚀、湿痹、四肢重弱、小儿囟不合。

久服轻身不饥。

一名神屋。

生池泽。

114. 鴈肪

味甘,平。

主风挛拘急,偏枯,气不通利。

久服益气不饥,轻身耐老。

一名鹜肪。

生池泽。

("鴈肪"考证为鸭科鹅、鸭的脂肪)

115. 熊脂

味甘,微寒。

主风痹不仁,筋急,五藏腹中积聚寒热,羸瘦,头疡白秃,面䵟疱。

久服强志不饥,轻身。

一名熊白。

生山谷。

116. 阿胶

味甘,平。

主心腹内崩,劳极洒洒如疟状,腰腹痛,四肢酸疼,女子下血。

安胎。

久服轻身益气。

一名傅致胶。

117. 白胶

味甘,平。

主伤中劳绝腰痛,赢瘦。

补中益气、女人血闭无子,止痛,安胎。

久服轻身延年。

一名鹿角胶。

118. 犀角

味苦,寒。

主百毒,蛊疰,邪鬼,瘴气。

杀钩吻、鸩羽、蛇毒,除邪、不迷惑魇寐。

久服轻身。

生山谷。

119. 羖羊角

味咸,温。

主青盲。

明目,杀疥虫,止寒泄,辟恶鬼虎狼,止惊悸。

久服安心,益气轻身。

生川谷。

120. 羚羊角

味咸,寒。

明目,益气,起阴,去恶血注下,辟蛊毒恶鬼不祥,安心气、常不

魇寐。

久服强筋骨轻身。

生川谷。

卷三 中经

121. 戎盐　大盐

明目、目痛,益气,坚肌骨,去蛊毒。

大盐　令人吐。

122. 卤咸

味苦,寒。

主大热,消渴,狂烦。

除邪及下蛊毒,柔肌肤。

生池泽。

123. 朴消

味苦,寒。

主百病。

除寒热邪气,逐六府积聚、结固留癖。⑧

生山谷。

⑧注:"结固留癖"后原有"能化七十二种石,炼饵服之,轻身神仙",丹士之语,删之。

124. 消石

味苦,寒。

主五藏积热,胃胀闭。

涤去蓄结饮食,推陈致新,除邪气。⑨

一名芒硝。

生山谷。

⑨注:"除邪气"后原有"炼之如膏,久服轻身",丹士之语,删之。

125. 阳起石

味咸,微温。

主崩中漏下。

破子藏中血、癥瘕结气、寒热腹痛无子、阴痿不起,补不足。

一名白石。

生山谷。

126. 石膏

味辛,微寒。

主中风寒热,心下逆气,惊喘,口干舌焦,不能息,腹中坚痛。

除邪鬼,产乳,金创。

生山谷。

127. 长石

味辛,寒。

主身热,四肢寒厥。

利小便,通血脉,明目,去翳眇,下三虫,杀蛊毒。

久服不饥。

一名方石。

生山谷。

128. 理石

味辛,寒。

主身热。

利胃解烦,益精明目,破积聚,去三虫。

一名立制石。

生山谷。

129. 石钟乳

味甘,温。

主欬逆上气。

明目,益精,安五藏,通百节,利九窍,下乳汁。

一名留公乳。

生山谷。

("石钟乳"考证为石灰岩溶洞钟乳石滴下之液)

130. 孔公孽

味辛,温。

主伤食不化邪结气,恶疮疽瘘痔。

利九窍,下乳汁。

生山谷。

("孔公孽"考证为石灰岩溶洞中悬挂的钟乳状集合体)

131. 矾石

味酸,寒。

主寒热泄利,白沃,阴蚀,恶疮,目痛。

坚骨齿。⑩

一名羽涅。

生山谷。

⑩注:"坚骨齿"之后原有"炼饵服之,轻身不老延年",丹士之语,删之。

132. 代赭石

味苦,寒。

主鬼疰,贼风,蛊毒。

杀精物恶鬼、腹中毒邪气、女子赤沃漏下。

一名须丸。

生山谷。

133. 磁石

味辛,寒。

主周痹,风湿肢节中痛,不可持物,洗洗酸消。

除大热烦满及耳聋。

一名玄石。

生山谷。

134. 太一余粮

味甘,平。

主欬逆上气,癥瘕血闭漏下。

除邪气。

久服耐寒暑,不饥,轻身。⑪

一名石脑。

生山谷。

⑪注:"轻身"之后原有"飞行千里神仙",丹士之语误入,删之。

("太一余粮"考证为褐铁矿的块状集合物)

135. 石胆

味酸,寒。

明目、目痛,金创,诸痫痉,女子阴蚀痛、石淋寒热、崩中下血、诸邪毒气、令人有子。⑫

一名毕石。

生山谷。

⑫注:"令人有子"后原有"炼饵服之不老,久服增寿神仙;能化铁为铜成金银",显为丹士之语,删之。

136. 雄黄

味苦,平。

主寒热鼠瘘,恶疮,疽痔,死肌。

杀精物恶鬼邪气、百虫毒,胜五兵。⑬

一名黄金石。

生山谷。

⑬注:"胜五兵"后原有"炼食之,轻身神仙",丹士之语也,删之。

137. 雌黄

味辛,平。

主恶疮,头秃痂疥。

杀毒虫虱、身痒、邪气诸毒。⑭

生山谷。

⑭注:"邪气诸毒"后原有"炼之久服轻身,增年不老",丹士之语,删之。

138. 石硫黄

味酸,温。有毒。

主妇人阴蚀,疽痔,恶血。

坚筋骨,除头秃。⑮

生山谷。

⑮注:"除头秃"后原有"能化金、银、铜、铁奇物",丹士之语,删之。

("石硫黄"考证为含硫物质或含硫矿物炼制升华的结晶体)

139. 海藻

味苦,寒。

主瘿瘤气,颈下核。

破散结气、痈肿、癥瘕坚气、腹中上下鸣,下十二水肿。

一名落首。

生池泽。

140. 雷丸

味苦,寒。

杀三虫,逐毒气、胃中热,利丈夫,不利女子。

作摩膏,除小儿百病。

生山谷土中。

141. 松萝

味苦,平。

主瞋怒邪气。

止虚汗、头风、女子阴寒肿痛。

一名女萝。

生山谷

142. 石韦

味苦,平。

主劳热邪气,五癃闭不通。

利小便水道。

一名石鞰。

生山谷石上。

143. 药实根

味辛,温。

主邪气诸痹疼酸。

续绝伤,补骨髓。

一名连木。

生山谷。

("药实根"考证为水龙骨科槲蕨等的根状茎)

144. 彼子

味甘,温。

主腹中邪气。

去三虫、蛇螫蛊毒、鬼疰伏尸。

生山谷。

("彼子"考证为红豆杉科榧的种子)

145. 麻黄

味苦,温。

主中风伤寒头痛,温疟。

发表出汗,去邪热气,止欬逆上气,除寒热,破癥坚积聚。

一名龙沙。

生川谷。

146. 芜荑

味辛,平。

主五内邪气。

散皮肤骨节中淫淫温行毒,去三虫,化食。

一名无姑。

生川谷。

("芜荑"考证为榆科大果榆的果实加工品)

147. 桑根白皮 叶

味甘,寒。

主伤中,五劳六极羸瘦,崩中脉绝。

补虚益气。

生山谷。

叶 除寒热,出汗。

148. 桑上寄生　实

味苦,平。

主腰痛,小儿背强,瘑肿。

安胎,充肌肤,坚发齿,长须眉。

一名寄屑,一名寓木,一名宛童。

生川谷。

实　明目,轻身,通神。

149. 紫参

味苦,寒。

主心腹积聚寒热邪气。

通九窍,利大小便。

一名牡蒙。

生山谷。

150. 蓼实　马蓼

味辛,温。

明目,温中,耐风寒,下水气、面
目浮肿、痈疡。

生川泽。

马蓼　去肠中蛭虫。

轻身。

151. 大黄

味苦,寒。

下瘀血血闭寒热,破癥瘕积聚留

饮宿食,荡涤肠胃,推陈致新,通
利水谷,调中化食,安和五藏。

生山谷。

152. 瞿麦

味苦,寒。

主关格诸癃结,小便不通。

出刺,决痈肿,明目去翳,破胎
堕子,下闭血。

一名巨句麦。

生川谷。

153. 厚朴

味苦,温。

主中风伤寒头痛寒热,惊悸,气
血痹,死肌。

去三虫。

生山谷。

154. 五味子

味酸,温。

益气,欬逆上气,劳伤羸瘦,补
不足,强阴,益男子精。

一名会及。

生山谷。

155. 黄连

味苦,寒。

主热气目痛,眦伤泣出。

明目,肠澼,腹痛下利,妇人阴中肿痛。

久服令人不忘。

一名王连。

生川谷。

156. 白头翁

味苦,温。

主温疟狂易寒热,癥瘕积聚瘿气。

逐血,止痛,金创。

一名野丈人,一名胡王使者。

生山谷。

157. 蔓椒

味苦,温。

主风寒湿痹,历节疼。

除四肢厥气、膝痛。

一名家椒。

生川谷及丘冢间。

("蔓椒"考证为毛茛科威灵仙及同属多种植物的根与根状茎)

158. 蘖木

味苦,寒。

主五藏肠胃中结热,黄疸,肠痔。

止泄利、女子漏下赤白、阴伤蚀疮。

一名檀桓。

生山谷。

("蘖木"考证为小檗科三颗针、豪猪刺、庐山小檗等多种植物的茎木)

159. 鬼白

味辛,温。

杀蛊毒鬼疰精物,辟恶气不祥,逐邪,解百毒。

一名爵犀,一名马目毒公,一名九白。

生山谷。

160. 淫羊藿

味辛,寒。

主阴痿绝伤,茎中痛。

利小便,益气力,强志。

一名刚前。

生山谷。

161. 通草

味辛,平。

去恶虫,除脾胃寒热,通利九窍、血脉关节,令人不忘。

一名附支。

生山谷。

("通草"考证为木通科木通及三叶木通的藤茎)

162. 防己

味辛,平。

主风寒温疟热气,诸痫。

除邪,利大小便。

一名解离。

生川谷。

163. 牡丹

味辛,寒。

主寒热中风,瘛疭,痉,惊痫邪气。

除癥坚瘀血留舍肠胃,安五藏,疗痈疮。

一名鹿韭,一名鼠姑。

生山谷。

164. 芍药

味苦,平。

主邪气腹痛。

除血痹,破坚积寒热疝瘕,止痛,利小便,益气。

生川谷及丘陵。

165. 葶苈

味辛,寒。

主癥瘕积聚结气,饮食寒热。

破坚逐邪,通利水道。

一名大室,一名大适。

生平泽及田野。

166. 石南 实

味辛,平。

养肾气、内伤阴衰,利筋骨皮毛。

一名鬼目。

生山谷。

实 杀蛊毒,破积聚,逐风痹。

167. 营实

味酸,温。

主痈疽恶疮,结肉,跌筋,败疮热气,阴蚀不瘳。

利关节。

一名墙薇,一名墙麻,一名牛棘。

生川谷。

（"营实"考证为蔷薇科野蔷薇或变种多
花蔷薇等的果实）

168. 地榆

味苦,微寒。

主妇人乳痉痛,七伤,带下病。

止痛,除恶肉,止汗,疗金创。

生山谷。

169. 杏核仁

味甘,温。

主欬逆上气雷鸣,喉痹。

下气,产乳,金创,寒心贲豚。

生川谷。

170. 梅实

味酸,平。

下气,除热烦满,安心,肢体痛,
偏枯不仁,死肌、去青黑痣、
恶肉。

生川谷。

171. 郁李仁　根

味酸,平。

主大腹水肿,面目四肢浮肿。

利小便水道。

一名爵李。

生川谷。

根　主齿龈肿,龋齿。

坚齿。

172. 槐实

味苦,寒。

主五内邪气热。

止涎唾,补绝伤,五痔火疮,妇
人乳瘕,子藏急痛。

生平泽。

173. 苦参

味苦,寒。

主心腹结气,癥瘕积聚,黄疸,
溺有余沥。

逐水,除痈肿,补中,明目止泪。

一名水槐,一名苦蘵。

生山谷及田野。

174. 葛根　葛谷

味甘,平。

主消渴,身大热,呕吐,诸痹。

起阴气,解诸毒。

一名鸡齐根。

生川谷。

葛谷　主下利,十岁已上。

175. 大豆黄卷　生大豆、赤小豆

味甘,平。

主湿痹,筋挛膝痛。

生平泽。

生大豆　涂痈肿。

煮汁饮,杀鬼毒,止痛。

赤小豆　下水,排痈肿脓血。

176. 黄耆

味甘,微温。

主痈疽,久败疮。

排脓止痛、大风癞疾、五痔鼠瘘,补虚、小儿百病。

一名戴糁。

生山谷。

177. 酸酱　实

味酸,平。

主热烦满。

定志益气,利水道。

一名醋酱。

生川泽。

实　产难,吞立产。

("酸酱"考证为酢浆草科酢浆草的全草)

178. 吴茱萸　根

味辛,温。

温中,下气止痛、欬逆寒热,除湿血痹,逐风邪,开腠理。

一名藙。

生山谷。

根　杀三虫。

179. 枳实

味苦,寒。

主大风在皮肤中、如麻豆苦痒。

除寒热结,止利,长肌肉,利五藏,益气轻身。

生川泽。

("枳实"考证为芸香科枸橘的果实)

180. 橘柚

味辛,温。

主胸中瘕热逆气。

利水谷。

久服去嗅,下气通神。

一名橘皮。

生川谷。

("橘柚"考证为芸香科橘及其栽培变种的果皮)

181. 卫矛

味苦,寒。

主女子崩中下血,腹满汗出。

除邪,杀鬼毒蛊疰。

一名鬼箭。

生山谷。

182. 白敛

味苦,平。

主痈肿疽疮。

散结气,止痛,除热、目中赤、小儿惊痫温疟、女子阴中肿痛。

一名菟核,一名白草。

生山谷。

183. 木香

味辛,温。

主邪气。

辟毒疫温鬼,强志,主淋露。久服不梦寤魇寐。

生山谷。

("木香"考证为瑞香科白木香的结香木材)

184. 王瓜

味苦,寒。

主消渴,内痹,瘀血月闭,寒热酸疼。

益气,愈聋。

一名土瓜。

生平泽。

("王瓜"考证为葫芦科栝楼、中华栝楼雌株的果实)

185. 栝楼根

味苦,寒。

主消渴,身热烦满,大热。

补虚安中,续绝伤。

一名地楼。

生川谷及山阴地。

186. 五加皮

味辛,温。

主心腹疝气腹痛。

益气,疗躄、小儿不能行、疽疮,阴蚀。

一名豺漆。

187. 水芹(斳)

味甘,平。

主女子赤沃。

止血养精,保血脉,益气,令人

肥健,嗜食。

一名水英。

生池泽。

[“水芹(蕲)”考证为伞形科水芹的全草]

188. 藁本

味辛,温。

主妇人疝瘕,阴中寒肿痛,腹中急。

除风头痛,长肌肤,悦颜色。

一名鬼卿,一名地新。

生山谷。

189. 蘼芜

味辛,温。

主欬逆。

定惊气,辟邪恶,除蛊毒鬼疰,去三虫。

久服通神。

一名薇芜。

生川泽。

(“蘼芜”考证为伞形科川芎的茎叶)

190. 白芷

味辛,温。

主女人漏下赤白,血闭阴肿,寒

热风头侵目泪出。

长肌肤,润泽。可作面脂。

一名芳香。

生川谷。

191. 秦艽

味苦,平。

主寒热邪气,寒湿风痹,肢节痛。

下水,利小便。

生山谷。

192. 茜根

味苦,寒。

主寒湿风痹,黄疸。

补中。

生川谷。

193. 旋花　根

味甘,温。

益气,去面皯黑色、媚好。

一名筋根花。

生平泽。

根　味辛。

主腹中寒热邪气。

利小便。

久服不饥轻身。

194. 紫草

味苦,寒。

主心腹邪气,五疸。

补中益气,利九窍,通水道。

一名紫丹,一名紫芙。

生山谷。

195. 黄芩

味苦,平。

主诸热黄疸,肠澼泄利。

逐水,下血闭、恶疮疽蚀、火疡。

一名腐肠。

生川谷。

196. 夏枯草

味苦,辛,寒。

主寒热瘰疬,鼠瘘头疮。

破癥,散瘿结气,脚肿湿痹、轻身。

一名夕句,一名乃东。

生川谷。

197. 丹参

味苦,微寒。

主心腹邪气,肠鸣幽幽如走水,寒热积聚。

破癥除瘕,止烦满,益气。

一名郤蝉草。

生川谷。

198. 假苏

味辛,温。

主寒热鼠瘘瘰疬生疮。

破结聚气,下瘀血,除湿痹。

一名鼠蓂。

生川泽。

("假苏"考证为唇形科罗勒的全草)

199. 玄参

味苦,微寒。

主腹中寒热积聚,女子产乳余疾。

补肾气,令人目明。

一名重台。

生川谷。

200. 紫葳

味酸,微寒。

主妇人产乳余疾,崩中,癥瘕血闭,寒热羸瘦。

养胎。

生川谷。

201. 沙参

味苦,微寒。

主血积,惊气。

除寒热,补中,益肺气。

久服利人。

一名知母。

生川谷。

202. 紫菀

味苦,温。

主欬逆上气,胸中寒热结气。

去蛊毒、痿蹷,安五藏。

生山谷。

203. 旋复花

味咸,温。

主结气胁下满,惊悸。

除水,去五藏间寒热,补中,下气。

一名金沸草,一名盛椹。

生川谷。

204. 草蒿

味苦,寒。

主疥瘙痂痒,恶疮。

杀虱,留热在骨节间,明目。

一名青蒿,一名方溃。

生川泽。

205. 知母

味苦,寒。

主消渴热中。

除邪气,肢体浮肿、下水,补不足,益气。

一名蚳母,一名连母,一名野蓼,一名地参,一名水参,一名水浚,一名货母,一名蜈母。

生川谷。

206. 百合

味甘,平。

主邪气腹胀心痛。

利大小便,补中益气。

生川谷。

207. 乌韭

味甘,寒。

主皮肤往来寒热。

利小肠膀胱气。

生山谷石上。

("乌韭"考证为百合科韭的全草)

329

208. 葱实　茎

味辛,温。

明目,补中不足。

茎　可作汤,主伤寒寒热出汗,中风面目肿。

209. 薤

味辛,温。

主金创,疮败。

轻身不饥,耐老。

生平泽。

210. 巴戟天

味辛,微温。

主大风邪气,阴痿不起。

强筋骨,安五藏,补中,增志,益气。

生山谷。

("巴戟天"考证为百合科羊桫的根状茎)

211. 草薢

味苦,平。

主腰背痛。

强骨节、风寒湿周痹,恶疮不瘳,热气。

生山谷。

212. 茅根　苗

味甘,寒。

主劳伤虚羸。

补中益气,除瘀血血闭寒热,利小便。

一名蘭根,一名茹根。

生山谷田野。

苗　下水。

213. 半夏

味辛,平。

主伤寒寒热,心下坚。

下气、喉咽肿痛、头眩、胸胀、欬逆、肠鸣,止汗。

一名地文,一名水玉。

生山谷。

214. 虎掌

味苦,温。

主心痛寒热结气,积聚伏梁,伤筋痿拘缓。

利水道。

生山谷。

("虎掌"考证为天南星科虎掌的块茎)

215. 水萍

味辛,寒。

主暴热身痒。

下水气,胜酒,长须发,止消渴。

久服轻身。

一名水华。

生池泽。

216. 干姜(薑)

味辛,温。

主胸满,欬逆上气。

温中,止血,出汗,逐风湿痹、肠澼下利。

生者尤良。

久服去臭气,通神明。

生山谷。

217. 木蘭

味苦,寒。

主身大热在皮肤中。

去面热赤疱、酒皶、恶风癫疾、阴下痒湿,明耳目。

一名林蘭。

生川谷。

("木蘭"考证为蘭科金钗石斛、马鞭石斛、黄草石斛等的茎)

218. 水蛭

味咸,平。

逐恶血瘀血月闭,破血瘕积聚无子,利水道。

生池泽。

219. 牡蛎

味咸,平。

主伤寒寒热,温疟洒洒,惊恚怒气。

除拘缓、鼠瘘、女子带下赤白。

久服强骨节,杀邪鬼,延年。

一名蛎蛤。

生池泽。

220. 蟅虫

味咸,寒。

主心腹寒热洗洗,血积癥瘕。

破坚,下血闭。

生子尤良。

一名地鳖。

生川泽。

221. 桑螵蛸

味咸,平。

主伤中,疝瘕,阴痿。

益精生子、女子血闭腰痛,通五淋,利小便水道。

一名蚀肬。

生桑枝上,采蒸之。

明目,小儿火疮伤热气,蛊毒,鬼疰,通神精。

一名夜光。

生池泽。

222. 樗鸡

味苦,平。

主心腹邪气,阴痿。

益精强志,生子,好色,补中轻身。

生川谷。

223. 白僵蚕

味咸,平。

主小儿惊痫,夜啼。

去三虫,灭黑黚,令人面色好,男子阴疡病。

生平泽。

224. 蜚虻

味苦,微寒。

逐瘀血,破下血积坚痞癥瘕寒热,通利血脉及九窍。

生川谷。

225. 萤火

味辛,微温。

226. 蜜蜡

味甘,微温。

主下利脓血。

补中,续绝伤,金创,益气,不饥耐老。

生山谷。

227. 鲤鱼胆

味苦,寒。

主目热赤痛,青盲。

明目。

久服强悍益志气。

生池泽。

228. 蠡鱼

味甘,寒。

主湿痹,面目浮肿。

下大水。

一名鲖鱼。

生池泽。

229. 鳖甲

味咸,平。

主心腹癥瘕坚积寒热。

去痞、息肉、阴蚀、痔、恶肉。

生池泽。

230. 石龙子

味咸,寒。

主五癃邪结气。

破石淋下血,利小便水道。

一名蜥蜴。

生川谷。

231. 丹雄鸡　头、肪、肠、肶胵里黄皮、屎白、黑雌鸡、翎羽、鸡子、鸡白蠹

味甘,微温。

主女人崩中漏下,赤白沃。

补虚,温中,止血,通神,杀毒,辟不祥。

生平泽。

头　杀鬼。

东门上者尤良。

肪　主耳聋。

肠　主遗溺。

肶胵里黄皮　主泄利。

屎白　主消渴,伤寒寒热。

黑雌鸡　主风寒湿痹,五缓六急。

安胎。

翎羽　下血闭。

鸡子　除热、火疮、痫痓。

鸡白蠹　肥脂。

232. 伏翼

味咸,平。

主目瞑。

明目、夜视有精光。

久服令人憙乐媚好无忧。

一名蝙蝠。

生川谷。

233. 牡狗阴茎　胆

味咸,平。

主伤中,阴痿不起。

令强热大,生子,除女子带下十二疾。

一名狗精。

胆　明目。

234. 白马茎　眼、悬蹄

味咸,平。

主伤中脉绝,阴不起。

强志益气,长肌肉,肥健生子。

生平泽。

眼　主惊痫,腹满,疟疾。

当杀用之。

悬蹄　主惊邪,瘕疚,乳难。

辟恶气鬼毒,蛊痓不祥。

235. 豚卵　悬蹄

味甘,温。

主惊痫,癫疾,鬼疰,蛊毒。

除寒热贲豚、五癃邪气、挛缩。

一名豚颠。

悬蹄　主五痔,伏热在肠,肠痈内蚀。

("豚卵"考证为猪的雄性阴茎)

236. 鹿茸　角

味甘,温。

主漏下恶血,寒热惊痫。

益气强志,生齿不老。

角　主恶疮痈肿。

逐邪恶气、留血在阴中。

237. 麋脂

味辛,温。

主痈肿,恶疮,死肌,寒风湿痹,

四肢拘缓不收,风头肿气。

通腠理。

一名宫脂。

生山谷。

238. 麝香

味辛,温。

辟恶气,杀鬼精物、温疟蛊毒、痫痓,去三虫。

久服除邪,不梦寤魇寐。

生川谷。

239. 牛黄　胆

味苦,平。

主惊痫寒热,热盛狂痓。

除邪逐鬼。

生平泽。

胆　治惊寒热。

可丸药。

240. 发髲

味苦,温。

主五癃,关格不通。

利小便水道,疗小儿痫,大人痓。

仍自还神化。

卷四　下经

241. 凝水石

味辛,寒。

主身热,腹中积聚邪气,皮中如火烧,烦满。

水饮之。

久服不饥。

一名白水石。

生山谷。

242. 殷孽

味辛,温。

主烂伤瘀血,泄利寒热,鼠瘘癥瘕结气。

一名姜(薑)石。

生山谷。

("殷孽"考证为石灰岩溶洞钟乳状集合体滴下之汁的凝结物)

243. 石灰

味辛,温。

主疽疡疥瘙,热气恶疮,癫疾死肌堕眉。

杀痔虫,去黑子息肉。

一名恶灰。

生山谷。

244. 白垩

味苦,温。

主女子寒热癥瘕,月闭积聚。

生山谷。

245. 铁落　铁、铁精

味辛,平。

主风热恶疮,疡疽疮痂,疥气在皮肤中。

生平泽。

铁　坚肌,耐痛。

铁精　明目。化铜。

246. 禹余粮

味甘,寒。

主欬逆寒热烦满。

下赤白、血闭癥瘕积聚、大热。[16]

生池泽及山岛中。

[16]注:"大热"后原有"能化七十二种石,炼饵服之,轻身神仙",丹士之语,删之。

247. 肤青

味辛,平。

主蛊毒及蛇菜肉诸毒,恶疮。

生川谷。

（存疑待考）

248. 礜石

味辛,大热。

主寒热鼠瘘,蚀疮死肌,风痹,腹中坚,邪气。

除热。

一名青分石,一名立制石,一名固羊石。

生山谷。

249. 水银

味辛,寒。

主疥瘘,痂疡,白秃。

杀皮肤中虫虱,堕胎,除热。[17]

生平土。

[17]注:"除热"后原有"杀金、银、铜、锡毒;熔化还复为丹,久服神仙不死",纯系丹士呓语,删之。

250. 铅丹

味辛,微寒。

主吐逆胃反,惊痫癫疾。

除热,下气。[18]

生平泽。

[18]注:"下气"后原有"炼化还成九光,久

服通神明",丹士之语,删之。

251. 粉锡

味辛,寒。

主伏尸,毒螫。

杀三虫。

一名解锡。

生山谷。

252. 锡镜鼻

主女子血闭,癥瘕伏肠,绝孕。

生山谷。

253. 冬灰

味辛,微温。

主黑子。

去肬,息肉,疽蚀,疥瘙。

一名藜灰。

生川泽。

（"冬灰"考证为冬天杂草燃烧后的残余物）

254. 桑耳　五木耳

味甘,寒。

黑者,主女子漏下赤白汁,血病癥瘕积聚,阴痛,阴阳寒热无子。

五木耳　名檽,益气不饥,轻身强志。

255. 狗脊

味苦,平。

主腰背强,关机缓急,周痹寒湿膝痛。

颇利老人。

一名百枝。

生川谷。

256. 石长生

味咸,微寒。

主寒热恶疮,大热。

辟鬼气不祥。

一名丹草。

生山谷。

("石长生"考证为凤尾蕨科凤尾草的全草)

257. 贯众

味苦,微寒。

主腹中邪热气,诸毒。

杀三虫。

一名贯节,一名贯渠,一名百头,一名虎卷,一名扁符。

生山谷。

258. 石蚕　肉

味咸,寒。

主五癃。

破石淋,堕胎。

一名沙虱。

生池泽。

肉　解结气,利水道,除热。

("石蚕"考证为水龙骨科水龙骨的根状茎)

259. 淮木

味苦,平。

主久欬上气,伤中虚羸,女子阴蚀,漏下赤白沃。

一名百岁城中木。

生山谷。

("淮木"考证为银杏科银杏的种子和叶)

260. 柳华　叶、实、子

味苦,寒。

主风水,黄疸,面热黑。

一名柳絮。

生川泽。

叶　主马疥痂疮。

实　主溃痈。

逐脓血。

子　汁,疗渴。

261. 萹蓄

味辛,平。

主浸淫,疥瘙,疽痔。

杀三虫。

一名萹竹。

生山谷。

262. 蜀羊泉

味苦,微寒。

主头秃恶疮热气,疥瘙痂癣虫。

疗龋齿。

生川谷。

("蜀羊泉"考证为蓼科土大黄的根)

263. 羊蹄

味苦,寒。

主头秃疥瘙。

除热,女子阴蚀。

一名东方宿,一名连虫陆,一名鬼目。

生川泽。

264. 商陆

味辛,平。

主水胀,疝瘕,痹。

熨除痈肿,杀鬼精物。

一名葛根,一名夜呼。

生川谷。

265. 青葙　子

味苦,微寒。

主邪气皮肤中热,风瘙身痒。

杀三虫。

一名草蒿,一名萋蒿。

生平谷。

子　名草决明,疗唇口青。

266. 莽草

味辛,温。

主风头,痈肿,乳肿,疝瘕。

除结气疥瘙,杀虫鱼。

生山谷。

("莽草"考证为八角科狭叶茴香或同属

植物的嫩茎与叶)

267. 牛扁

味苦,微寒。

主身皮疮热气,可作浴汤。

杀牛虱小虫,又疗牛病。

生川谷。

268. 乌头　汁

味辛,温。

主中风,恶风洗洗出汗。

除寒湿痹、欬逆上气,破积聚
寒热。

一名奚毒,一名即子,一名乌喙。

生山谷。

汁 煎之名射罔,杀禽兽。

269. 附子

味辛,温。

主风寒欬逆邪气。

温中,金创,破癥坚积聚血
痕、寒湿踒躄、拘挛膝痛不能
行步。

生山谷。

270. 天雄

味辛,温。

主大风,寒湿痹,历节痛,拘挛
缓急。

破积聚邪气,金创,强筋骨,轻
身健行。

一名白幕。

生山谷。

("天雄"考证为毛茛科铁棒锤、伏毛铁
棒锤等的直立块根)

271. 王孙

味苦,平。

主五藏邪气,寒湿痹四肢疼酸,
膝冷痛。

生川谷。

("王孙"考证为三白草科三白草的全草)

272. 羊桃

味苦,寒。

主熛热,身暴赤色,风水积聚,
恶疡。

除小儿热。

一名鬼桃,一名羊肠。

生川谷。

("羊桃"考证为猕猴桃科猕猴桃的根)

273. 鹿藿

味苦,平。

主蛊毒,女子腰腹痛不乐,肠
痈,瘰疬,疡气。

生山谷。

("鹿藿"考证为罂粟科延胡索的块茎)

274. 青琅玕

味辛,平。

主身痒,火疮,痈伤,疥瘙,死肌。

339

一名石珠。

生平泽。

("青琅玕"考证为景天科瓦松的全草)

275. 景天　花

味苦,平。

主大热,火疮,身热烦邪恶气。

一名戒火,一名慎火。

生川谷。

花　主女人漏下赤白。

轻身明目。

276. 溲疏

味辛,寒。

主身皮肤中热。

除邪气,止遗溺。

可作浴汤。

生山谷及田野故丘墟地。

277. 恒山

味苦,寒。

主伤寒寒热,热发温疟,鬼毒,胸中痰结,吐逆。

一名互草。

生川谷。

278. 蜀漆

味辛,平。

主疟及欬逆寒热,腹中癥坚痞结积聚邪气,蛊毒鬼疰。

生川谷。

279. 蛇含

味苦,微寒。

主惊痫寒热邪气。

除热、金创疽痔、鼠瘘恶疮、头疡。

一名蛇衔。

生山谷。

("蛇含"考证为蔷薇科蛇莓的全草)

280. 牙子

味苦,寒。

主邪气热气,疥瘙恶疡疮痔。

去白虫。

一名狼牙。

生川谷。

281. 桃核仁　桃花、桃凫、桃毛、桃蠹

味苦,平。

主瘀血血闭,癥瘕邪气。

杀小虫。

生川谷。

桃花　杀疰恶鬼。

令人好颜色。

桃凫　微温。

杀百鬼精物。

桃毛　下血瘕寒热积聚,无子。

桃蠹　杀鬼邪恶不祥。

282. 皂荚

味辛,咸,温。

主风痹死肌,邪气风头泪出。

利九窍,杀精物。

生川谷。

283. 百棘

味辛,寒。

主心腹痛,痈肿。

溃脓,止痛。

一名棘针。

生川谷。

("百棘"考证为豆科皂荚的棘刺)

284. 黄环

味苦,平。

主蛊毒,鬼疰鬼魅,邪气在

藏中。

除欬逆寒热。

一名凌泉,一名大就。

生山谷。

("黄环"考证为豆科紫藤的根或藤茎)

285. 巴豆

味辛,温。

主伤寒温疟寒热。

破癥瘕结聚坚积、留饮痰癖、大腹水胀,荡涤五藏六府,开通闭塞,利水谷道,去恶肉,除鬼毒蛊疰邪物。

杀虫鱼。

一名巴椒。

生川谷。

286. 泽漆

味苦,微寒。

主皮肤热,大腹水气,四肢面目浮肿,丈夫阴气不足。

生川泽。

287. 大戟

味苦,寒。

主蛊毒,十二水,肿满急痛积

聚,中风皮肤疼痛,吐逆。

一名邛巨。

288. 藺茹

味辛,寒。

蚀恶肉败疮死肌,杀疥虫,排脓恶血,除大风热气、善忘不乐。

生川谷。

("藺茹"考证为大戟科月腺大戟的根)

289. 甘遂

味苦,寒。

主大腹疝瘕腹满,面目浮肿,留饮宿食。

破癥坚积聚,利水谷道。

一名主田。

生川谷。

290. 白鲜

味苦,寒。

主头风,黄疸,欬逆,淋沥,女子阴中肿痛,湿痹死肌不可屈伸起止行步。

生川谷。

291. 楝实

味苦,寒。

主温疾伤寒,大热烦狂。

杀三虫疥疡,利小便水道。

生山谷。

292. 栾华

味苦,寒。

主目痛泪出,伤眦。

消目肿。

生川谷。

293. 鼠李

主寒热瘰疬疮。

生田野。

294. 莞华

味苦,寒。

主伤寒,温疟。

下十二水,破积聚大坚癥瘕,荡涤肠胃中留癖饮食寒热邪气,利水道。

生川谷。

295. 芫华

味辛,温。

主欬逆上气喉鸣喘,咽肿短气,蛊毒鬼疟,疝瘕,痈肿。

杀虫鱼。

一名去水。

生川谷。

296. 狼毒

味辛,平。

主欬逆上气。

破积聚、饮食寒热、水气、恶疮鼠瘘疽蚀、鬼精蛊毒。

杀飞鸟走兽。

一名续毒。

生山谷。

297. 瓜蒂

味苦,寒。

主大水,身面四肢浮肿。

下水,杀蛊毒。欬逆上气及食诸果病在胸腹中,皆吐下之。

生平泽。

298. 苦瓠

味苦,寒。

主大水,面目四肢浮肿。

下水,令人吐。

生平泽。

("苦瓠"考证为葫芦科瓠子的苦味果实)

299. 芎䓖

味辛,温。

主中风入脑头痛,寒痹筋挛缓急,金创,妇人血闭无子。

生川谷。

300. 当归

味甘,温。

主欬逆上气,温疟寒热洗洗在皮肤中,妇人漏下绝子,诸恶疮疡,金创。

煮饮之。

一名乾归。

生川谷。

301. 薇衔

味苦,平。

主风湿痹,历节痛,惊痫吐舌,悸气贼风,鼠瘘痈肿。

一名麋衔。

生川泽。

("薇衔"考证为鹿蹄草科鹿蹄草和普通鹿蹄草的全草)

302. 羊踯躅

味辛,温。

主贼风在皮肤中淫淫痛,温疟,恶毒,诸痹。

生川谷。

("羊踯躅"考证为杜鹃花科羊踯躅的根)

303. 连翘

味苦,平。

主寒热鼠瘘瘰疬,痈肿恶疮瘿瘤,结热,蛊毒。

一名异翘,一名兰华,一名轵,一名三廉。

生山谷。

304. 藿兰

味咸,平。

主心痛。

温中,去长虫、白疭、蛲虫、蛇螫毒、癥瘕、诸虫。

一名藿芦。

生池泽。

("藿兰"考证为萝藦科萝藦的地上部分)

305. 女青

味辛,平。

主蛊毒。

逐邪恶气,杀鬼温疟,辟不祥。

一名雀瓢。

生山谷。

("女青"考证为萝藦科地梢瓜的全草)

306. 白兔藿

味苦,平。

主蛇虺、蜂虿、猘狗、菜肉、蛊毒,鬼疰。

一名白葛。

生山谷。

("白兔藿"考证为萝藦科牛皮消的块根)

307. 白薇

味苦,平。

主暴中风,身热肢满,忽忽不知人,狂惑,邪气寒热酸疼,温疟洗洗,发作有时。

生川谷。

308. 石下长卿

味咸,平。

主鬼疰精物邪恶气。

杀百精蛊毒、老魅注易、亡走,啼哭悲伤,恍惚。

一名徐长卿。

生山谷。

（存疑待考）

309. 栀子

味苦，寒。

主五内邪气，胃中热气，面赤酒疱皶鼻，白癞赤癞疮疡。

一名木丹。

生川谷。

310. 钩吻

味辛，温。

主金创，乳痉，中恶风，欬逆上气，水肿。

杀鬼疰蛊毒。

一名野葛。

生山谷。

（"钩吻"考证为茜草科钩藤、大叶钩藤等的带钩茎枝）

311. 腐婢

味辛，平。

主痎疟寒热邪气，泄利，阴不起，病酒头痛。

（"腐婢"考证为马鞭草科豆腐柴的茎、叶）

312. 女菀

味辛，温。

主风寒洗洗，霍乱，泄利，肠鸣上下无常处，惊痫，寒热百疾。

生川谷或山阳。

（"女菀"考证为唇形科藿香的全草）

313. 积雪草

味苦，寒。

主大热恶疮痈疽，浸淫赤熛，皮肤赤身热。

生川谷。

（"积雪草"考证为唇形科连钱草的全草）

314. 泽兰

味苦，微温。

主乳妇内衄，中风余疾，大腹水肿，身面四肢浮肿，骨节中水，金创，痈肿疮脓。

一名虎兰，一名龙枣。

生大泽傍。

315. 莨菪子

味苦，寒。

主齿痛出虫，肉痹拘急。

使人健行，见鬼，多食令人狂走。

久服轻身走及奔马,强志益力,通神。

一名横唐。

生川谷。

316. 桐叶　皮、华

味苦,寒。

主恶蚀疮着阴。

生山谷。

皮　主五痔。

杀三虫。

华　傅猪疮。

饲猪肥大三倍。

("桐叶"考证为玄参科泡桐的叶)

317. 马矢蒿

味苦,平。

主寒热鬼疰,中风,湿痹,女子带下病,无子。

一名马屎蒿。

生川泽。

("马矢蒿"考证为玄参科返顾马先蒿的全草)

318. 梓白皮　叶

味苦,寒。

主热。

去三虫。

生山谷。

叶　捣傅猪疮。

饲猪肥大三倍。

319. 爵床

味咸,寒。

主腰背痛,不得着床,俛仰艰难。

除热。

可作浴汤。

生川谷及田野。

320. 别羁

味苦,微温。

主风寒湿痹,身重四肢疼酸,寒邪历节痛。

生川谷。

("别羁"考证为忍冬科忍冬的藤)

321. 陆英

味苦,寒。

主骨间诸痹,四肢拘挛疼酸,膝寒痛,阴痿,短气不足,脚肿。

生川谷。

（"陆英"考证为忍冬科陆英的根状茎）

322. 败酱

味苦,平。

主暴热火疮赤气,疥瘙,疽痔,马鞍热气。

一名鹿肠。

生川谷。

323. 桔梗

味辛,微温。

主胸胁痛如刀刺,腹满肠鸣幽幽,惊恐悸气。

生山谷。

324. 飞廉

味苦,平。

主骨节热,胫重酸疼。

久服令人身轻。

一名飞轻。

生川泽。

325. 款冬花

味辛,温。

主欬逆上气,善喘,喉痹,诸惊痫寒热邪气。

一名橐吾,一名颗冻,一名虎须,一名菟奚。

生山谷。

326. 藜芦

味辛,寒。

主蛊毒,欬逆,泄利肠澼,头疡疥瘙,恶疮。

杀诸蛊毒,去死肌。

一名葱苒。

生山谷。

327. 贝母

味辛,平。

主伤寒烦热,淋沥邪气,疝瘕,喉痹,乳难,金创,风痉。

一名空草。

328. 茵芋

味苦,温。

主五藏邪气,心腹寒热羸瘦如疟状,发作有时,诸关节风湿痹痛。

生川谷。

（"茵芋"考证为百合科绵枣儿的鳞茎）

329. 蚤休

味苦,微寒。

主惊痫,摇头弄舌,热气在腹中,癫疾,痈疮,阴蚀。

下三虫,去蛇毒。

一名蚩休。

生川谷。

330. 茇草

味苦,平。

主久欬上气喘逆,久寒惊悸,痂疥白秃,疡气。

杀皮肤小虫。

生川谷。

("茇草"考证为百部科对叶百部、蔓生百部、直立百部等的块根)

331. 射干

味苦,平。

主欬逆上气,喉痹,咽痛不得消息。

散结气,腹中邪逆,食饮大热。

一名乌扇,一名乌蒲。

生川谷。

332. 鸢尾

味苦,平。

主蛊毒邪气,鬼疰诸毒。

破癥瘕积聚,去水,下三虫。

生山谷。

333. 竹叶　根、汁、实

味苦,平。

主欬逆上气,溢筋急,恶疡。

杀小虫。

根　作汤,益气止渴,补虚下气。

汁　主风痓。

实　通神明,轻身益气。

334. 白及

味苦,平。

主痈肿恶疮败疽,伤阴死肌,胃中邪气,贼风鬼击,痱缓不收。

一名甘根,一名连及草。

生川谷。

335. 白颈蚯蚓

味咸,寒。

主蛇瘕。

去三虫伏尸、鬼疰蛊毒,杀长虫。

仍自化作水。

生平土。

336. 贝子

味咸,平。

主目翳,鬼疰蛊毒,腹痛。

下血,五癃、利水道。

烧用之良。

生池泽。

337. 蛞蝓

味咸,寒。

主贼风喎僻、轶筋及脱肛,惊痫挛缩。

一名陵蠡。

生池泽及阴地、沙石、垣下。

338. 马刀

味辛,微寒。

主漏下赤白寒热。

破石淋,杀禽兽贼鼠。

生池泽。

339. 文蛤

主恶疮。

蚀五痔。

("文蛤"考证为帘蛤科文蛤的肉)

340. 海蛤

味苦,平。

主欬逆上气,喘息烦满,胸痛寒热。

一名魁蛤。

生池泽。

341. 乌贼鱼骨

味咸,微温。

主女子漏下赤白经汁,血闭,阴蚀肿痛,寒热癥瘕,无子。

生池泽。

342. 鼠妇

味酸,温。

主气癃不得小便,女人月闭血癥,痫痓寒热。

利水道。

一名负蟠,一名蚜蝛。

生平谷。

343. 蟹

味咸,寒。

主胸中邪气热结痛,喎僻面肿。

败漆。

烧之致鼠。

生池泽。

344. 马陆

味辛,温。

主腹中大坚癥。

破积聚息肉、恶疮白秃。

一名百足。

生川谷。

("马陆"考证为山蛩科燕山蛩的全体)

345. 蜈蚣

味辛,温。

主鬼疰蛊毒,啖诸蛇虫鱼毒。

杀鬼物老精温疟,去三虫。

生川谷。

346. 衣鱼

味咸,温。

主妇人疝瘕小便不利,小儿中风项强背起。

摩之。

一名白鱼。

生平泽。

347. 蜚蠊

味咸,寒。

主血瘀癥坚寒热。

破积聚、喉咽痹、内寒无子。

生川泽。

348. 蝼蛄

味咸,寒。

主产难。

出肉中刺,溃痈肿,下哽噎,解毒,除恶疮。

一名蟪蛄,一名天蝼,一名蟹。夜出者良。

生平泽。

349. 蚱蝉

味咸,寒。

主小儿惊痫夜啼,癫病寒热。

生杨柳上。

350. 雀瓮

味甘,平。

主小儿惊痫,寒热结气,蛊毒鬼疰。

一名躁舍。

生树枝间。

351. 木虻

味苦,平。

主目赤痛,眦伤泪出,瘀血血闭寒热,酸惭无子。

一名魂常。

生川泽。

("木虻"考证为虻科雁虻、鹿虻等的雌性虫体)

352. 地胆

味辛,寒。

主鬼疰,寒热鼠瘘,恶疮死肌。

破癥瘕,堕胎。

一名蚖青。

生川谷。

353. 斑猫

味辛,寒。

主寒热鬼疰蛊毒,鼠瘘恶疮,疽蚀死肌。

破石癃。

一名龙尾。

生川谷。

354. 蛴螬

味咸,寒。

主小儿惊痫、瘛疭、腹胀寒热,大人癫疾狂易。

火熬之良。

一名蟪蛴。

生池泽。

355. 蛴螬

味咸,微温。

主恶血血瘀,痹气。

破折血在胁下坚满痛、月闭,目中淫肤、青翳白膜。

一名蟦蛴。

生平泽。

356. 蠮螉

味辛,平。

主久聋,欬逆,毒气。

出刺,出汗。

生川谷。

357. 露蜂房

味苦,平。

主惊痫瘛疭,寒热邪气,癫疾鬼精,蛊毒肠痔。

火熬之良。

一名蜂肠。

生山谷。

358. 虾蟆

味辛,寒。

主邪气。

破癥坚血,痈肿阴疮。

服之不患热病。

生池泽。

("虾蟆"考证为蛙科泽蛙的全体)

359. 蛇蜕

味咸,平。

主小儿百二十种惊痫、瘛疭、癫疾寒热,肠痔虫毒蛇痫。

火熬之良。

一名龙子衣,一名蛇符,一名龙子单衣,一名弓皮。

生川谷及田野。

360. 鮀鱼甲

味辛,微温。

主心腹癥痕伏坚积聚寒热,女子崩中,下血五色,小腹阴中相引痛,疮疥死肌。

生池泽。

("鮀鱼甲"考证为鼍科扬子鳄的甲片)

361. 燕屎

味辛,平。

主蛊毒鬼疰。

逐不祥邪气,破五癃,利小便。

生平谷。

362. 猬皮

味苦,平。

主五痔阴蚀,下血赤白五色,血汁不止,阴肿痛引腰背。

酒煮杀之。

生川谷、田野。

363. 天鼠屎 鼺鼠

味辛,寒。

主面痈肿,皮肤洗洗时痛,腹中血气。

破寒热积聚,除惊悸。

一名鼠法,一名石肝。

生山谷。

鼺鼠 堕胎,令产易。

生平谷。

("天鼠屎"考证为鼯鼠科复齿鼯鼠的干燥粪便)

364. 牛角䚡　髓

味苦,温。

下闭血瘀血疼痛、女子带下下血⑲。

髓　补中,填骨髓。

久服增年。

⑲注:此处"胆,治惊寒热。可丸药。"移至"牛黄"下。

365. 六畜毛蹄甲

味咸,平。

主鬼疰蛊毒寒热,惊痫癫痓狂走。

骆驼毛(蹄甲)尤良。

("六畜毛蹄甲"考证为有蹄目动物的带毛蹄甲)

本草名称音序索引

　　说明:该索引按本草名称拼音排序,每一行包括三部分内容:第一部分是《神农本草经》本草的序号,体现所在品级,1—120 为上品,121—240 为中品,241—365 为下品;第二部分分别有本草正名、一名和附药名等名称,其中《神农本草经》本草正名(365 个,以宋体加粗标识),一名(306 个,以新报宋体标识),附药名[62 个,以楷体标识,记为"(正名) + 附药",如 208 葱实的附药"茎",记为"(葱实)茎",放在葱实之后,该行的第一部分本草序号省略];第三部分是该名称所在页码。

附　图

说明：

图片按照正文叙述顺序进行排列，主要遵《神农本草经》本草命名原则，以"本草正名"对来源植物（或动物）与药材的图片作图注。

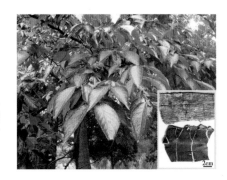

彩图1　**杜仲**

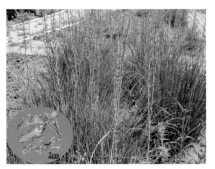

彩图2　**知母**

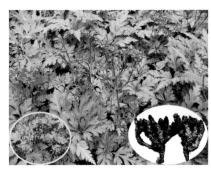

彩图3　**黄连**

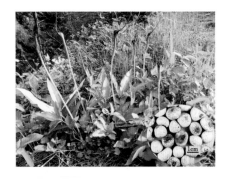

彩图4　**半夏**

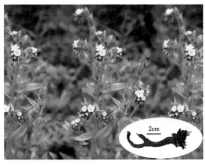

彩图5　**紫草**

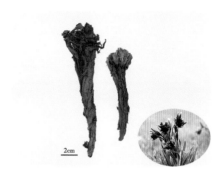

彩图6　**软紫草**

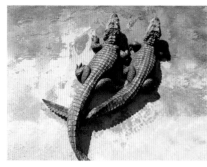

彩图7　**鼍鱼甲**

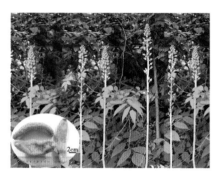

彩图8　**赤箭**

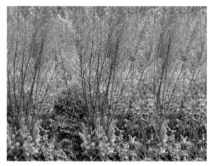

彩图9　**茵陈蒿**

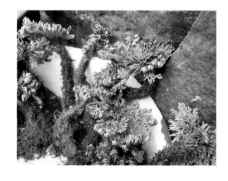

彩图10　**卷柏**

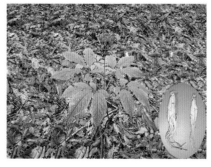

彩图11　**人参**

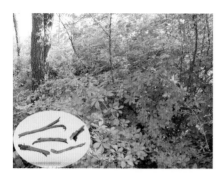

彩图 12　**五加皮**

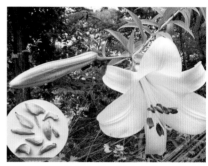

彩图 13　**百合**

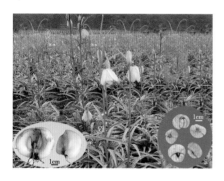

彩图 14　**贝母（浙贝母）**

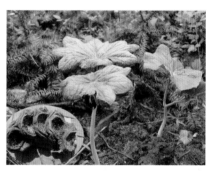

彩图 15　**鬼臼**

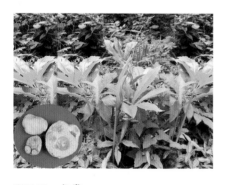

彩图 16　**虎掌**

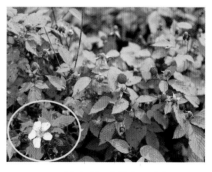

彩图 17　**蓬蘽**

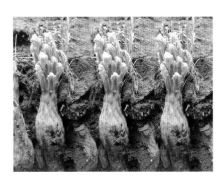

彩图 18　肉苁蓉

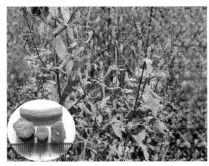

彩图 19　牛膝

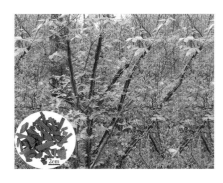

彩图 20　卫矛

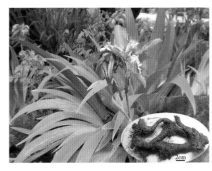

彩图 21　鸢尾

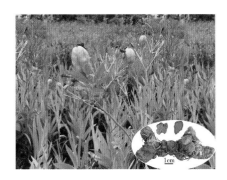

彩图 22　射干

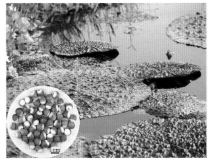

彩图 23　鸡头实

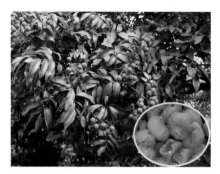

彩图 24　龙眼

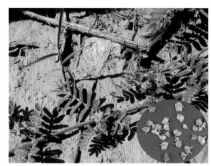

彩图 25　蒺藜

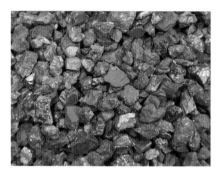

彩图 26　丹沙

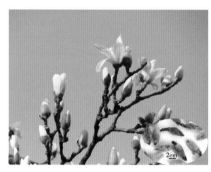

彩图 27　辛夷（白玉兰）

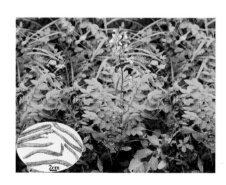

彩图 28　白鲜

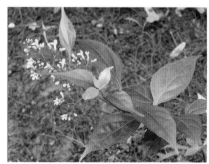

彩图 29　腐婢

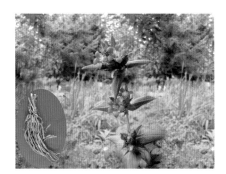

彩图 30　龙胆

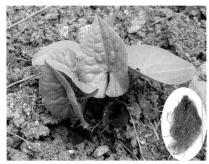

彩图 31　细辛

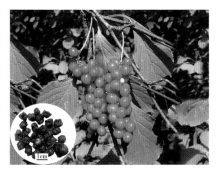

彩图 32　五味子

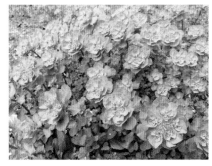

彩图 33　泽漆

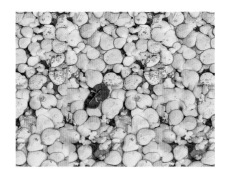

彩图 34　水萍

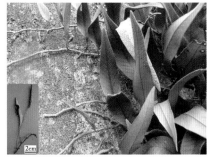

彩图 35　石韦

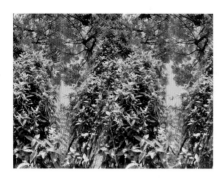

彩图 36　**络石**

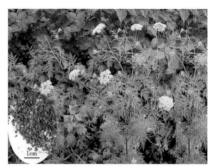

彩图 37　**蛇床子**

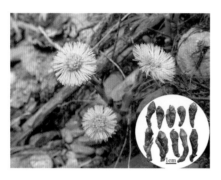

彩图 38　**款冬花**

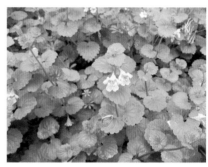

彩图 39　**积雪草**

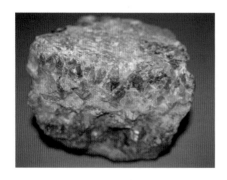

彩图 40　**紫石英**

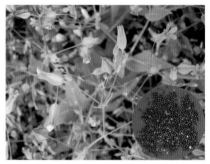

彩图 41　**王不留行**

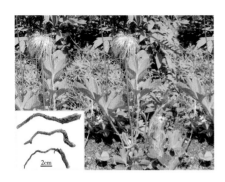

彩图 42　**白头翁**

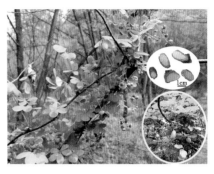

彩图 43　**通草**

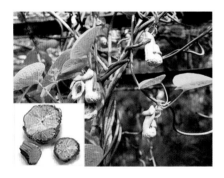

彩图 44　**关木通（无品而害人）**

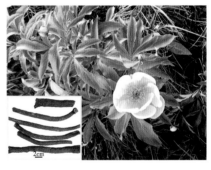

彩图 45　**芍药**

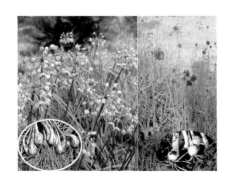

彩图 46　**薤（左：藠头；右：小根蒜）**

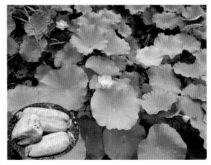

彩图 47　**藕实茎**

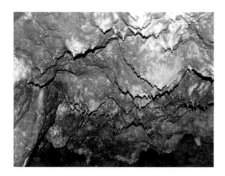

彩图 48　**石钟乳**

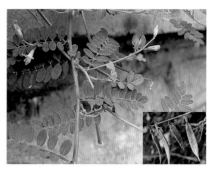

彩图 49　**睿实**

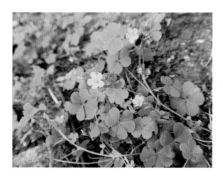

彩图 50　**酸酱**

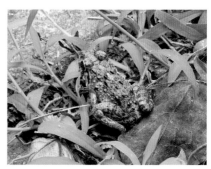

彩图 51　**虾蟆**

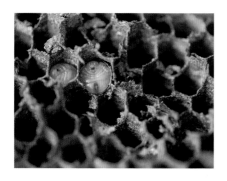

彩图 52　**蜂子**

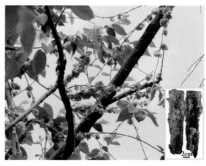

彩图 53　**榆皮**

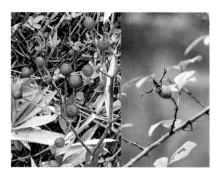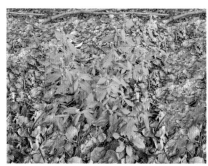

彩图 54 营实(左:野蔷薇;右:金樱子) 彩图 55 爵床

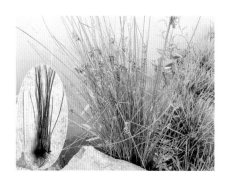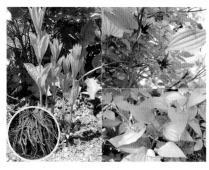

彩图 56 石龙刍 彩图 57 荩草(三种百部)

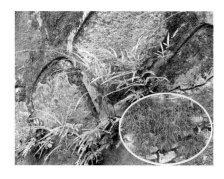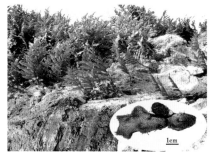

彩图 58 石长生 彩图 59 药实根

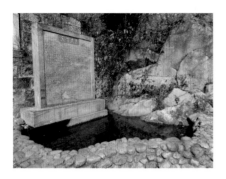

彩图 60　玉泉

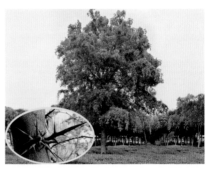

彩图 61　百棘

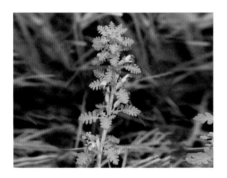

彩图 62　马矢蒿

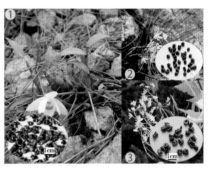

彩图 63　石斛(1.霍山石斛;2.铁皮石斛;3.细茎石斛)

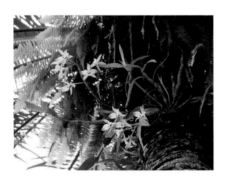

彩图 64　木斛(金钗石斛)

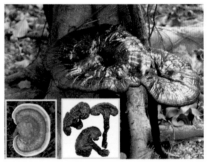

彩图 65　紫芝(左:赤芝;右:紫芝)

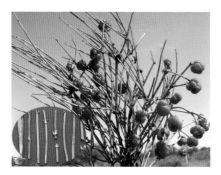

彩图 66　**麻黄**

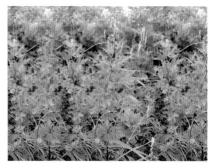

彩图 67　**乌头（野生）**

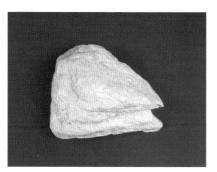

彩图 68　**滑石**

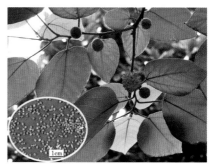

彩图 69　**白英**

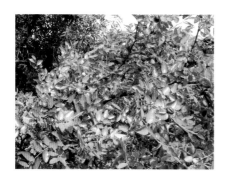

彩图 70　**酸枣**

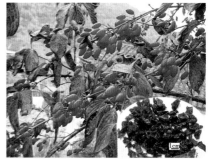

彩图 71　**山茱萸**

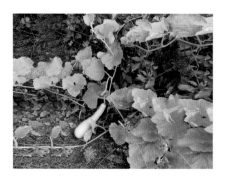

彩图 72 苦瓠

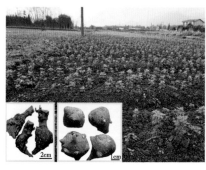

彩图 73 乌头（栽培）

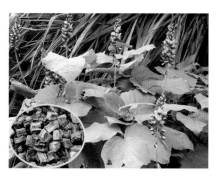

彩图 74 葛根

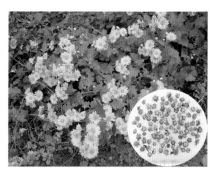

彩图 75 杭黄菊（小黄菊）

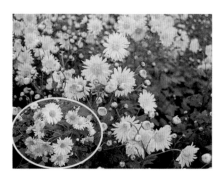

彩图 76 杭黄菊（大黄菊）

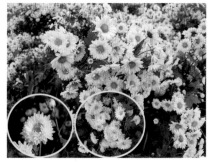

彩图 77 杭白菊

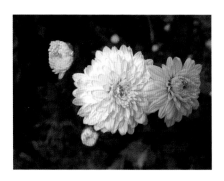

彩图 78　**贡菊**

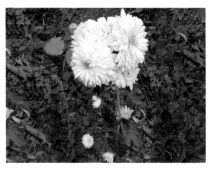

彩图 79　**滁菊**

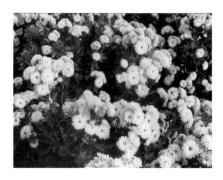

彩图 80　**亳菊**

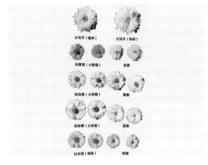

彩图 81　**栽培菊花花序**

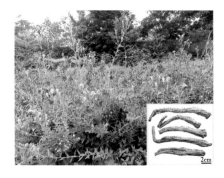

彩图 82　**桔梗**

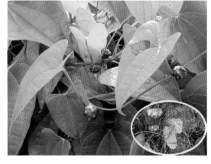

彩图 83　**黄独**（无品）

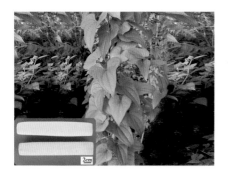

彩图 84　**薯蓣**

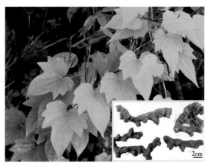

彩图 85　**萆薢**

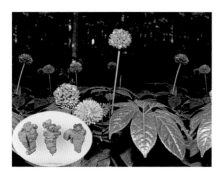

彩图 86　**三七**

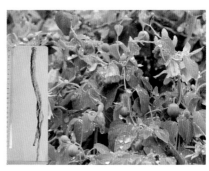

彩图 87　**党参**

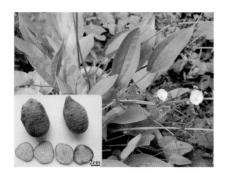

彩图 88　**泽泻**

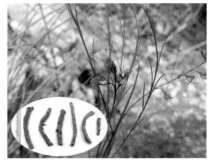

彩图 89　**远志**

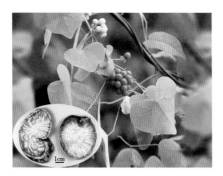

彩图 90　**防己**

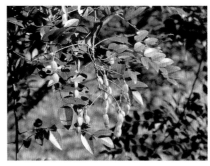

彩图 91　**槐实**

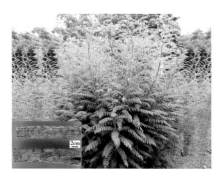

彩图 92　**苦参**

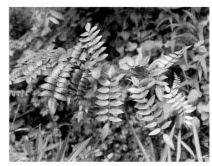

彩图 93　**越南槐**

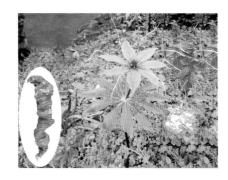

彩图 94　**蚤休**

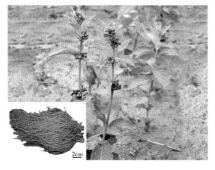

彩图 95　**白薇**

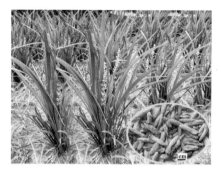

彩图 96　**麦门冬**

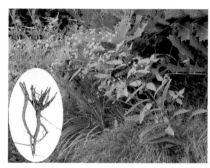

彩图 97　**茈胡**

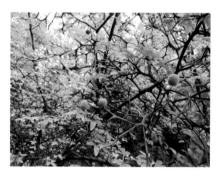

彩图 98　**枳实（枸橘）**

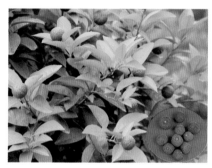

彩图 99　**枳实（酸橙）**

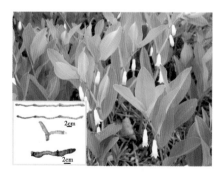

彩图 100　**女萎**

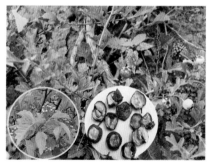

彩图 101　**山楂**

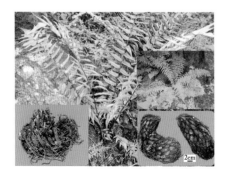

彩图 102　**贯众**

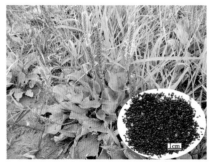

彩图 103　**车前**

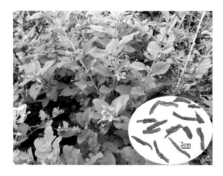

彩图 104　**枸杞**

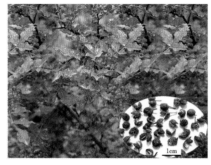

彩图 105　**蜀椒**

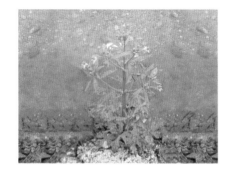

彩图 106　**石龙芮**

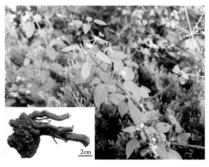

彩图 107　**茜根**

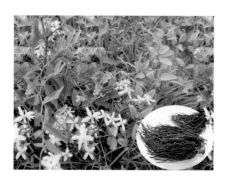

彩图 108　蔓椒

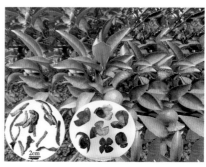

彩图 109　陈皮

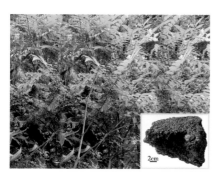

彩图 110　干漆

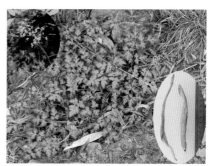

彩图 111　明党参

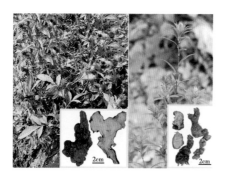

彩图 112　术 (左:白术;右:苍术)

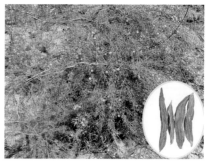

彩图 113　天门冬

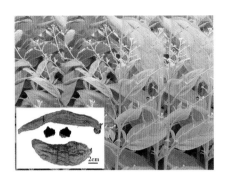

彩图 114　**玄参**

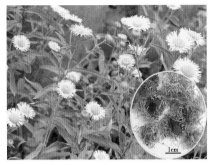

彩图 115　**旋复花**

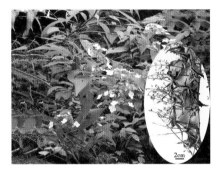

彩图 116　**溲疏**

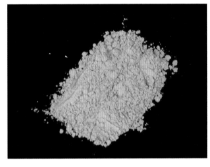

彩图 117　**铅丹**

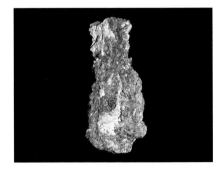

彩图 118　**曾青**

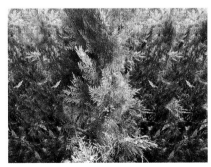

彩图 119　**柏实**

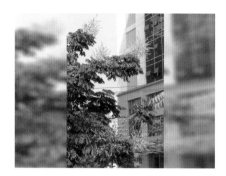

彩图 120　栾华

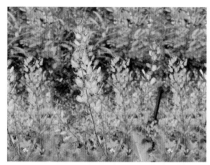

彩图 121　菥蓂

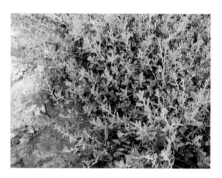

彩图 122　萹蓄

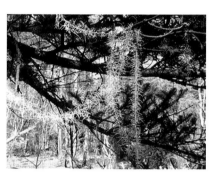

彩图 123　松萝

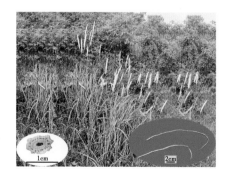

彩图 124　茅根

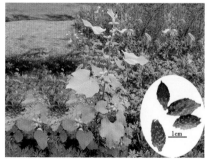

彩图 125　菜耳实

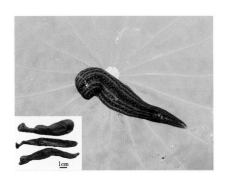

彩图 126　水蛭

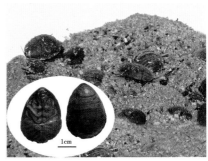

彩图 127　蟅虫

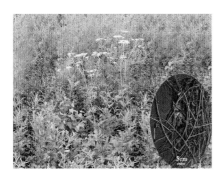

彩图 128　败酱

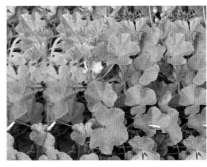

彩图 129　冬葵子

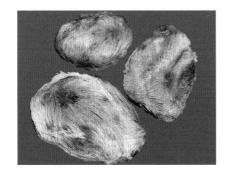

彩图 130　麝香

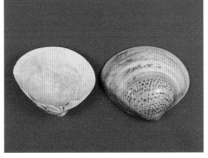

彩图 131　海蛤

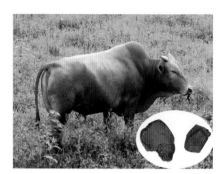

彩图 132　**牛黄**

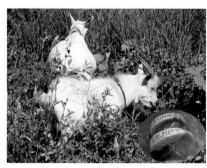

彩图 133　**羖羊角**

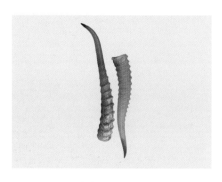

彩图 134　**羚羊角**

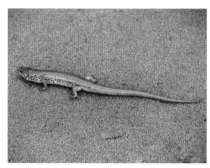

彩图 135　**石龙子**

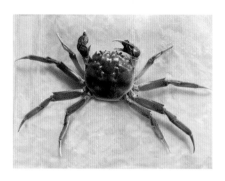

彩图 136　**蟹**

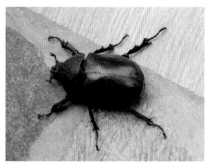

彩图 137　**蛴螬**

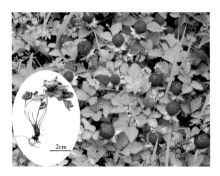

彩图 138　**蛇含**

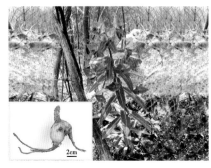

彩图 139　**狼毒(蔄茹)**

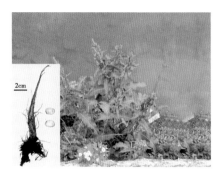

彩图 140　**羊蹄**

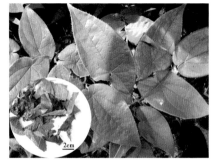

彩图 141　**淫羊藿**

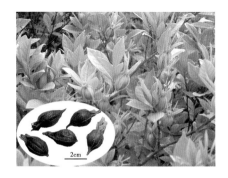

彩图 142　**栀子**

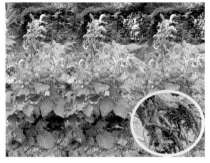

彩图 143　**丹参**

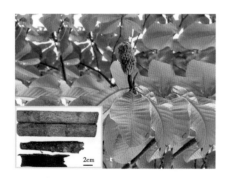

彩图 144　**厚朴**

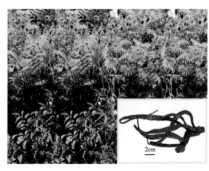

彩图 145　**地榆**

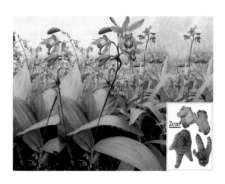

彩图 146　**白及**

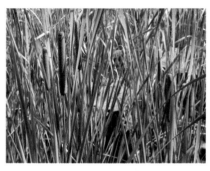

彩图 147　**蒲黄**

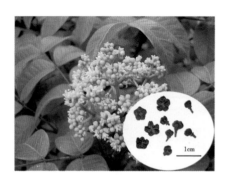

彩图 148　**吴茱萸**

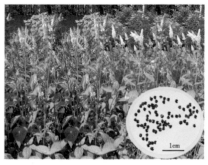

彩图 149　**青葙子**

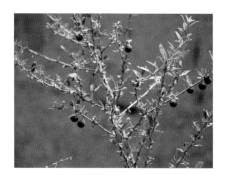

彩图 150　**蒬核**

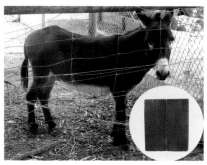

彩图 151　**阿胶**

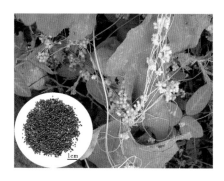

彩图 152　**菟丝子**

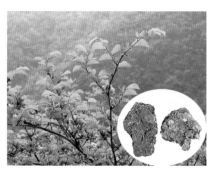

彩图 153　**芜荑**

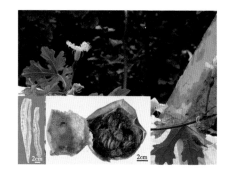

彩图 154　**栝楼（根：天花粉；果实：瓜蒌）**

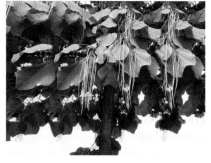

彩图 155　**梓白皮**

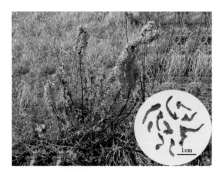

彩图 156　**芫华**

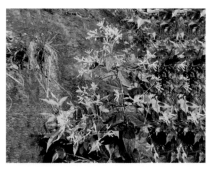

彩图 157　**芫华**

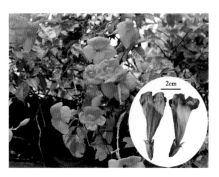

彩图 158　**紫葳**

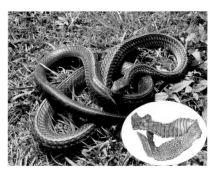

彩图 159　**蛇蜕**

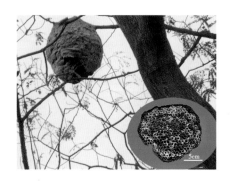

彩图 160　**露蜂房**

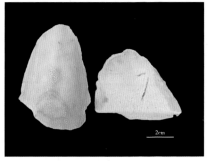

彩图 161　**乌贼鱼骨**

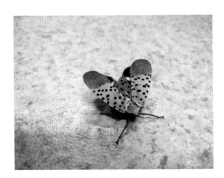

彩图 162　樗鸡

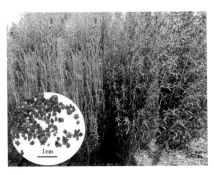

彩图 163　地肤子

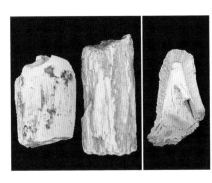

彩图 164　龙骨和龙齿

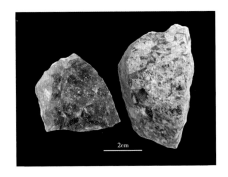

彩图 165　朴消

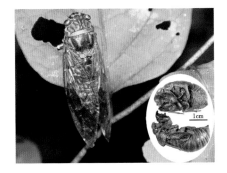

彩图 166　蚱蝉

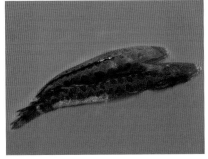

彩图 167　蠡鱼

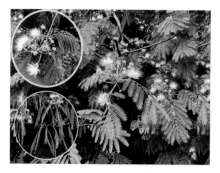

彩图168　合欢叶开合与时辰

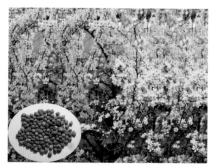

彩图169　郁李仁

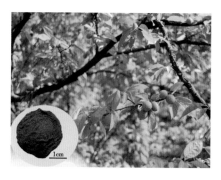

彩图170　梅实

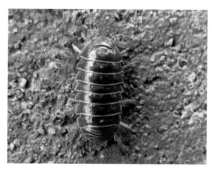

彩图171　鼠妇

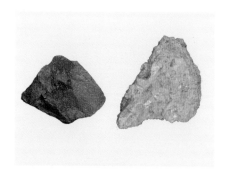

彩图172　雄黄与雌黄

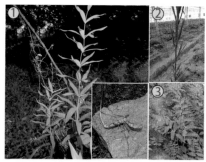

彩图173　黄精(1. 黄精;2. 滇黄精;3. 多花黄精)

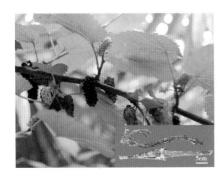

彩图 174　桑根白皮

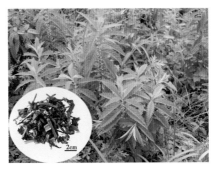

彩图 175　泽兰

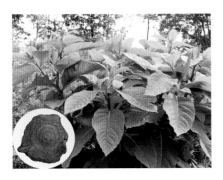

彩图 176　商陆

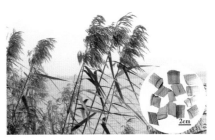

彩图 177　芦根

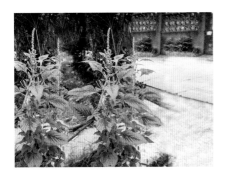

彩图 178　苋实

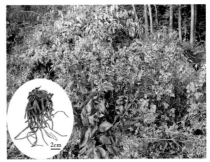

彩图 179　紫菀

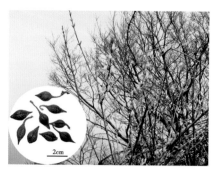

彩图 180　**连翘**

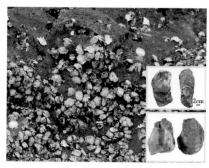

彩图 181　**牡蛎**

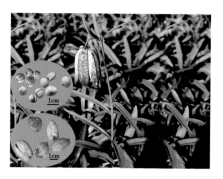

彩图 182　**贝母(川贝母)**

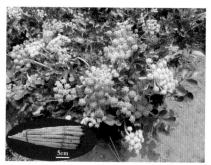

彩图 183　**珊瑚菜**

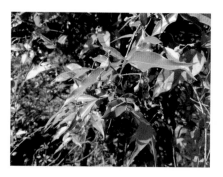

彩图 184　**杠柳(无品)**

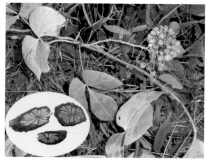

彩图 185　**大血藤**

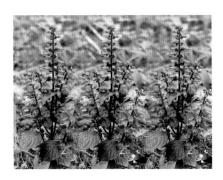

彩图 186　紫苏

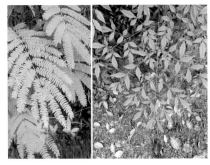

彩图 187　羽状复叶

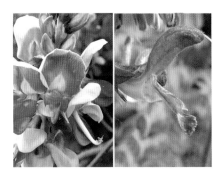

彩图 188　蝶形花冠(左)与唇形花冠(右)

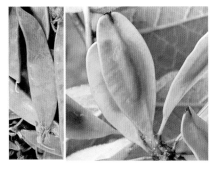

彩图 189　荚果(扁豆 - 左)与翅果(杜仲 - 右)

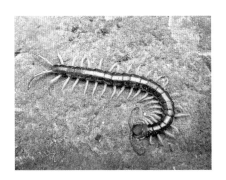

彩图 190　蜈蚣

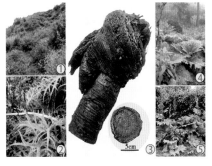

彩图 191　大黄(1 3.唐古特大黄；4.掌叶大黄；5.药用大黄)

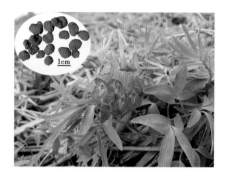

彩图 192　鹿藿

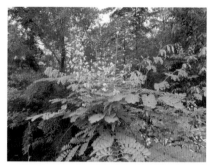

彩图 193　云实

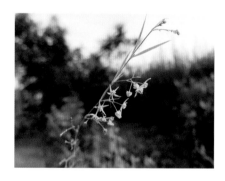

彩图 194　徐长卿

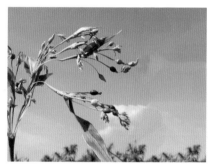

彩图 195　薏苡仁

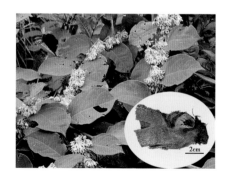

彩图 196　屈草

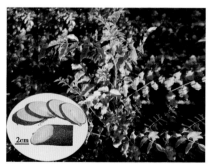

彩图 197　甘草

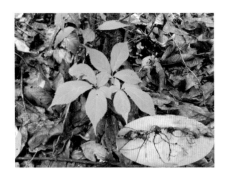

彩图 198　**珠子参**

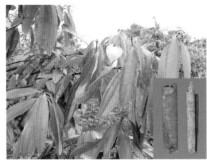

彩图 199　**肉桂**

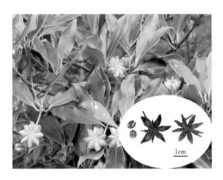

彩图 200　**八角茴香**

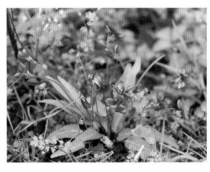

彩图 201　**紫花地丁**

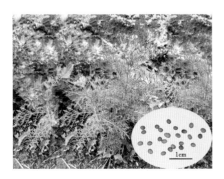

彩图 202　**葶苈**

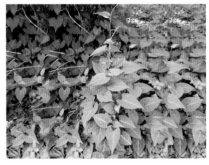

彩图 203　**何首乌(无品)**

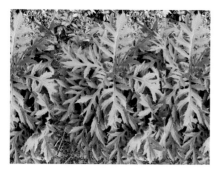

彩图 204　菊三七（无品）

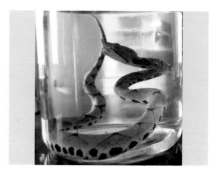

彩图 205　蕲蛇

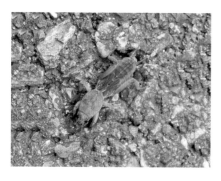

彩图 206　蝼蛄

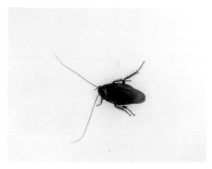

彩图 207　蜚蠊

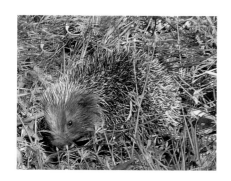

彩图 208　刺猬

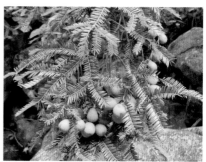

彩图 209　彼子

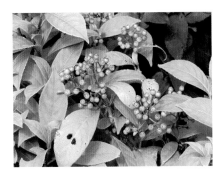

彩图 210 常山

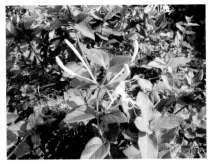

彩图 211 别羁

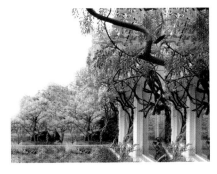

彩图 212 黄环

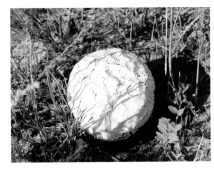

彩图 213 麻贲

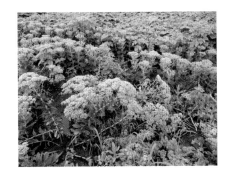

彩图 214 景天

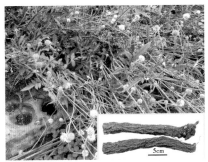

彩图 215 续断

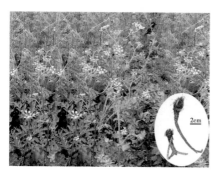

彩图 216　**前胡**

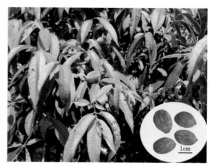

彩图 217　**桃核仁**

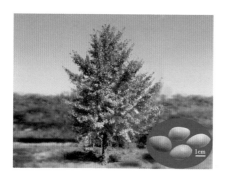

彩图 218　**淮木**

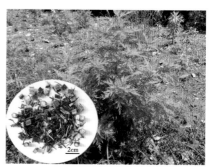

彩图 219　**青蒿**

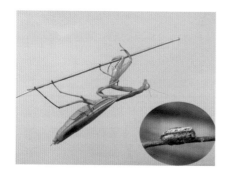

彩图 220　**桑螵蛸**

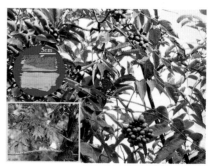

彩图 221　**黄柏**

后记

华夏民族尊炎帝、黄帝为祖先，自称为"炎黄子孙"。那么祖先给子孙后代留下了什么珍贵的礼物？

华夏民族从青藏高原一路走来，炎帝神农氏率领子民们建立农耕生活方式，后代安居乐业。神农为了减少子民疾苦，又从自然界中选择了疗效好、安全、资源丰富的药物，使子民有健康的体魄。华夏民族由此兴旺发达，屹立于世界的东方，传承了几千年，兴盛不衰！

炎帝神农氏教会子民们农耕，从此丰衣足食。但是疾病的痛苦仍然折磨着他们，如何祛除疾病，救民众于苦厄？神农亲尝百草，发现本草内在的特性及外在的特色相结合，并与人对接，使子民保持健康的体魄，成为不朽的民族，并创立了优秀的中华医学体系，从《神农本草经》走向《伤寒杂病论》，成为中华民族培养大医的理论基础。这是炎帝传给后世子孙以及全人类的最珍贵礼物！

藥有酸鹹甘苦辛五味，又有寒熱溫涼四氣及有毒無毒，陰乾暴乾，采造時月，生熟，土地所出，真偽陳新，并各有法。

藥性有宜丸者，宜散者，宜水煮者，宜酒漬者，宜膏煎者；亦有一物兼宜者，亦有不可入湯酒者。并隨藥性，不得違越。

欲療病，先察其源，先候病機。五藏未虛，六府未竭，血脈未亂，精神未散，服藥必活。若病已成，可得半愈；病勢已過，命將難全。

若用毒藥療病，先起如黍粟，病去即止。若不去倍之，不去十之，取去為度。

療寒以熱藥，療熱以寒藥；飲食不消以吐下藥；鬼疰蠱毒以毒藥；癰腫瘡瘤以瘡藥；風濕以風濕藥。各隨

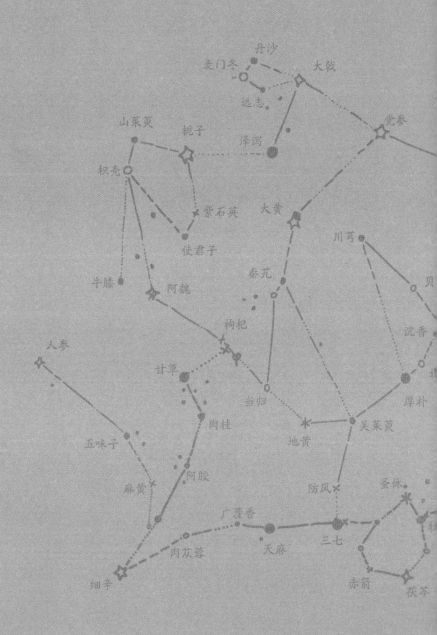